◎河南省高等教育教学改革研究与实践重点项目

医学院校高职高专护理专业规划教材

社区护理学

／主编　杨亚平／

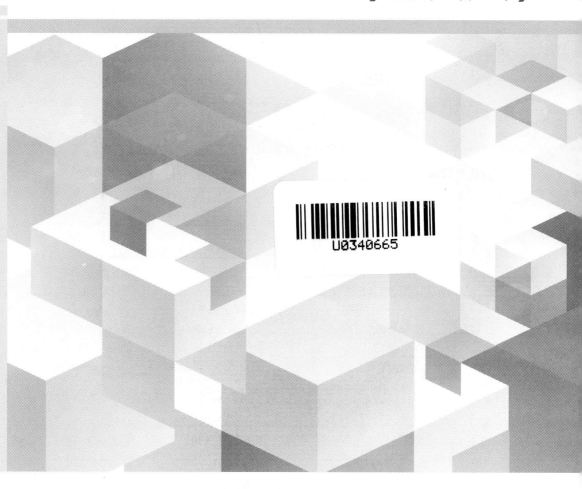

U0340665

郑州大学出版社

图书在版编目(CIP)数据

社区护理学 / 杨亚平主编. — 郑州：郑州大学出版社，2021. 1
（2025.1 重印）
ISBN 978-7-5645-7436-9

Ⅰ. ①社…　Ⅱ. ①杨…　Ⅲ. ①社区 – 护理学 – 医学院校 – 教材
Ⅳ. ①R473.2

中国版本图书馆 CIP 数据核字（2020）第 211721 号

社区护理学

SHEQU HULIXUE

选题总策划	苗 萱	封面设计	苏永生
助理策划	张 楠	版式设计	苏永生
责任编辑	薛 晗 张 楠	责任监制	朱亚君
责任校对	张 霞 柳杨青		

出版发行	郑州大学出版社	地　址	郑州市大学路 40 号（450052）
出 版 人	卢纪富	网　址	http://www.zzup.cn
经　销	全国新华书店	发行电话	0371-66966070
印　刷	河南大美印刷有限公司		
开　本	787 mm×1 092 mm　1 / 16		
印　张	19.25	字　数	455 千字
版　次	2021 年 1 月第 1 版	印　次	2025 年 1 月第 4 次印刷

书　号	ISBN 978-7-5645-7436-9	定　价	69.00 元

编委名单

主　编　杨亚平

副主编　巩金培　范成香

编　委　(按姓氏笔画排序)

巩金培　李　焕　杨亚平

范成香　郑艳楠　谢世发

裴慧丽

前　言

近年来,我国在健康领域改革发展成就显著,人民健康水平不断提高。同时,我国也面临着工业化、城镇化、人口老龄化,以及疾病谱、生态环境、生活方式不断变化等带来的新挑战。对此,《"健康中国 2030"规划纲要》提出"共建共享、全民健康","人人享有基本医疗卫生服务"等。社区护理是国家基础卫生服务体系的重要组成部分;大力发展社区护理,是推行健康生活方式、减少疾病发生、实现全民健康的重要保证。

本教材主要作为高职高专、普通专科院校的教学用书及从事社区护理工作人员的参考用书。全书共分十一章。前四章分别介绍了社区护理的基本理念、常用的工作方法和实施技能等,如社区健康护理、社区家庭健康护理、社区健康教育等基本知识;第五至十一章,根据《国家基本公共卫生服务规范(第三版)》的项目内容,分别介绍了社区儿童、妇女、老年人的保健护理,社区常见慢性病患者的护理与管理,社区康复护理,社区传染病的预防与管理及灾害护理与社区急救。学生通过本教材的学习能从现代医学模式和护理模式出发,掌握社区护理的基本理念、常用的工作方法和实施技能;运用社区护理理论知识和护理操作基本技能以及社区护理程序的工作理论,将护理服务扩展到医院外,深入到社区、家庭中,通过提供预防保健、康复护理、健康咨询与宣教等服务,满足人们各种卫生服务要求。

本教材在结构上按照学习目标、案例导学、正文、思考题的形式编写。结构上灵活多样,通过案例导学和思考题,激发学生学习兴趣,"知识链接"引入社区护理相关知识拓展,开阔了学生视野,增强了内容的启发性和实用性。另外,练习题答案以二维码形式展示,增强了教材的立体化和趣味性,使学生对学习感觉不太枯燥。

在本教材的编写过程中,得到了各位编者的大力支持和帮助,在此表示衷心的感谢! 由于编者的水平有限,疏漏在所难免,恳请读者赐教指正,以便我们今后对本教材加以修订,使其进一步完善。

本教材是河南省高等教育教学改革研究与实践项目、省级重点项目"以岗位胜任力为核心,创新护理人才培养模式的研究与实践"(课题号:2017SJGLX182;课题负责人:孙韬)的研究成果。

编者
2020 年 9 月

目 录

第一章　社区护理概述 ·· 1

第一节　社区 ··· 1

第二节　社区卫生服务 ······································ 4

第三节　社区护理 ··· 9

第二章　社区健康护理 ·· 18

第一节　社区护理程序 ······································ 19

第二节　社区健康档案的建立与应用 ···················· 29

第三节　流行病学在社区护理中的应用 ·················· 38

第三章　社区健康教育与健康促进 ··························· 49

第一节　社区健康教育 ······································ 49

第二节　社区健康教育程序 ································· 62

第三节　社区健康促进 ······································ 67

第四章　社区家庭护理 ·· 79

第一节　家庭 ··· 79

第二节　社区家庭护理程序 ································· 84

第三节　社区家庭护理的方法 ······························ 94

第五章　社区儿童保健护理 ··································· 107

第一节　概述 ·· 107

第二节　学龄前儿童保健指导 ······························ 110

第三节　学龄期儿童保健指导 ······························ 125

第四节　计划免疫 ··· 127

第六章 社区妇女保健与护理 ··· 134

第一节 概述 ·· 134

第二节 妇女不同时期的保健指导 ··· 136

第三节 妇女疾病普查和保健指导 ··· 147

第四节 妇女劳动保护 ·· 148

第七章 社区老年人保健与护理 ··· 151

第一节 概述 ·· 151

第二节 社区老年人群保健与护理 ··· 159

第八章 社区慢性病患者的管理与护理 ··· 169

第一节 概述 ·· 170

第二节 常见慢性病患者的社区管理与护理 ·· 174

第三节 社区临终关怀与护理 ·· 185

第九章 社区康复护理 ·· 191

第一节 概述 ·· 191

第二节 社区康复护理常用的技术与方法 ·· 198

第三节 常见病、伤、残者的社区康复护理 ·· 209

第十章 社区传染病的预防与管理 ··· 234

第一节 概述 ·· 234

第二节 传染病社区预防及管理 ·· 236

第三节 常见传染病社区护理与管理 ·· 241

第十一章 社区灾害与急救护理 ··· 253

第一节 社区灾害 ·· 253

第二节 社区灾害应对及重建期护理 ·· 257

第三节 社区急救护理 ·· 261

第四节 社区常见急性事件救护 ·· 262

附录 ··· 271

　　附录1　个人基本信息表 ····································· 271

　　附录2　健康体检表 ··· 273

　　附录3　健康教育活动记录表 ····························· 280

　　附录4　新生儿家庭访视记录表 ························· 281

　　附录5　第1次产前随访服务记录表 ·················· 283

　　附录6　第2~5次产前随访服务记录表 ············· 286

　　附录7　产后访视记录表 ····································· 288

　　附录8　高血压患者随访服务记录表 ················· 289

　　附录9　2型糖尿病患者随访服务记录表 ·········· 291

　　附录10　突发公共卫生事件相关信息报告卡 ····· 294

参考文献 ··· 296

第一章
社区护理概述

◀ 学习目标

(1)掌握社区、社区卫生服务、社区护理概念、社区护理的特点及内容。
(2)熟悉社区卫生服务的内容、社区护士的任职条件。
(3)了解社区卫生服务机构的设置要求、社区护理的发展史。
(4)能树立扎根基层、为基层医疗卫生服务的意识。

◀ 案例导学

某城市街道位于城市市区北侧,面积近1.5平方千米,总人口约3.6万人。下辖3个社区,27个居委会,设有1个社区卫生服务中心和4个社区卫生服务站。该街道老年人口占比17.93%。居民住房多为6层以下的老式楼房。街道内设有一所社区卫生服务中心,由原国企企业医院转制而来,设施较为齐全,居民就医较为方便,可满足社区居民基本医疗救治和预防保健需求。辖区内便利店、农贸市场、餐馆等生活设施较为齐全,居民生活非常方便。

◀ 请思考

(1)该街道能否成为一个社区?
(2)社区有什么功能?
(3)为什么社区卫生服务机构能够提供快捷方便的服务?

随着我国社会经济的快速发展,居民对医疗卫生服务的需求逐渐多样化,因此发展和完善社区卫生服务,更好地满足居民的卫生需求,提高全民健康水平,已成为我国医药卫生工作的长期发展目标之一。社区护理是社区卫生服务的重要组成部分,为社区居民提供预防、疾病护理、健康保健及康复等综合性护理服务。社区护士在了解社区护理工作特点的基础上,才能做好社区护理服务工作,为居民提供优质的护理服务。

第一节 社 区

一、社区概念

"社区"(community)一词来源于拉丁语,原意是亲密的关系、共同、团体。世界卫生

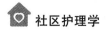

组织(World Health Organization,WHO)认为:社区是以某种形式的社会组织或团体结合在一起的一群人。我国著名社会学家费孝通先生根据我国的特点将社区定义为:社区是若干社会群体或社会组织聚集在某一个地域里所形成的一个生活上相互关联的大集体。因此社区包含两种含义:一是指一种亲密的社会关系结构,二是指一定地域的社会关系结构。

2000年11月,中共中央办公厅、国务院办公厅发布了关于转发《民政部关于在全国推进城市社区建设的意见》的通知(中办发〔2000〕23号),该文件中将社区定义为:社区是聚居在一定地域范围内人们所组成的社会生活共同体。

二、社区基本要素

社区是构成社会最基本的单位,是宏观社会的缩影,其构成要素包括5个方面。

1. 人群

社区是由人组成的,人群是构成社区的第一要素。人群要素包括社区人口的数量、质量、构成和分布,人群要素反映整个社区内部人口关系和社区整体面貌。WHO在1994年指出:一个有代表性的社区,人口数在10万~30万之间,人口过多或者过少都不利于社区的正常分工和协作。人口的构成反映社区内不同人口的特点及素质,包括年龄、性别、职业、宗教信仰、文化程度和健康状况等;人口的分布指社区内部人口集散状态,反映了内部的人口关系和这个社区的整体面貌。

2. 地域

地域是人群活动的场所,是社区存在和发展的前提。地域特点决定着社区性质和未来发展。WHO认为:一个代表性的社区,面积在5 000~50 000 m²。社区的划分因实际的需要可弹性界定,在我国城市社区一般按照街道办事处管辖范围划分,以街道和居委会为基本单位;农村社区一般以乡(镇)、村划分。

3. 同质性

居住在同一社区的居民常有相似的文化背景、风俗习惯和价值观念,逐渐形成了相同的社会意识、行为规范、生活方式和文化氛围等,因此有一定的同质性。这种同质性会影响社区人群,促使社区居民之间形成凝聚力和归属感。

4. 生活服务设施

生活服务设施是社区人群生存的基本条件,也是联系社区人群的纽带。社区的生活设施主要包括住房、学校、医疗机构、商业网点、交通通讯、文化娱乐设施等,这些设施管理和运行的完善程度,是衡量社区发达程度的标准。

5. 管理机构和制度

管理机构和制度是维持社会秩序的基本保障,我国社区基层管理机构是街道办事处和社区居委会,二者与区域内的派出所共同管理社区人群的户籍登记、治安、生活福利等事务,以规范社区人群的行为,协调人际关系,解决社区问题,满足社区居民的需要。

三、社区功能

社区具有较多的功能,充分发挥其功能有助于挖掘社区资源和开展社区卫生服务。其主要功能包括以下5个方面。

1. 经济生活功能

即生产、分配、消费、协调和利用资源。社区居民日常生活要得到满足,必须依赖人们的分工合作,不断地进行生产、分配、消费的循环,满足人们衣、食、住、行的基本需求。

2. 社会化功能

个体在社区生活成长的过程中,人群之间相互影响,形成本社区的风土人情及社会价值观,而这些特有的文化又影响社区的居民。

3. 社会控制功能

即为有效地维持社区秩序,约束社区人群的行为,维护社区居民的利益,社区组织制定的各种行为规范和规章制度,如社区成立物业管理委员会等。

4. 社会参与功能

社区内设立各种组织和社团,如业主委员会、社区活动中心、老年人协会等,提供社区居民参与和彼此交往的机会,以增加社区的凝聚力和归属感。

5. 服务与援助功能

社区是一个生活上相互关联的大集体,故对社区内每一位居民均有支援帮助的功能。通过基础保障和福利性照顾,对社区有困难的居民及社会弱势群体提供服务及援助,帮助解决困难,满足其需求。

四、健康与社区健康

(一)健康

随着时代变迁和医学模式的转变,人们对健康的认识也不断地提高,健康的含义也在不断地扩展。WHO(1948)将健康定义为:"健康不但是没有疾病和身体缺陷,而且还要有完整的生理、心理状态和良好的社会适应能力。"1986年,WHO对健康的定义提出了新的认识,提出:"要实现身体、心理和社会幸福的完好状态,人们必须要有能力识别和实现愿望、满足需求以及改善或适应环境。"1989年,WHO又提出了有关健康的新概念即"健康不仅是没有疾病,而且包括躯体健康、心理健康、社会适应良好和道德健康",体现了生理、心理、社会、道德四维健康观,强调了从社会公共道德出发,维护人类健康人人有责,不仅要对自己的健康负责,也要为社会群体的健康承担社会责任。

(二)社区健康

社区健康是指在限定的地域内,以需求为导向,维持和促进群体和社区的健康,具有相对性和动态性,注重作为服务对象的个人、家庭、群体和社区的健康。护理服务对象的个体、家庭和社区之间相互影响,所处的环境变化直接影响他们的健康活动。家庭是社区的基本单位,而家庭是由个体组成,个体的健康直接影响家庭健康,如一个家庭的优

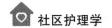

势、拥有的资源和潜在能力可促进家庭健康。保障社区每一个家庭健康的基础是健康的社区环境,因此,有必要及时、持续实施社区健康评估,调动社区自身力量和社区居民对健康相关决策的积极参与,及时解决社区健康问题,促进社区健康发展。要促进社区健康,应以社区为范围、家庭为单位、居民为对象,提高社区居民的健康素养,激励全社区居民积极参与预防疾病和促进健康的活动,建立健康信念、培养健康意识,营造健康的社区环境。

第二节　社区卫生服务

一、社区卫生服务的概念

(一)社区卫生服务

社区卫生服务是社区建设的重要组成部分。1999年7月,国务院十部委联合发布的《关于发展城市社区卫生服务的若干意见》中,将社区卫生服务(community health services)定义为:"在政府领导、社会参与、上级卫生机构指导下,以基层卫生机构为主体、全体医师为骨干,合理使用卫生资源和适宜技术,以人的健康为中心、家庭为单位、社区为范围、需求为导向,以妇女、儿童、老年人、慢性病患者、残疾人等为重点,以解决社区主要卫生问题、满足基本医疗卫生服务需求为目的,融预防、医疗、保健、康复、健康教育、计划生育技术服务等为一体的,有效、经济、方便、综合、连续的基层卫生服务"。

(二)发展社区卫生服务的必要性

社区卫生服务是满足人民群众日益增长的卫生服务需求,提高人民健康水平的重要保障。

1. 医学模式的转变

1977年美国罗彻斯特大学教授恩格尔(Engel)提出生物-心理-社会医学模式,取代了生物医学模式。生物-心理-社会医学模式不仅重视人的生物生存状态,更加重视人的社会生存状态。新的医学模式促使医疗卫生事业从医疗型转向医疗预防保健型,提供全方位、连续综合预防保健工作是医疗卫生服务改革的关键。

2. 人口的老龄化

2000年第五次人口普查后,中国已经正式成为老年型人口年龄结构国家。现代医疗技术的发展和人民生活水平的提高,带来人口结构的变化及人口老龄化,老年人对卫生服务的需求日益增加。

3. 疾病谱的改变

根据《中国卫生统计年鉴》分析,我国疾病谱由传染性疾病转变为慢性退行性疾病,慢性病管理及疾病预防等基本卫生服务的需求急剧增加。

4. 优化卫生资源

卫生资源配置不合理是卫生事业发展中一个突出的问题,发展社区卫生服务对于优化卫生资源配置,带动和促进卫生综合改革等具有重要作用。2006 年,《国务院关于发展城市社区卫生服务的指导意见》指出,大力发展社区卫生服务,构建以社区卫生服务为基础、社区卫生服务机构与医院和预防保健机构分工合理、协作密切的新型城市卫生服务体系,对于坚持预防为主、防治结合,优化城市卫生服务结构等,具有重要意义。

二、社区卫生服务的对象、特点、内容

(一)社区卫生服务对象

社区卫生服务的对象是社区内全体居民。通常按照人群健康状况和社区卫生服务范围进行分类。

1. 按服务对象健康状况分类

(1)健康人群　①生理健康:躯体结构完好和功能正常。②心理健康:正确地认识自我,正确认识环境和及时适应环境。③社会健康:个人的适应能力在社会系统得到充分发挥,使其行为与社会规范相一致。④道德健康:健康者不以损害他人的利益来满足自己的需要,能按社会行为的规范准则来约束自己及支配自己的思想行为。对于健康人群应以预防为主,给予健康指导,增强社会适应能力。

(2)亚健康人群　亚健康人群是指介于健康与疾病之间的中间状态。其特征是:无临床症状和体征,或者有病症感觉而无临床检查证据,处于一种机体结构退化和生理功能减退的体质与心理失衡状态。亚健康往往不被或仅有个体所意识,但不为医疗技术所确认,具有既可向疾病发展又可向健康逆转的特点。因此应特别关注这部分人群的健康需求,使他们能够得到及时的健康照顾。

(3)高危人群　高危人群是指明显存在某些健康危险因素的人群。其疾病发生的概率明显高于其他人群,其特征是:①高危家庭,如单亲家庭、吸毒或酗酒者家庭、精神病患者家庭、残疾或长期重病者家庭、受社会歧视家庭等;②存在明显危险因素的人群,如具有不良生活方式、职业危险因素、家族危险因素等的人群。对于高危人群要积极开展健康检查,及时发现高危人群,给予疾病相关知识的指导和行为干预,定期体检,随访和管理高危人群。

(4)重点保健人群　是指由于各种原因需要在社区得到特殊保健的人群,包括儿童、妇女、老年人和残障者等。

(5)患者　患有各种疾病,包括常见病患者和慢性病患者。

2. 按社区卫生服务范围分类

(1)以社区为中心的服务　根据社区环境及人群特点,将个体健康和群体的健康照顾紧密结合,相互促进。社区医护人员既要利用社区特点去了解相关健康问题,又要从社区个体的疾病变化反映群体可能存在的问题。主要内容包括社区健康评估,健康教育与健康促进等。

(2)以家庭为中心的服务　家庭的结构和功能会直接或间接影响家庭成员的健康。主要内容包括了解个人和其他家庭成员之间的相互作用,家庭在不同发展阶段存在的重要事件。若处理不当而产生相关健康危险因素,则可能在家庭成员中产生相应的健康问

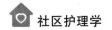

题,对家庭成员造成健康损害。

（3）以个体为中心的服务　以满足重点人群的健康需求为主线,侧重于:①开展妇女常见病预防和筛查,提供妇女不同时期的保健;②开展新生儿保健、婴幼儿及学龄前儿童保健、协助对辖区内托幼机构进行卫生保健指导;③指导老年人进行疾病预防和自我保健,进行家庭访视,提供有针对性的健康指导;④开展慢性病患者的家庭访视及居家护理等。

（二）社区卫生服务特点

社区卫生服务是以解决社区主要健康问题,提高社区居民健康水平和生活质量为目标,由基层卫生人员为社区居民提供的最基本、必需的卫生保健服务。具有以下5个特点。

1. 广泛性

社区卫生服务是面向整个社区,包括个人、家庭、群体,其重点服务对象是儿童、妇女、老年人、慢性病患者、精神病患者和残疾人。

2. 综合性

社区卫生服务提供的是初级卫生保健服务,其内容广泛,主要为融医疗、保健、预防、康复、健康教育及计划生育等六位一体的综合性卫生服务。

3. 连续性

社区卫生服务贯穿服务对象生命的各个周期以及疾病发生、发展的全过程,根据生命的各个时期及疾病不同阶段的特点,提供针对性、连续性的卫生服务。

4. 可及性

社区卫生服务具有地理、时间上方便,经济上可接受等优点,以满足社区居民可及性卫生服务需求。

5. 协调性

协调部门之间、各类人员之间的相互关系,以保证社区各种卫生服务活动的实施。

（三）社区卫生服务内容

社区卫生服务的对象为社区中的全体居民,包括健康人群、亚健康人群、患者人群、重点人群、残障者及慢性病患者。因此社区卫生服务的内容和范围非常广泛,主要有以下几方面。

1. 医疗

提供一般常见病、多发病和诊断明确慢性病的管理和医疗服务;提供家庭出诊、疑难病症的转诊、急危重症现场救护及转诊服务;为临终患者及家属提供全面照顾和心理支持;为社区人群建立健康档案等。

2. 预防

社区预防主要包括传染病和多发病的预防,定期进行健康检查,改变人们的生活方式,慢性病的控制,社区卫生监督等工作。根据个体、家庭和群体的不同需求,提供全方位的有针对性的三级预防服务。

3. 保健

为社区重点人群提供综合性、连续性的保健服务。主要包括社区儿童及青少年保健服务、社区妇女不同时期保健服务、社区老年保健服务等。

4. 健康教育

健康教育是社区卫生服务的重要工作内容，以社区为单位、社区的人群为对象，以促进居民的健康为目标，通过有组织、有计划、有系统的社区教育活动，提高社区人群的健康意识，达到预防疾病、促进健康、提高生活质量的目的。

5. 社区康复

充分利用社区资源、组织康复对象及家属开展社区康复，以减少伤、病、残障者的身心功能障碍。如为慢性病患者、残疾人和年老体弱者提供康复服务。

6. 计划生育

计划生育是我国的一项基本国策，社区开展计划生育的服务主要包括优生优育的宣传教育，对育龄妇女系统管理、计划生育技术的咨询和指导等。

知识链接

　　实施国家基本公共卫生服务项目是促进基本公共卫生服务逐步均等化的重要内容，是我国公共卫生制度建设的重要组成部分。国家基本公共卫生服务项目自 2009 年启动以来，在基层医疗卫生机构得到了普遍开展，取得了一定成效。2011—2016 年，人均基本公共卫生服务经费补助标准从 25 元提高至 45 元，先后增加了中医药健康管理服务和结核病患者健康管理服务。为进一步规范国家基本公共卫生服务项目管理，国家卫生计生委在《国家基本公共卫生服务规范(2011 年版)》基础上，组织专家对规范内容进行了修订和完善，形成了《国家基本公共卫生服务规范(第三版)》(以下简称《规范》)。《规范》包括 12 项内容，即：居民健康档案管理、健康教育、预防接种、0～6 岁儿童健康管理、孕产妇健康管理、老年人健康管理、慢性病患者健康管理(包括高血压患者健康管理和 2 型糖尿病患者健康管理)、严重精神障碍患者管理、肺结核患者健康管理、中医药健康管理、传染病及突发公共卫生事件报告和处理、卫生计生监督协管。在各服务规范中，分别对国家基本公共卫生服务项目的服务对象、内容、流程、要求、工作指标及服务记录表等做出了规定。

来源:《国家基本公共卫生服务规范(第三版)》

三、社区卫生服务的机构

根据我国社区卫生服务机构的建设要求，以一级医院为主体，二、三级医院和预防保健机构为指导，以城市街道、居委会为基础建立；由社区卫生服务指导中心、社区卫生服务中心和社区卫生服务站三级构成。

1.社区卫生服务指导中心

由二级甲等以上医院承担,主要任务是:社区卫生服务人员毕业后培养与继续教育,接受基层社区卫生服务中心的转诊患者,开展社区卫生服务的科研与教学工作等。

2.社区卫生服务中心

社区卫生服务中心原则上要求每3万~10万居民或者按街道办事处所管辖范围设置一个,以政府举办为主。人口规模大于10万人的街道办事处应增设社区卫生服务中心。人口规模小于3万人的街道办事处,其社区卫生服务机构的设置由政府卫生行政部门确定。社区卫生服务中心建筑面积不应少于1 000 m²;社区卫生服务中心原则上不设置床位,可根据当地医疗机构设置规划和社区卫生服务的内容,配置适当类别与数量的床,一般不得超过50张;社区卫生服务中心应具备开展预防、医疗、保健、健康教育、康复及计划生育等工作的基本设备。社区卫生服务中心以辖区内每万人口至少配置2~3名全科医生为标准,全科医生与社区护士比为1:1。

3.社区卫生服务站

社区卫生服务站服务人口数一般为10 000~15 000,建筑面积不应少于150 m²,具备与提供卫生服务相匹配的基本设备、基本药物(包括常用的急救药品与中成药),至少配备2名执业范围为全科医学专业的临床类别、中医类别执业医师,每名执业医师至少配备1名注册护士。

4.社区卫生服务机构标识

标识以人、房屋和医疗卫生机构标识形状为构成元素——三口之家代表健康家庭;家庭和房屋组成和谐社区,与医疗卫生机构的四心十字组合表示社区卫生服务机构,体现了社区卫生服务以人的健康为中心、家庭为单位、社区为范围的服务内涵及以人为本的服务理念;两个向上的箭头,一个代表社区居民健康水平不断提高,一个代表社区卫生服务质量不断改善;绿色体现社区的健康与和谐(图1-1)。

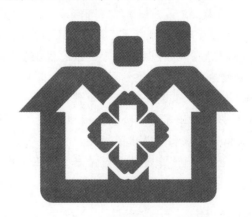

图1-1 社区卫生服务机构标识

第三节　社区护理

社区护理(community health nursing)是社区卫生服务的重要组成部分,是实现我国社区卫生服务目标的重要保证。社区护理体现了护理服务模式的转变,拓宽了护理服务范围,对护理事业的深入发展起着极其重要的作用。

一、社区护理概念

社区护理也称为社区卫生护理或社区保健护理。根据美国护理协会的定义:社区护理是将护理学与公共卫生学理论相结合,用以促进和维护社区人群健康的一门综合学科。美国公共卫生护理组织对社区护理的定义为:社区护理是护理工作的一部分,它是护士应用护理及相关的技巧,解决社区、家庭和个人的健康问题或满足他们的健康需求。

根据我国社区卫生服务发展的特点,社区护理定义为:综合应用护理学和公共卫生学的理论与技术,以社区为基础,以人群为对象,以服务为中心,将医疗、预防、保健、康复、健康教育、计划生育等融于护理学中,并以促进和维护人群健康为最终目的,提供连续性的、动态性的和综合性的护理服务。

综上所述,社区护理是以健康为中心,以社区人群为对象,利用护理学和公共卫生学中的诸多概念和技术,通过广泛持续的护理活动,维持和促进健康、预防疾病、减少残障,提高社区人群的健康水平。

二、社区护理特点

社区护理从属于社区卫生服务,除具有公共卫生学和护理学的一些特点外,还具有以下几个方面的特点。

1. 以健康为中心

社区护理的中心任务是通过护理服务促进和维护人群健康,因此,预防保健与护理服务同等重要。通过社区护理开展三级预防措施,达到预防疾病,提高社区居民的身心健康水平的目的。

2. 以群体为对象

社区护理服务的服务不仅仅局限于个人和家庭,而是社区整个人群,视人群为一整体,通过评估和分析社区人群的健康状况,解决社区群体中的健康问题。

3. 自主性和独立性

在开展社区护理工作中,社区护士经常独立深入家庭,判断、决策及解决服务对象健康问题,因此要求社区护理工作者具备较强的独立工作能力和高度的自主性。

4. 合作性和协调性

社区护理服务的内容广泛,在开展工作中需与相关部门及其他人员配合协作,才能充分发挥社区资源的作用,做好社区卫生服务的各项工作。

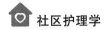

5.长期性、连续性和可及性

社区护理提供的是基本的卫生服务,社区卫生服务的性质和工作内容,决定了社区护理服务的长期性和连续性。可及性是社区护理的显著特点,因社区护理服务站就设在居民区内,社区居民可随时随地得到护理服务,这种服务在地域、时间、心理及经济方面对社区居民都是便利的。

6.综合性和复杂性

社区护理的服务对象包括个人、家庭和群体,其服务内容包括疾病的诊治、预防,也包括保健、健康教育、计划生育技术指导。社区护理的服务对象和服务内容决定了社区护理工作的综合性和复杂性。

三、社区护理的工作范围

1.社区预防保健

为社区不同年龄段的人群提供预防保健服务,以妇女、儿童、老年人为重点对象,积极做好常见病、多发病的防治工作。

2.社区健康教育

在社区积极开展有计划、有组织、有评价的健康教育活动,提高社区居民预防疾病、维持和促进健康的意识,纠正不良生活习惯,帮助其养成健康的生活方式和行为,提高社区群体的健康水平。

3.社区健康护理

通过收集整理和统计分析社区内群体的健康资料,评估社区群体的健康状态和分布情况,发现社区群体的健康问题和影响因素,参与检测影响健康的不良因素。参与预防和处理紧急意外事件以及传染病的消毒和隔离等。

4.定期健康检查

与全科医生共同进行定期健康检查的组织、管理,并建立居民健康档案。

5.社区个人、家庭护理

通过家庭访视等方式对家庭进行健康评估,了解和发现家庭健康问题,针对存在的家庭健康问题,对家庭及其成员提供家庭的健康护理。

6.社区慢性病、传染病管理

为社区的高血压、糖尿病等慢性病患者和传染病患者以及精神障碍患者提供他们所需要的护理管理服务,同时做好传染病的监测,控制传染病的流行。

7.社区急重症患者的转诊服务

对在社区无法进行妥善抢救和管理的急重症患者,做到安全转诊到相关的医疗机构,使他们得到及时、专业的抢救,在转诊中应注意做好现场急救、监测等护理工作。

8.社区康复护理

为社区的伤、病、残、障者提供康复治疗、康复训练及康复技术指导,帮助其尽可能恢复功能,减小残疾的影响,改善健康状况,提高生活和工作能力。

9.社区临终护理

为社区临终患者及其家属提供所需的综合护理服务,提高临终患者的生命质量,尽量减少对其家庭成员带来的影响,给予临终患者家属心理上的支持和指导。

10.其他

参与社区卫生监督管理工作。

四、社区护士

(一)社区护士的定义及基本条件

根据2002年我国卫生部关于《社区护理管理的指导意见(试行)》精神,社区护士的定义和基本条件如下。

1.定义

社区护士(community health nurse)是指在社区卫生服务机构及其他有关医疗机构从事社区护理工作的护理专业人员。

2.基本条件

(1)具有国家护士执业资格并经注册。

(2)通过地(市)以上卫生行政部门规定的社区护士岗位培训。

(3)独立从事家庭访视护理工作的社区护士,应具有在医疗机构从事临床护理工作5年以上的工作经历。

(二)社区护士角色

1.照顾者

照顾者是社区护士最基本的角色,社区护士向社区居民提供生活照顾和医疗护理,如向独居老人提供生活照顾,向社区人群提供健康检查,向慢性病患者提供饮食、用药指导等。

2.教育者与咨询者

社区护士是社区健康教育的实施者,针对社区人群不仅要积极开展健康教育活动,同时,还要向社区居民提供卫生保健、疾病防治咨询服务,解答社区居民有关健康的疑问和难题。

3.组织与管理者

在社区卫生服务的机构中,社区护士承担着管理者的角色,对卫生服务机构中的人员、物资等须进行统筹安排和管理,对慢性病及重点人群进行健康管理,对社区开展的各种健康教育活动进行组织和实施。

4.协调与合作者

在社区护理服务过程中,社区护士要协调社区内相关人员及机构之间的关系,维持有效沟通,确保社区各项卫生保健工作的顺利进行,为社区居民提供全面、整体的健康服务。

5. 观察与研究者

社区护士要有敏锐的观察能力,及时发现疾病的早期症状、服务对象的健康问题及需求。社区护士不仅向社区居民提供各种卫生保健服务,还应不断探讨、研究社区护理的相关问题,为推动我国社区护理工作的发展做贡献。

(三) 社区护士的能力要求

1. 人际沟通能力

社区护理工作的开展需要相关部门及其他人员的支持、协助与配合,需要服务对象与家属的参与合作,协调处理各部门之间、各人员之间的关系,取得相关人员的支持和服务对象的理解配合尤为重要,因此需要社区护士具备良好的人际交往和沟通能力。

2. 综合护理能力

社区护士实质就是全科护士,面对众多的护理服务对象和不同的护理内容,社区护士须提供各种各样的护理服务。因此,社区护士必须具备较强的综合护理能力,才能胜任社区护理工作,包括基础护理技能、专科护理技能及中医护理技能等。

3. 分析决断能力

社区护士在很多情况下需要独立对服务对象开展护理服务、健康教育、咨询及指导工作,面对社区中复杂的健康问题,社区护士需要对问题进行综合分析,选择正确的措施进行干预和解决。因此,慎独、分析解决问题能力和应变能力对于社区护理人员非常重要。

4. 组织管理能力

社区护士不仅直接为社区人群提供护理服务,还要调动社区内的一切积极因素,组织、安排和开展各种健康促进活动,并对社区的资源、人员进行管理,这些都要求社区护士具备较强的组织管理能力。

5. 健康教育能力

健康教育是社区护理工作的重要组成部分,社区护士要教给社区人群必要的健康知识和技能,转变其健康观念,帮助其养成健康的生活方式和行为,提高社区人群的自我保健能力。在健康教育实施的过程中,社区护士要根据教育对象的年龄、文化程度、经济状况等情况的不同,因材施教,有针对性开展工作,提高健康教育的效果。

6. 预见能力

预见能力主要应用于预防性的服务,而预防性服务是社区护士的主要工作之一。社区护士有责任在问题发生之前,找出其潜在因素,从而提前采取措施,避免或减少问题的发生。

7. 科学研究能力

社区护士除完成常规的社区护理工作外,要积极开展社区护理的科学研究工作。在工作中注意相关信息资料的收集、整理和分析,要善于总结经验,积极思考,主动探索,促进社区护理学科的发展。

8. 自我防护能力

社区护士的自我防护能力主要包括两个方面,即法律的自我防护及人身的自我防护。在实际工作中,须增强法律意识,注意书面资料的记录和书写,并注意加强自己的人身安全防范。

五、社区护理的发展

(一)国外社区护理的发展

社区护理起源于西方国家,追溯其发展历史,可分为四个阶段:家庭护理阶段、地段访视护理阶段、公共卫生护理阶段、社区护理阶段(表1-1)。

1. 家庭护理阶段

在19世纪中期以前,由于卫生服务资源贫乏、医疗水平的局限及护理专业的空白,患者大多在家中休养,由家庭主妇看护、照顾。在这些家庭主妇中,大多数未接受过看护训练,仅能给予患者一些基本生活照顾,然而,正是这种简单、基础的家庭护理为早期护理和社区护理奠定了基础。

2. 地段访视护理阶段

地段护理起源于英国,1859年,英国企业家威廉·勒斯朋(William Rathbone)因妻子长期患病卧床而聘请护士罗宾森到家中照顾。罗宾森良好的专业护理技术使威廉·勒斯朋深切体会到护理的重要性,于是他与罗宾森合作,于1859年在利物浦市成立了世界上第一所访视护理机构。在南丁格尔的支持和帮助下,威廉·勒斯朋在利物浦皇家医院创办了护士学校,开始了地段护理教育,经过培训的学员分到利物浦市的18个地段,为居民提供居家护理服务。1874年,伦敦成立了全国访贫护士协会。当时的地段护理服务内容侧重于疾病护理,地段护士的来源主要是经过培训的志愿者,少数为护士。

1877年,美国纽约市一些经过宗教团体培训的护士开始进行地段访视,她们进入居民家庭提供各种护理及保健服务。1885年,美国纽约成立了地段访视社,后统一命名为"访视护士协会"。

3. 公共卫生护理阶段

公共卫生护理起源于美国,正式提出公共护理的是美国护士丽莲·伍德(Lillian Wald),1893年,丽莲·伍德在纽约亨利街成立护理中心,不仅对贫穷患者进行居家护理,同时也向居民提供预防疾病、妇幼保健、环境监测和健康宣教等公共卫生护理服务,服务对象从贫困者扩大至有需求的居民,服务内容从单纯的医疗护理扩展至预防保健服务,从而使地段护理演变为公共卫生护理,因此,她被称为现代公共卫生护理的开创人。1912年,丽莲·伍德在美国成立了第一所公共卫生护理机构,制定了公共卫生护理的目标和相关规章制度,从此公共卫生护理进入快速发展阶段,这个时期从事公共卫生护理服务的护士多数是经过系统学习的公共卫生护士。

4. 社区护理阶段

1970年,美国的露丝·依思曼第一次提出"社区护理"一词,指出社区护理的重点是社区。认为社区护士应关心整个社区的居民健康,包括生病在家疗养的人及健康人,要求从事社区护理的人员应该与各种卫生保健人员密切合作,以促进社区卫生事业的发展及居民的健康。20世纪70年代中期,美国护理协会将这种融医疗护理和公共卫生护理为一体的服务称之为社区护理,将从事社区护理工作的护士称之为社区护士。1978 年,WHO 对此给予肯定并加以补充,要求社区护理成为社区人群"可接近、可接受、可负担得起的"卫生服务。至此,社区护理在世界各国蓬勃发展,尤其是在发达国家或地区,社区护理已成为整个国家或地区卫生保健的重要组成部分,并形成了完善的社区护理组织与管理体系。同时,社区护理专业人才培养体系也逐步完善,一般大学的护理系或护理学院开始设立社区护理专业,专业方向呈现多元化趋势,角色的分工越来越细。在西方国家除了普通的社区护士,还有单独开业的社区临床护理专家、家庭开业护士、社区开业护士、社区治疗护士和社区保健护士等。

表 1-1 社区护理的发展阶段

发展阶段	时期	护理对象	护理内容
家庭护理	19 世纪中期前	贫困患者	照顾
地段访视护理	19 世纪中期到 19 世纪末期	贫困患者	护理
公共卫生护理	19 世纪末期到 20 世纪 70 年代	家庭、群体、	护理、预防
社区护理	1970 年至今	个人、家庭、社区	护理、预防、健康促进

(二)国内的社区护理发展状况

1. 教育历程

1925 年,北京协和医院教授格兰特先生与北京市卫生科联合创办公共卫生教学区,当时称为"第一卫生事务所"。1932 年,政府设立中央卫生实验处训练公共卫生护士。1945 年,北京协和医学院成立公共卫生护理系,王秀瑛任主任。公共卫生护理课程包括健康教育、心理卫生、家庭访视与护理技术指导。同年,北京市的卫生事务所发展到4 所。1949 年后,卫生事务所扩大为各城市卫生局,内设防疫站、妇幼保健所、结核病防治所等机构,医院设有地段保健科,有的开设了家庭病床。1950 年,我国取消了高等护理教育,而中等护理教育的课程中未设置公共卫生护理的相关课程。

1983 年,我国恢复高等护理教育,课程内容中增加了护士预防保健知识和技能的训练。1994 年,卫生部所属的 8 所医科大学与泰国清迈大学联合举办护理硕士班,课程设置中加了社区健康护理和家庭健康护理。1997 年,首都医科大学设立了社区护理专科教育。同年,上海成立了老人护理院,深圳、天津等地成立了社区卫生服务中心和社区卫生服务站。自 1997 年,随着社区卫生服务工作的开展和大力推进,社区护理逐渐成为一门独立的学科。

2. 社区卫生服务相关政策

1997 年,中共中央国务院《关于卫生改革与发展的决定》中提出:改革城市卫生服务体系,积极发展社区卫生服务,逐步形成功能合理,方便群众的卫生服务网络。这可称为我国社区卫生服务的标志性文件。

1999 年 7 月,十部委联合发布的《发展城市社区卫生服务的若干意见》中提出了发展社区卫生服务的总体目标,并规范了社区卫生服务的定义。

2002年1月,卫生部《社区护理管理的指导意见(试行)》的通知,界定了社区护士的定义和基本条件。

2006年,国务院下发《国务院关于发展城市社区卫生服务的指导意见》,明确了社区卫生发展的指导思想、基本原则和工作目标,提出了社区卫生服务六项功能,即健康教育、预防、保健、康复、计划生育技术服务和一般常见病、慢性病的诊疗服务。明确了各部门的职责,主题鲜明,可操作性强,对我国社区卫生服务的发展产生了很大的影响。

2009年,《中共中央 国务院关于深化医药卫生体制改革的意见》进一步明确社区卫生服务的方方面面,特别是医改重点工作的推进,极大地推动了社区卫生服务的发展进程。同年,国家卫生部发布《国家基本公共卫生服务规范(2009年版)》,明确提出了健康教育、计划免疫、儿童保健、预产妇保健、慢性病管理、传染病预防、精神病患者管理、60岁以上老年人管理,以及建立健康档案的9大类21项社区卫生服务。2011年5月做了修改,发布了《国家基本公共卫生服务规范(2011年版)》,增加了卫生监督管理规范,提出了10大类41项社区卫生服务内容。2013年再次进行了修订,增添了婚前保健和中医健康管理,发布了《国家基本公共卫生服务规范(2013年版)》,13大类43项社区卫生服务内容。2017年,发布的《国家基本公共卫生服务规范(第三版)》,包括12大类、45项具体服务目标,合并了《中医药健康管理服务规范》和《结核病患者健康管理服务规范》。随后又发布了《新划入基本公共卫生服务相关工作规范(2019年版)》,明确将地方病防治、职业病防治和重大疾病及危害因素监测等19项内容,纳入基本公共卫生服务相关工作。在国家一系列相关政策的推动下,社区卫生服务在我国迅速发展,形成了一个稳定的管理模式和服务体系。

3.我国社区护理发展趋势

(1)完善社区护理质量管理体制 强化政府主导作用,构建社区卫生服务与社区护理法律体系,使社区护理相关政策、法规及管理标准逐步形成及完善,加强在岗社区护士规范化培训制度与人员准入制度建设,并逐步建立健全社区护理质量管理及绩效考评制度,确保社区护理服务的高效性、优质性、资源合理性,有效约束和激励社区护理服务的发展。

(2)丰富社区护理服务模式和内容 随着社区卫生服务功能的不断拓展以及社会对社区卫生服务需求的持续增加,根据市场需求将开展各项研究,并开发多元化社区护理服务模式和服务功能,如开发社区养老和居家养老服务、失能老人照料、残疾康复保健、精神护理、临终关怀等特殊人群护理服务,并纳入社区卫生服务体系管理范围。

(3)发展社区护理学科 目前社区护理学已成为护理人才培养的核心课程,社区护理实践能力培养已成为护理专业教育专业评估的重要内容之一。社区护理领域专科人才培养以及大量的社区护理理论与实践研究,促使我国社区护理逐渐成为一门独立的学科。

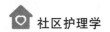

练习题

一、名词解释

(1)社区
(2)社区卫生服务
(3)社区护理
(4)社区护士

二、填空题

(1)构成社区的最基本要素包括_____和_____。
(2)社区卫生服务的对象是_____。
(3)处于健康和有明显疾病两类人群之间的人群称为_____。

三、选择题

(1)根据WHO的标准,一个有代表性的社区应具备的条件为(   )

A.人口在10万~30万之间

B.人口在6万~8万人之间

C.人口在3万~5万人之间

D.面积在50~5 000 m²

E.面积在500~50 000 m²

(2)社区存在的第一要素是(   )

A.人群

B.特定的区域范围

C.特有的组织和行为规范

D.相互沟通的方法

E.一定的生活服务设施

(3)世界上第一位访视护士是(   )

A.威廉·勒斯明

B.圣菲比

C.丽莲·伍德

D.露丝·依思曼

E.罗宾森

(4)社区护理起源于(   )

A.康复医学

B.替代护理

C.临床医学护理

D.公共卫生护理

E.急诊医学

(5)社区护士任职应具备条件中正确的是( )

A.具有国家护士资格者

B.通过地(市)以上卫生行政部门规定的社区护士岗位培训

C.应具有在医疗机构从事临床护理工作5年以上者

D.通过地(县)以上卫生行政部门规定的社区护士岗位培训

E.经注册的护士

四、案例分析

张先生,55岁,平素喜爱打牌。3天前曾出现左侧肢体麻木,但未引起重视。当天打牌至深夜,突然倒在桌旁,出现神志不清,口角歪斜,立刻被送至医院,入院检查,血压180/120 mmHg,CT诊断为高血压性脑出血。经抢救挽回了生命,却留下了一侧肢体行动障碍。出院后,王先生每周到社区服务站康复治疗1次,社区护士每周上门1次进行康复指导,同时王先生积极参加社区组织的健康教育活动。半年后,王先生的肢体功能有了一定的恢复,自理能力也有了明显的提高。

其实,患者所经历的疾病或死亡危险在早期是可以进行有效预防的,如果王先生患病前接受社区健康教育与干预,就可以避免这场灾难的发生,请结合本案例,回答以下问题。

(1)为什么要大力开展社区卫生服务?社区卫生服务的内容包括哪些?

(2)社区护士上门为王先生提供的护理服务,体现了社区卫生服务的哪些特点?

(3)社区护士应该注意培养哪些方面的能力?

(4)如果您是王先生或其家属,希望社区护士为您提供哪些健康服务?

(杨亚平)

第二章

社区健康护理

◀ 学习目标

(1)掌握社区护理的评估内容、方法;确定诊断优先顺序的标准。掌握健康档案的概念。

(2)熟悉社区护理诊断的形成;社区护理目标、社区护理计划的制定;社区护理计划的评价方法与内容。熟悉健康档案的服务流程及管理。

(3)了解社区护理诊断与个人健康护理诊断的区别、奥马哈系统;社区护理计划的实施和评价。了解健康档案的类型、内容及建立健康档案的原则。

(4)学会运用护理程序开展社区护理工作;能运用健康档案的建立方法,建立社区、家庭、个人的健康档案。

◀ 案例导学

某城市西郊某社区,有居民楼41栋,常住人口2 560户、5 600余人。小区住户以某国企离退休职工为主,部分住户来自进城务工人员,流动人口较多,居民收入差距大、文化水平参差不齐。年龄差异明显,以老年人居多,60岁以上老人占辖区总人口的31%。流行病学调查显示,该社区居民高血压患病率高达16.4%,糖尿病患病率8.02%。该小区内设置社区卫生服务站1所,有医护人员3名。设活动中心1所,健身器材较少,部分有损毁,小区住宅楼多建于20世纪90年代之前,住户内采光、通风受限。小区道路通畅,但年久失修,大部分地面凹凸不平。小区内有农贸市场,但卫生状况较差,门口有部分商铺,基本能够满足小区居民日常生活需求。

◀ 请思考

(1)社区健康评估的主要内容有哪些?

(2)如何确定社区健康问题及制定相应护理计划?

(3)如何为该社区居民建立健康档案?

社区健康护理是以社区为基础、社区健康需求为导向、人群健康为中心的护理保健服务。社区健康护理的基本方法是采用护理程序对社区进行全面的评估,对社区健康问题全面分析并准确诊断,制定完善、具体的社区健康护理计划并有序实施,持续对社区健康进行护理评价共5个环节。社区健康护理服务的宗旨是满足社区人群的健康需求,社区护士的工作任务是预防疾病、促进健康、保护健康、维持健康的社区。

由于社区健康护理的对象是整个社区,社区护士在护理过程中会受到社区特有的建设特点,社区人群独特的经历、所关注问题、知识、价值观、信念和文化背景等的影响。例如当肝炎暴发时,社区护士除为患者控制感染外,还要做好以下几方面的工作:①全面评估社区的环境与设施,及时发现影响肝炎流行的危险因素;②了解社区人群的文化程度、价值观、信念和以往患感染性疾病的经历,了解社区人群对疾病暴发原因的解释、对疾病的反应和对治疗措施的选择;③与其他专业人员合作,利用从社区得到的知识和建议,提出切实可行的方案预防肝炎再次暴发。此外,社区健康护理以人群健康为中心,社区护士在社区评估中主要运用群体评估技能(如流行病学及其研究方法),以便及时发现可能的感染源,并借助社区相关组织采取综合干预措施。

第一节 社区护理程序

社区护理的工作不仅仅是疾病护理,还强调整个社区的综合健康,要求护理服务运用护理程序的工作方法更加科学化、系统化。有效的社区护理服务是以社区健康评估和社区健康需要分析为依据,发现社区人群的健康问题,形成护理计划,进行护理干预,评价干预效果。

一、社区护理评估

社区护理评估(community nursing assessment)是社区护理程序的第一个步骤,是收集社区实际存在和/或潜在健康问题有关资料的过程。其目的是帮助社区护士做出正确的分析和诊断,为了解社区卫生服务需求及制定社区护理计划提供依据。

(一)社区护理评估的内容

1. 社区人群

社区的核心是人,不同的人群有不同的健康需求,满足社区人群的健康需求是社区健康的标志。社区评估的第一步就是了解社区人群特征,社区护士只有了解人群的基本特征,才能了解社区人群的健康需求,提供适当的护理服务。社区人群的特征有以下6个方面。

(1)人口数量及分布 人口数量及分布影响社区所需医疗保健服务的数量及类型。人口多而分布密集会增加社区生活的压力,影响社区人群的健康。人口分散又会因提供健康服务不便增加社区护理的压力,影响社区人群的健康。

(2)人口构成 社区中不同的人口构成会有不同的医疗保健需求,如退休者比例较高的社区与妇女儿童比例较高的社区,他们的兴趣和关注的问题就有很大的差别。因此在社区护理评估中,应评估社区人群的年龄、性别、婚姻、文化程度、信仰、职业和经济收入等。

(3)人口变动情况 由于某些因素的影响,社区人口可出现大量增长或流失,从而增加或减少对社区卫生服务的需求。因此,人口变动情况也是社区护理评估的内容。

(4)社会阶层和文化程度 社会阶层和文化程度的高低会影响人们的健康行为。文化程度高的社区人群,常能接受卫生服务人员的建议和健康的生活方式,但工作繁忙、压力大、生活节奏快等特点又使生活方式受到影响;而文化程度低的人群,通常社会层次也低,获得健康信息的机会少,可能更容易罹患一些传染病。因此,社区护士应了解社区居民的社会阶层和文化程度,提供适当的护理服务。

(5)文化特征 不同民族具有不同的文化特征,社区护理评估应注意社区居民的民族文化,在尊重文化习俗的基础上提供卫生服务。

(6)健康水平 社区护士要评估社区人群的死亡率、发病率、患病率及健康相关行为情况,以掌握社区人群的健康水平。

2. 社区地理环境

每个社区均有其独特的地理环境,它既能为社区提供资源,又可能给社区带来威胁。健康的社区既能合理利用资源,又做好了应对威胁的准备。因此,在社区评估中,不仅要收集地理环境的资料,而且要发现其与社区健康的关系。例如:社区人群对环境威胁的认识,社区对紧急事件如洪水、地震等进行应对的准备程度,为社区居民提供有关资源和危险因素资料的情况等。社区地理环境主要包括以下6个方面。

(1)社区界限 在社区评估时,应了解社区的区域范围、面积大小,与整个大环境的关系,是城市还是农村,是偏远的城镇还是大都市的郊区。

(2)医疗保健服务地点 在本社区内有多少医疗保健服务设施,分布在什么位置,以及这些医疗保健服务机构的主要职能。

(3)地理特征 社区的地理环境可影响社区的健康,应全面评估社区的地理位置、可利用资源、容易发生的问题及社区应对能力等。

(4)气候 过冷或过热的气候均会影响社区人群的生活方式和从事的活动,从而影响社区健康。因此,应评估社区的温度、湿度及其变化范围,社区应对气候变化的能力等。

(5)动植物 社区的动植物群体取决于社区的地理结构和社区居民的喜好。评估时应注意社区人群对动植物的反应,这些动植物是野生的还是家养的,以及与社区健康的关系,社区人群是否理解动植物存在的利与害,对潜在的危险有无防御措施。

(6)人为环境 每个社区都有一些人为因素引起的社区环境变化。如建造房屋、工厂、水坝,处理垃圾,废气排放等,这些变化会对社区健康产生较大影响。农业生产中,化学肥料和杀虫剂的使用也会给社区健康带来潜在的威胁。

3. 社会系统

社会系统是社区的另一个特征。社会系统由人构成,每个人在社会系统中承担多种角色。某些角色之间联系较密切,如教师和学生,顾客和售货员,这种角色之间的联系模式和相互作用构成了组织的基础。这些组织可以是非正式的,也可以是正式的。具有相似功能的组织联系在一起,形成了社区并决定整体的健康。因此,社区护士应评估社区以下社会系统及其相互之间的关系。

(1)保健系统 医疗保健系统是社区社会系统中最重要的内容。社区护士应评估医疗保健机构的种类、数量、利用率、人力资源、经费的来源,急救时可利用的机构和设施,医疗保健系统与其他社会系统间的关系等。

（2）教育系统　评估社区居民的受教育程度,学校层次是否健全,学校数量以及能否满足社区居民的教育需求等。

（3）政治系统　评估居民对社区领导人的了解程度,政府组织的分布及办公时间,医疗、卫生、保健政策的颁布情况,卫生计划的执行情况,居民对政府组织的满意度等。

（4）经济系统　评估社区居民的经济水平(包括家庭收入和个人收入),所从事的职业,失业率,无业人员和退休人员在社区居民中所占的比例,利用卫生服务机构的能力等。

（5）福利系统　评估居民对社区目前的福利机构如养老院、托儿所等的接受程度和利用率。

（6）娱乐系统　社区的娱乐设施关系到居民的生活质量。故应评估社区娱乐设施如公园、儿童乐园、游乐场、电影院等的数量、分布和利用率,以及居民对其是否满意。

（7）安全与交通系统　评估社区保护性的服务机关,如派出所、消防队的数量、分布,是否对居民进行安全意识方面的教育,安全设施如灭火器等的配备情况。交通设施的数量、分布,是否方便。

（8）通讯系统　社区的通讯设施是否完善、发达,大众媒体如电视、广播、报纸、杂志等的利用情况,电话、信件、网络的分布及通讯效果。

（9）宗教信仰系统　评估社区内有无宗教组织,宗教的组织形式、活动场所等。

（二）社区评估的方法

完整的社区评估资料应包括主观资料和客观资料两部分。主观资料是由评估者凭个人感官,如视、触、听、嗅、味等感觉获得的社区资料;客观资料常来自社区统计报表和社区调查。

1. 社区实地调查

社区实地调查是指社区护士利用个人感官主动收集社区的资料,以了解社区的特征,如社区人群的生活状况、健康需求,社区地理位置、环境特征、公共设施配备,社区内废气、废水、废渣处理情况,有无污染等。

2. 重要人物访谈

重要人物访谈是指通过访问重要人物,了解社区情况,以达到准确评估社区的目的。社区重要人物必须来自社区各个阶层,非常了解社区,能够从不同角度反映社区的情况和问题。他们可以是社区居民、社区工作人员,也可以是在社区中有影响力的人。

3. 观察

观察即参与式观察,是指有目的地参与社区活动,在活动中有意识地对社区进行观察,以了解社区居民的知识、信念、态度、健康相关行为和健康状况、疾病的流行分布特点等。

4. 问卷调查

问卷调查包括信访法和访谈法。信访法是通过邮寄将问卷发给调查对象,由调查对象自己填写后寄回;具有高效、经济、调查范围广泛等优点,但存在回收率低的缺点。访谈法是由经培训的调查员对调查对象进行访谈来收集资料;优点是回收率高、灵活性强,缺点是可能存在调查员偏倚,受时间和经费的限制。一般来说,在设计问卷之前调查者就应该决定是采用访谈法还是信访法。

问卷的设计和质量是调查成功的基础。问卷可有开放式问卷,也可有封闭式问卷。无论哪种问卷形式,设计时均应注意以下事项:①一个问题只能询问一件事,避免一题多问,以便于调查对象做出明确的答复;②避免诱导性问题;③慎重处理敏感与隐私的问题;④研究问卷的信度和效度应处于可接受范围;⑤认真考虑问题的排列顺序。

5. 查阅文献

查阅文献所得资料虽多为第二手资料,但它仍是资料收集的重要途径。包括国家正式的人口普查资料、卫生服务年鉴、医院出入院记录、门诊人数及类别统计、流行病学调查等卫生统计资料、社区户籍资料、地方简报、地图等。这类方法可以在短时间内获得大量信息,但应扩大文献的阅读范围和量,以克服其局限性。

二、社区护理诊断

通过各种方法收集的原始资料,必须经过整理、分析才能发现社区的健康问题,提出护理诊断。

(一)社区资料分析

社区资料分析(community data analysis)是社区护理程序的重要环节,步骤如下。

1. 资料的整理与复核

对所收集资料按社区健康水平、地理环境、社会经济及保健资源或服务等进行整理分类,并以表格的形式反映出来。然后,由社区评估组或其他人员对资料进行复核,检查有无遗漏,并将主观资料与客观资料进行比较,以确定收集资料的客观性、有效性和准确性。

2. 资料分析

一般运用计算机分析软件对所收集资料进行统计分析。对定量资料,如发病率等常按年龄、性别、年代或其他变量分组,计算标准化率,并与相类似社区、省市和全国资料进行比较。对定性资料通常按内容分类,根据问题的频率确定严重程度。

(二)社区护理诊断

社区护理诊断(community nursing diagnosis)是社区护士对所收集资料进行分析的结果。1999 年,北美护理诊断协会(North American Nursing Diagnosis Association, NANDA)增加了家庭诊断分类,使护理诊断的范围从以患者的问题为主,扩大到家庭。内布拉斯加(Nebraska)州奥马哈(Omaha)访视护士协会从 20 世纪 70 年代中期开始发展适合社区卫生服务的 Omaha 系统。Omaha 系统是专用于社区护理实践的分类系统,它由护理诊断(问题)分类系统、护理干预分类系统和护理结果评量系统三部分构成。

1. 定义

1994 年 Neufeld 和 Harrison 将 Mundinger 和 Jauron 提出的护理诊断运用于社区护理,"患者"一词被"个人、家庭、群体或集合体"所取代,把社区护理诊断定义为:对于个人、家庭、群体或社区现存的或潜在的健康问题的反应及其相关因素的陈述,并且这些反应可以通过护理干预得到改变,从而走向健康的方向。

2.社区护理诊断的确定

通过记录、整理、分析和综合收集到的与社区健康相关的资料,可发现社区存在的健康问题。下一步就是提出社区护理诊断。社区护理诊断的重点是社区健康而不是个人健康。提出社区护理诊断时,可考虑公共设施,死亡率、发病率和传染病发生率,社区人群的危险问题、健康需要,社区功能、环境危险。提出的护理诊断必须符合以下标准:①能反映出社区目前的健康状况;已考虑到与社区健康需要有关的各种因素。②每个诊断合乎逻辑且确切。③诊断必须根据现在取得的各项资料提出。

3.社区护理诊断的陈述

社区护理诊断的陈述可采用"问题+相关因素"的陈述方式,问题与相关因素之间用"与……有关"连在一起;如:吸烟人数多与对吸烟的危害宣传力度不足有关。陈述社区护理诊断时必须描述引起社区健康问题的原因,这对于有的放矢地选择护理措施,达到预期护理效果至关重要。由于社区护理的目的是最大限度地提高整个社区的健康水平,因此,社区护士不仅应注意个人健康问题,还需将社区作为一个整体,关注影响社区健康水平的各种因素和反应。无论是积极的还是消极的,凡是影响从健康到疾病整个连续过程的因素和反应,都是社区护理诊断的内容。

4.Omaha 系统的护理诊断(问题)分类

社区护理诊断(问题)常用 Omaha 护理诊断系统进行分类,将社区护理诊断(问题)分为环境、心理社会、生理及与健康有关的行为 4 个领域,共有 44 个诊断(问题),见表 2-1。

表 2-1　Omaha 系统护理诊断(问题)分类表

领域	护理诊断(问题)分类
环境	收入、卫生、住宅、邻居/工作场所、其他心理
心理社会	与社区资源的联系、社区接触、角色改变、人际关系、精神压力、哀伤、情绪稳定性、性、照顾、忽略儿童/成人、虐待儿童/成人、生长发育、其他
生理	听觉、视觉、说话与语言、咀嚼、认知、疼痛、意识、皮肤、神经肌肉骨骼系统与功能、呼吸、循环、消化、排便功能、生殖泌尿功能、产前产后、其他
健康相关行为	营养、睡眠与休息形态、身体活动、个人卫生、物质滥用(酒精或药品)、家庭计划、健康指导、处方用药、特殊护理技术、其他

三、社区护理计划

社区护理计划(community nursing planning)是经过社区护理评估、资料分析、确立护理诊断后,社区护士就应制定促进社区健康的计划。计划的依据是社区人群的健康需求和期望,社区健康服务的宗旨和目标,社区可能提供的资源,护理实践的服务范围和标准,社区人群的合作、理解和参与。社区护理服务的对象是个人、家庭或群体,他们的行为和价值体系可能与评估者有很大区别,为了避免这种冲突,计划过程中要鼓励社区居民参与,使整个社区护理计划能够针对社区居民的健康需求,为社区居民提供连续的高质量护理。

(一)确定护理优先顺序

社区护理诊断确定后,护士需判断哪个问题最重要,决定问题解决的优先顺序和护理的重点。目前,确定社区护理诊断优先顺序的原则通常采用 1984 年 Muecke 与 1996 年 Stanhope & Lancaster 提出的优先顺序确定方法。两种方法介绍如下。

1. Muecke 法

(1)8 项原则 ①社区对问题的了解;②社区对解决问题的动机;③问题的严重程度;④可利用的资源;⑤预防的效果;⑥社区护士解决问题的能力;⑦健康政策与目标;⑧解决问题的迅速性与持续的效果。

(2)确定比准 每个社区护理诊断按 Muecke 的 0~2 分标准("0"表示不太重要,无须优先处理;"1"表示重要,可以处理;"2"表示非常重要,必须优先处理)确定优先顺序。

(3)确定步骤 ①列出所有社区护理诊断;②选择排定优先顺序的准则(8 项);③决定诊断重要性的比重;④评估者自我评估每个诊断的重要性;⑤总和每个诊断所有评估准则的得分,分数越高,意味越优先处理。具体确定步骤的举例说明见表 2-2。

表 2-2 Muecke 优先顺序确定方法

社区诊断准则	社区对问题的了解	社区动机	问题的严重性	可利用的资源	预防效果	护理人员能力	政策	快速性及持续效果	总和
发生火灾的可能性	1	1	2	0	2	1	0	2	9
老人医疗保健乏	1	1	1	1	1	2	0	0	7
预防性的行为不足(子宫颈癌筛检)	0	0	1	2	2	2	2	2	11

2. Stanhope & Lancaster 法

(1)确定比准 对每一个项目给予 1~10 分的标准,评定各个护理诊断的分数,得分越高,表示该问题越急需解决。

(2)确定步骤 ①列出所有社区护理诊断;②选择排定优先顺序的准则(7 项);③决定诊断重要性的比重;④评估者自我评估每个诊断的重要性;⑤评估者再就每个诊断的每项准则,依社区具有资源的多少给 1~10 分;⑥将每个诊断每项准则所得的重要性得分与资源得分相乘;⑦总和每个诊断所有评估准则的得分,分数越高,意味越优先处理。具体确定步骤的举例说明见表 2-3。

表2-3 Stanhope & Lancaster 优先顺序确定方法

准则 比重 诊断	社区对问题的了解		社区动机		问题的严重性		预防的效果		护理人员能力		政策		快速性及持续性效果		总和
	比重	资源	比重	资源	比重	资源	比重	资源	比重	资源	比重	资源	比重	资源	
发生火灾可能性	3	6	2	4	10	10	10	10	2	2	2	2	10	5	284
老人医疗保健缺乏	8	1	1	1	3	6	5	10	10	10	5	1	4	5	202
预防性行为不足(子宫颈癌筛查)	1	5	1	5	5	8	10	10	10	10	10	10	10	10	450

(二)制定护理目标

预期目标是通过各种护理干预后,期望个人、家庭、群体的健康状况所能达到的结果。预期目标包括宏观目标(goal)和具体行为目标(objective)。宏观目标是期望达到的最终结果,如提高小学生的安全意识。具体行为目标,可由多个目标组成,每个目标均应做到 SMART(specific,measurable,attainable,relevant,timely),即特定的、可测量的、可达到的、相关的、有时间限制的,以便于落实护理计划和进行护理评价。

(三)选择护理干预

社区护理干预应针对社区护理诊断的原因,为达到预期护理目标而选择。因此,社区护士应与个人、家庭、群体协商,选择合适的、具体的干预措施。主要考虑以下几个方面:①确定目标人群;②组成实施计划的小组;③落实可利用的资源如人、财、物等;④选择达到目标的最佳干预策略如时间、地点、具体措施等。护理干预可以是一级预防、二级预防、三级预防或综合性的措施,以达到预防疾病、治疗疾病和促进康复的目的。

Omaha 护理干预分类系统是护理活动的记录,包括健康教育、指导与咨询、治疗与程序、个案管理与监测 4 个范畴的护理干预。护理干预分类系统与诊断(问题)分类系统的配合使用,为社区护士提供了一个系统性的护理工具,使社区护理计划能用有组织的标准化语言,利于社区服务团队成员间的沟通。护理干预分类系统由类别、目标和有关信息 3 个层次组成,具体内容见表2-4。

(四)形成书面护理计划

社区护理计划的内容应包括所收集的主客观资料、社区健康诊断、预期目标、具体护理措施和测量方法等。社区护理计划成文后,仍须与护理对象共同探讨,发现问题及时进行修改。

(五)评价护理计划

对于社区护理计划的评价,一般采用 RUMBA 准则或 4W1H 原则叙述。

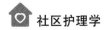

1. RUMBA

指真实的(realistic)、可理解的(understandable)、可测量的(measurable)、行为目标(behavioral)、可达到的(achievable)5个准则。

2. 4W1H原则

指社区护理计划应明确参与者(who)、描述参与者完成的任务(what)、参与者完成目标的期限(when)、参与者完成目标的地点(where)、参与者完成任务的方法(how)。

表2-4 Omaha护理干预分类系统

项目	内容
类别	健康教育,指导与咨询,治疗与程序,个案管理与监测
目标	解剖/生理,行为修正,膀胱功能护理,与他人感情,肠道功能护理,维持呼吸道通畅,心脏功能护理,照顾患者父母,长期卧床护理,沟通,应对技巧,日间护理,管教,伤口护理,医疗设备,教育,职业,环境,运动,家庭计划,喂养方法,财务,食物,行走训练与康复,生长/发育,家务管理/居住环境,人际关系,检验结果,相关法规,医疗照顾,药物作用及副作用,用药管理,协助用药安排,身体活动,辅助性护理活动,营养,营养咨询,造瘘口护理,其他社区资源,个人照护,体位,康复,放松/呼吸技巧,休息/睡眠,安全,受伤护理,精神及情绪的症状、体征,皮肤护理,社会福利与咨询,化验标本收集,精神护理,促进身心发展的活动,压力管理,物质滥用,医疗器材,支持团体,交通运输,促进健康,其他

四、社区护理实施

社区护理实施(community nursing implementation)是指社区护理计划完成后,社区护士根据计划的要求和具体措施开展护理实践活动。护理活动强调的是以社区为基础的综合干预,获得护理干预期望结果的必要条件是以促进健康、预防疾病的健康目标为基础,以特定社区评估、分析资料和结果为依据,按照制定的健康促进和疾病预防的具体措施开展护理活动。社区护士常需进行健康教育、发现危险因素、设置和运行服务设施、建立支持体系等。在这些活动中,社区护士多数情况下需要与社区居民和其他专业人员合作,帮助社区居民康复,使社区达到最佳健康水平。计划实施步骤如下。

1. 明确任务

在计划实施前,社区护士和护理对象都要明确每日所进行的活动,服务的参与者,服务的时间、地点、方法、预期结果及各自的责任。

2. 营造氛围

为护理对象营造一种安全舒适的氛围,计划实施地点、环境、室温、设备等均应考虑在内。

3. 完成计划

与其他卫生人员分工合作,共同完成护理计划。

4. 记录护理实施情况

及时、如实、准确地记录护理计划实施情况以及服务对象的反应,是否解决了目前存在的问题。

护理计划能否顺利落实,与社区居民的参与意识、沟通交流方式及领导决策模式有关。Omaha护理结果评量系统以5分计分法测量个案在护理过程中的表现,可引导护理人员执行计划,为护理措施提供参考。结果评量系统包括知识、行为和症状体征3个方面,具体内容见表2-5。

表2-5 Omaha护理结果评量系统

概念	含义	1分	2分	3分	4分	5分
知识(K)	个案记忆与理解信息的能力	完全没有知识	具有一点点知识	具备基本知识	认识适当	认知良好
行为(B)	个案表现出的可被观察的反应或行为	完全不适当	有一些适当的行为	不是很一致的行为	通常是合适的行为	一致性且合适的行为
症状体征(S)	个案表现出的主观症状、体征	非常严重	严重	普通	很少	没有

五、社区护理评价

社区护理评价(community nursing evaluation)是社区护理程序的最后一个步骤,主要是测量和判断目标实现的程度及措施的有效性。评价并不意味着护理程序的终止,实际上在其他阶段如评估、计划、实施中也不断进行评价,如护理干预是否有效,社区健康需求是否满足等。

(一)社区护理评价方法

1. 评价目的

社区护理评价的最终目的是确定护理干预是否满足社区的健康需求。如果健康需求已经满足,评价满足的程度;如果健康需求没有满足,评价未满足的原因。例如,在对低收入老年妇女进行健康促进的计划中,评价标准主要包括健康锻炼、心理和精神完好状态及社会综合状况。干预组经过每周1次,持续6个月的干预后,在预期目标实现程度上没有明显进展,但是评价结果显示,该计划能够消除有害健康的因素,保护参与者,达到预防有害因素影响健康,保持现有健康水平的目的。

2. 评价标准

评价标准在多数情况下是计划阶段已设立的目标(包括个人的和集体的目标与标准)。目标是期望达到的结果,标准是实现目标所必需的具体要求。例如,社区中有几位妇女存在肥胖问题,社区护士组织她们组成减肥小组;每个成员设定一年内减肥应达到的目标,同时,为达到目标,每个人需建立相应的标准如:每日摄入热量1 500 cal(1 cal ≈

4.19 J);每周锻炼 3 次,每次 20 min 等。通过评定是否达到以上标准来评价个人目标的实现程度。为了增进小组间的相互支持,鼓励减肥过程中的健康行为,护士建议确定小组目标以衡量小组计划是否成功。由此可见,周密的计划对评价是十分重要的。

3. 评价内容

评价是通过判断,将社区实际健康状况与预期目标进行比较并找出二者之间的差距。当社区人群的实际行为与预期行为相符合时,则为目标达到。如果目标没有达到,则需要找出未达到目标的原因。原因可能是资料收集不全面,诊断不正确,计划不实际或实施不够有效,也可能是环境、社区动机变化或二者同时发生了变化,还可能是在程序的一个或多个环节上社区服务对象参与不足。在确定没有达到目标的原因后,护士可重新评估、诊断、计划,并采取正确的护理干预,进入社区护理程序的下一个循环。

4. 评价的类型

为确定计划和干预成功与否,社区护士可进行两种类型的评价即结果评价和结构-过程评价。结果评价是在社区经过护理干预后,出现结果再进行评价(如前所述)。结构-过程评价则是按护理程序中各个阶段的质量标准加以评价。结构是指医疗护理服务环境中难以控制的工具和资源,即机构的物理环境、人员组织结构和作为医疗护理服务基础的社区资源;这些资源包括人员资格、对规章制度的依从性以及可利用的资金等。结构-过程评价的标准是所有专业人员持证上岗并具有相应的证书,设施符合当地卫生部门的标准,社区拥有足够的可利用资源来满足服务对象的需求。过程是指如何进行护理,重点在于实现健康目标的社区服务过程;社区护理服务符合政策与程序,照顾者具备服务对象所需的最新技术和实践技能,护理人员有充足的时间进行医疗文件书写并符合书写规范。

在社区护理中可任选一种方法评价,亦可二者结合,既有过程评价,又有结果评价。评价与其他阶段一样,先计划、再系统地执行,评价后进行小结和记录。

(二)社区护理质量评价

1. 评价步骤

在社区护理中,评价也包括服务质量的测评。合理的质量评价包括以下步骤。

(1)计划质量评价活动 回顾目标,确定评价人员,制定评价方案(包括内容、程序、时间、地点)。

(2)建立质量评价标准。

(3)收集评价资料 可通过观察、交谈、问卷调查、对照质量标准检查等方法。

(4)分析资料 检查、核对所收集资料,并确保资料来源于服务对象总体或有代表性样本,对资料进行分析和解释,总结经验教训。

(5)评价报告及结论 确定负责报告的人员、报告形式及报告内容。对护理效果、效率、资源利用等情况做出全面评价。同时,对社区改变后的健康状况进行重新评估,为下一步制定社区护理计划提供信息资源。根据评价时目标达到的程度,结果是否满意,最后决定社区护理计划是继续实施,还是修改或停止。

2.社区护理程序特征

（1）决策性 社区护理程序要求社区护士依据足够的信息进行合理判断，即要求社区护士在实践中独立思考、对疑难问题做出决策。另外，还须与社区团队合作，对社区人群的需求和存在问题进行慎重审议和解决。

（2）适应性 社区护理程序有很强的适应性，能够使社区护士在各种情况下适当调整护理活动，灵活地运用社区护理程序满足社区人群的健康需求。另外，社区护理程序的灵活性还有助于社区护士满足个人、集体和社区独特的健康需要。

（3）循环性 社区护理程序是一个循环的、螺旋上升的过程，护士可在任何情况下与护理对象沟通，进行资料收集、分析、干预和评价。通过护士与服务对象的不断沟通，护理程序的各个步骤在实际应用时出现交叉重叠或同时运用不同步骤的现象，即护士在护理程序的各个步骤进行资料收集和经验总结，及时了解服务对象的健康状况，并采取适当干预措施。这是提高服务质量的有效途径，也是改善护理对象健康状况的最好方法。

（4）互动性 社区护理程序是护士与服务对象在人际沟通时的一种互动过程，发出和接收准确信息可促进护士与服务对象之间的相互理解，另外，随着人们对服务对象权利和自我护理观念的重视，护士与社区人群之间的关系更加密切，共同为社区健康负责，促进社区健康。护士与社区人群之间的关系是伙伴关系，是专业人员与服务对象共享经验的过程。

（5）服务对象中心性 社区护理程序以服务对象的健康为中心，并强调护理对象参与护理过程。社区护士运用护理程序直接或间接帮助社区人群保持健康，无论社区人群还是整个社区，都作为一个整体系统，是护士运用护理程序进行社区护理服务的对象。

（6）社区健康需求导向性 社区护理程序以社区健康需求为导向。由于长期运用护理程序解决患者群的健康问题，因此护理人员倾向于将护理程序局限于解决现存问题。除此之外，社区护士亦可应用护理程序预测社区健康需求，并予以满足。如果要实现保护、促进和恢复社区人群健康的目标，必须重视社区需求。

第二节 社区健康档案的建立与应用

健康档案（health record）是医疗卫生机构为城乡居民提供医疗卫生服务过程的规范记录，是以居民个人健康为核心、贯穿整个生命过程、涵盖各种健康相关因素的系统化文件。建立健全社区健康档案是为居民提供连续性、综合性、协调性的高质量卫生保健服务的重要依据，也是开展社区卫生工作的基础。

一、建立社区健康档案意义、原则和方法

（一）建立健康档案的意义

居民健康档案是记录有关社区居民健康信息的系统化文件，它是社区卫生服务工作

中掌握社区居民健康信息的重要工具,它是为居民提供连续性、综合性、协调性和完整的社区卫生服务的重要依据。建立健康档案和动态管理健康档案是社区护士重要工作之一。

1. 作为社区卫生规划的资料来源

完整的健康档案不仅记载了居民健康状况以及与之相关健康信息,还记载了有关社区卫生机构、卫生人力等社区健康资源的信息,从而为社区诊断,制订社区卫生服务计划提供基础资料。

2. 作为全面掌握居民健康状况的基本工具

社区健康档案详细记录了社区内个人及家庭的全部资料,有利于社区医务人员掌握和了解社区居民的情况,长期管理和照顾患者,主动挖掘个人、家庭现存和潜在的健康问题,保证为社区居民提供预防保健服务。

3. 作为全科医疗教学科研的重要参考资料

健康档案重视背景资料的收集,反映了生物、心理和社会方面的问题,具有连续性和逻辑性,有利于培养医学生的临床思维能力和处理问题的能力。所以,准确、完整和规范的居民健康档案为前瞻性研究居民健康状况,探讨危险因素提供了理想的教学和科研资料。

4. 作为评价医疗质量的指标

以问题为中心的健康记录,强调完整性、逻辑性、准确性,有利于评价社区医务人员的服务质量和技术水平。

5. 作为处理医疗纠纷的法律依据

健康档案的原始记录具有全面、客观和工整的特点,可以为解决医疗护理纠纷或某些司法问题提供客观依据。

(二)建立健康档案的基本原则

在社区健康档案建立过程中,应以能满足医疗保健、教学、科研、法律等方面的需要为目标,体现出全科医疗的原则和特点,遵循以下建档原则。

1. 客观性和准确性

健康档案须真实反映居民的健康状况,在收集资料时要以严肃认真的态度规范操作,在收集服务对象或家庭成员提供的主观资料时,应通过多途径深入了解服务对象及其家庭,以获得更多客观准确的资料,记录内容应准确反映服务对象生理、心理、社会3个层次的状况,为诊治疾病和促进健康提供依据。

2. 连续性和动态性

居民健康档案所列项目不能包含影响个人和家庭的所有资料,在应用中必须对一些不切实际或已经发生变化的资料进行及时的记录、补充和完善。做好健康档案的数据和相关资料的汇总、整理和分析等工作,及时了解和掌握辖区内居民的健康动态变化情况,并采取适宜的技术和措施,对发现的卫生问题有针对性地开展健康教育、预防、保健、医疗和康复等服务。

3. 科学性和可用性

作为医学信息资料,健康档案要科学合理的建立、使用和管理。健康档案内容应齐全完整,书写规范,按照医学科学的通用规范进行记录。各种图表制作、计量单位都有国家规定的统一规范格式,做到准确无误。各种健康问题的名称和描述要符合医学规范。档案中各类检查报告单据和转诊、会诊的相关记录应粘贴留存归档,保证信息的连续性、完整性和有效使用。

4. 保密性

健康档案中涉及很多个人隐私,社区工作人员应充分保障当事人的权利,不得随意泄露健康档案中的隐私信息。

(三)建立居民健康档案的方法

1. 个别建档

辖区居民到乡镇卫生院、村卫生室、社区卫生服务中心(站)接受服务时,由医务人员负责为其建立居民健康档案,并根据其主要健康问题和服务提供情况填写相应记录,同时为服务对象填写并发放居民健康档案信息卡。建立电子健康档案的地区,逐步为服务对象制作发放居民健康卡,替代居民健康档案信息卡,作为电子健康档案进行身份识别和调阅更新的凭证。

2. 集中建档

通过入户服务(调查)、疾病筛查、健康体检等多种方式,由乡镇卫生院、村卫生室、社区卫生服务中心(站)组织医务人员为居民建立健康档案,并根据其主要健康问题和服务提供情况填写相应记录。

已建立居民电子健康档案信息系统的地区应由乡镇卫生院、村卫生室、社区卫生服务中心(站)通过上述方式为个人建立居民电子健康档案,并按照标准规范上传区域人口健康卫生信息平台,实现电子健康档案数据的规范上报。

将医疗卫生服务过程中填写的健康档案相关记录表单,装入居民健康档案袋统一存放。居民电子健康档案的数据存放在电子健康档案数据中心。

(四)建立社区健康档案的流程

社区健康档案记载着与个体、家庭及社区健康问题有关的所有资料,可以充分体现社区卫生服务的全面性,连续性,主动性和有效性,体现集预防、保健,治疗、康复为一体的卫生服务的全过程。居民健康档案建立要遵循自愿与引导相结合的原则,建档对象为辖区内的常住居民,包括居住半年以上的户籍及非户籍居民。以0~6岁儿童、孕产妇、老年人、慢性病患者、严重精神障碍患者和肺结核患者等人群为重点,应优先建立。确定建档对象具体流程见图2-1。

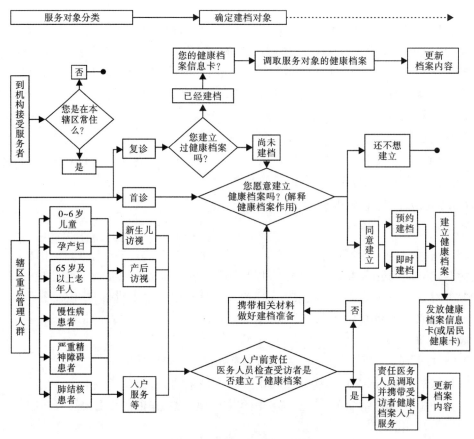

图 2-1　确定建档对象流程图

来源:《国家基本公共卫生服务规范(第三版)》

二、健康档案的类型和内容

(一)健康档案的类型

依据档案的主体,社区健康档案可分为个体健康档案、家庭健康档案和社区健康档案 3 种类型,这 3 种档案应兼顾个人、家庭和社会,强调社区内分范围的照顾,才能为居民提供综合性、连续性、协调性的社区卫生服务。根据记录的材质,健康档案又可分为纸质健康档案和电子健康档案;电子健康档案与城乡基本医疗保障系统相衔接,并可实现各医疗卫生服务机构间的数据互通互联,为社区居民跨医疗机构、跨地区就医行为的信息共享提供了保证。

(二)健康档案的内容

无论何种类型的健康档案,其内容均包括个人基本信息、健康体检、重点人群健康管理记录和其他医疗卫生服务记录。①个人基本情况:包括姓名、性别等基础信息和既往史、家族史等基本健康信息。②健康体检:包括一般健康检查、生活方式、健康状况及其疾病用药情况、健康评价等。③重点人群健康管理记录:包括国家基本公共卫生服务项目要求的0~6岁儿童、孕产妇、老年人、慢性病和重性精神疾病患者等各类重点人群的健康管理记录。④其他医疗卫生服务记录:包括上述记录之外的其他接诊、转诊、会诊记录等。不同类型的健康档案又有不同收集的内容,具体如下。

1. 个人健康档案

个人健康档案是以居民个人健康为中心,动态记录人的生命全过程中各种健康相关信息的系统性文件。根据国家卫生健康委相关规定,应为辖区内常住居民(包括居住半年以上的户籍及非户籍居民)建立健康档案。我国居民个人健康档案应包括个人基本信息、健康体检、重点人群健康管理记录和医疗卫生服务记录。目前我国居民健康档案是采用国家统一制定的版本,具体包括以下内容。

(1)封面 封面信息可方便工作人员归类、查找和保存。内容包括编号、姓名、现住址、户籍地址、联系电话、乡镇(街道)名称、村(居)委会名称、建档单位、建档人、责任医生、建档日期等信息(表2-6)。

表2-6 居民健康档案封面

编号□□□□□□-□□□-□□□-□□□□□

居民健康档案

姓名:

现住址:

户籍地址:

联系电话:

乡镇(街道名称):

村(居)委会名称:

建档单位:

建档人:

责任医生:

建档日期:____年____月____日

(2)个人基本信息表 包括一般人口学资料、药物过敏史、既往史、家族史、遗传病史、残疾状况以及生活环境(附录一)。

(3)健康体检表 包括一般状况、生活方式(体育锻炼、饮食习惯、职业病危害因素接触史)、脏器功能、查体、辅助检查、中医体质辨识、住院治疗情况、主要用药情况和非免疫规划预防接种史等。吸烟情况、饮酒情况和现存主要健康问题(附录二)。

(4)重点人群健康管理记录表 重点人群健康管理记录包括:0~6岁儿童健康管理记录表,孕产妇健康管理记录表,预防接种卡、高血压患者随访服务记录表、2型糖尿病患者随访服务记录表,严重精神障碍患者管理记录表、肺结核患者管理记录表等。

(5)其他医疗卫生服务记录表　接诊记录表(表2-7)和会诊记录表(表2-8)。

表2-7　接诊记录表

姓名	编号□□□-□□□□□
就诊者主观资料:	
就诊者客观资料:	
评估:	
处置计划:	
	医生签字:
	接诊日期:___年___月___日

表2-8　会诊记录表

姓名	编号□□□-□□□□□
会诊原因:	
会诊意见:	
会诊医生及所在医疗卫生机构:	
医疗卫生机构名称:	
	责任医生:
	会诊日期:___年___月___日

(6)居民健康信息记录卡　信息卡有正反两面,根据居民信息如实填写,并与健康档案对应项目的填写内容一致(表2-9)。

表2-9 居民健康档案信息卡

（正面）

姓名		性别		出生日期		年 月 日
健康档案编号				□□□-□□□□□		
ABO血型	□A □B □O □AB		Rh血型	□Rh 阴性 □Rh 阳性 □不详		
慢性病患病情况： □无　　□高血压　　□糖尿病　　□脑卒中　　□冠心病　□哮喘 □职业病　□其他疾病_____						
过敏史：						

（反面）

家庭住址		家庭电话	
紧急情况联系人		联系人电话	
建档机构名称		联系电话	
责任医生或护士		联系电话	
其他说明：			

2. 家庭健康档案

家庭健康档案是以家庭为单位,记录其家庭成员和家庭整体在医疗保健活动中产生的有关健康基本状况、疾病动态、预防保健服务、医疗服务利用情况等的资料信息。由于家庭是个人生活的主要环境之一,它影响到个人的遗传和生长发育,影响疾病的发生、发展、传播及康复。因此家庭与居民的健康息息相关。家庭健康档案是居民健康档案的重要组成部分。其内容包括家庭基本资料、家庭评估资料、家庭主要健康问题。

（1）家庭基本资料　通常置于家庭健康档案首页。内容包括家庭地址、家庭成员人数、每位家庭成员的基本资料,如姓名、性别、年龄、血型、职业、教育、婚姻、宗教信仰等一般资料,还包括经济状况、居住环境和厨房及卫生设施等资料。

（2）家庭评估资料　包括家庭结构、家庭功能、家庭生活周期、家庭内外资源等内容。目前应用较广泛的家庭评估方法和工具有家系图和家庭关怀指数等。

（3）家庭主要健康问题　主要记录家庭生活周期各阶段的重大事件及家庭功能评价结果。

3. 社区健康档案

社区健康档案是以社区为范围,通过入户调查、现场调查和现有资料搜集等方法,收集、记录和反映社区主要卫生特征、环境特征以及资源及其利用状况,确定社区中主要健康问题和制订卫生保健计划的重要文件资料。

（1）社区基本资料　①社区的自然环境状况,如社区的地理位置、范围、自然气候及环境状况、卫生设施和卫生条件等;②社区的人口学特征,如社区的总人数、年龄与性别构成(人口金字塔)、出生率、死亡率、人口自然增长率、种族特征、生育观念等;③社区的人文和社会环境状况,如社区居民的教育水平、宗教及传统习俗、消费水平及意识、社会团体的发展情况及作用、家庭结构、婚姻状况、家庭功能、公共秩序等;④社区的经济和组织状况等。

(2)社区卫生资源　①社区的卫生服务机构,现有的能直接或间接服务于社区居民的专业卫生机构,包括医院、社区卫生服务中心、门诊部、妇幼保健院、福利院等,这些社区卫生服务机构的服务范围、优势服务项目、交通情况都应记录在社区健康档案中,这对于患者的双向转诊、会诊等工作的开展具有重要意义;②卫生人力资源状况,指社区各类医护人员及卫生相关人员的数量、年龄结构、职称结构及专业结构等。

(3)社区卫生服务状况　①医疗服务情况,包括一定时期内(通常为1年)的门诊量、患者就诊原因分类、门诊疾病种类及构成情况;②家庭访视情况,包括一定时期内(通常为1年)家庭访视人次、家庭访视原因、家庭问题的处理情况、家庭病床数等;③转会诊情况,包括转会诊率、转会诊病种构成、转会诊适宜程度分析及转诊单位和科室情况;④住院情况,包括一定时期内(通常为1年)的住院率、平均住院时间、住院患者患病种类及构成等。

(4)社区的健康状况　主要包括社区人口数量及构成、社区居民患病资料、社区死亡资料、社区居民健康危险因素评估。

三、健康档案的应用与管理

(一)健康档案的应用

(1)已建档居民到乡镇卫生院、村卫生室、社区卫生服务中心(站)复诊时,应持居民健康档案信息卡或医疗保健卡,在调取其健康档案后,由接诊医护人员根据复诊情况,及时更新、补充相应记录内容。

(2)入户开展医疗卫生服务时,应事先查阅服务对象的健康档案并携带相应表单,在服务过程中记录、补充相应内容。已建立电子健康档案信息系统的机构应及时更新电子健康档案。

(3)对于需要转诊、会诊的服务对象,由接诊医护人员填写转诊、会诊等记录,并将治疗、护理等相关资料及时转入健康档案。

(4)所有的服务记录由责任医护人员或档案管理人员统一汇总,及时归档。健康档案分片由相关社区护士负责,并每年进行一次回访调查(上门、电话、门诊),及时记录更新个人健康档案。

(二)健康档案的管理

居民健康档案记载了居民一生中有关健康问题的全部信息,应集中存放、专人负责,居民每次就诊时进行调档、就诊、登记、归档,并进行动态管理。从而实现开展社区卫生服务的最终目的,使社区卫生服务更具有个性化、连续性、综合性、协调性。

1. 建立健全健康档案管理的相关政策

2009年3月,国务院出台《国务院关于印发医药卫生体制改革近期重点实施方案(2009—2011年)》(国发〔2009〕12号)的通知,提出"逐步在全国统一建立居民健康档案,并实施规范管理";2011年5月,卫生部关于印发《国家基本公共卫生服务规范(2011年版)》的通知,对居民健康档案管理流程(图2-2)做出了明确规定,对健康档案的建立、使用、管理各环节提出了具体的要求。2013年国家卫生计生委提出,将扩大建立居民电子健康档案作为当年新增基本公共卫生经费重点强化的项目。2017年,国家卫生计生委颁布的《国家基本公共卫生服务规范(第三版)》中进一步修改和完善了健康档案的内容。

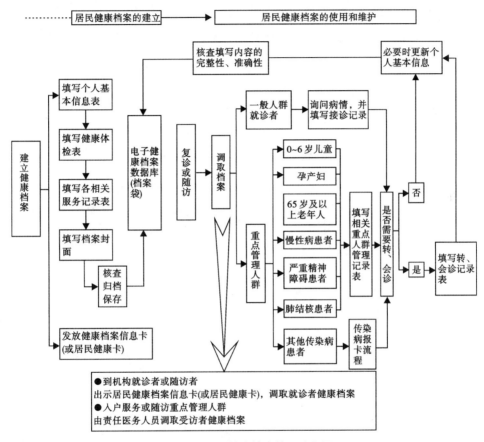

图2-2 居民健康档案管理流程图

来源:《国家基本公共卫生服务规范(第三版)》

2.逐步实现健康档案的信息化

健康档案通过信息化手段,可实现不同医疗卫生机构之间健康信息资源共享,促进公立医院与基层医疗卫生机构的双向转诊和分工协作,有利于提高卫生服务效率,改善服务质量,节约医疗费用等,对于最大限度地发挥健康档案的作用具有十分重要的意义。

3.加强监督考核力度

卫生部门定期对各地建档工作情况进行监督,对工作的完成度、档案的完整度和准确度进行评价,将健康档案建立的数量、质量和使用情况纳入考核范围,科学核定建立健康档案经费补助标准等。

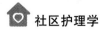

4.妥善保管

完善相应的设备,配备专职人员,妥善保管健康档案。

5.居民健康档案的终止和保存

(1)居民健康档案的终止缘由包括死亡、迁出、失访等,均须记录日期。对于迁出辖区的还要记录迁往地点的基本情况、档案交接记录等。

(2)纸质健康档案应逐步过渡到电子健康档案,纸质和电子健康档案,由健康档案管理单位(即居民死亡或失访前管理其健康档案的单位)参照现有规定中的病历的保存年限、方式负责保存。

知识链接

居民健康档案工作指标

(1)健康档案建档率=建档人数/辖区内常住居民数×100%。

注:建档指完成健康档案封面和个人基本信息表,其中0~6岁儿童不需要填写个人基本信息表,其基本信息填写在"新生儿家庭访视记录表"上。

(2)电子健康档案建档率=建立电子健康档案人数/辖区内常住居民数×100%。

(3)健康档案使用率=档案中有动态记录的档案份数/档案总份数×100%。

注:有动态记录的档案是指1年内与患者的医疗记录相关联和(或)有符合对应服务规范要求的相关服务记录的健康档案。

来源:《国家基本公共卫生服务规范(第三版)》

第三节　流行病学在社区护理中的应用

流行病学(epidemiology)是预防医学的一个重要组成部分,是从群体的角度研究人类健康状况的分布及其影响因素,并着重探讨预防及控制这些疾病的措施。由此可见,社区护理与流行病学共同关注的是群体健康及疾病的预防。其不同点是流行病学更加关注的是疾病的分布和影响分布的因素、寻求病因以及预防和控制疾病。而社区护理更加关注的则是生活在社区中的个人、家庭、群体和社区整体的健康水平和健康状况。因此,流行病学的重点是对人的疾病健康的研究,而社区护理的重点是对人的生活健康的研究。本节重点介绍社区常用的有关疾病和健康的流行病学调查方法。

一、流行病学调查在社区护理中的应用

社区护理使用流行病学调查方法是对人群的疾病和健康进行调查,把其结果用于社

区护理和对居民的健康管理中,制定健康相关政策并应用到卫生行政管理中。调查结果主要用于以下几个方面。

(一)进行社区健康诊断

用流行病学的方法分析社区整体存在的健康问题,以此来确定社区卫生保健工作的重点,并确定须优先考虑问题的顺序。针对社区存在的健康问题,制定开展社区卫生服务的项目,建立社区卫生保健服务机构,配置相关卫生人员。对发病率和死亡率高的社区健康问题进行护理干预。例如,根据我国世界银行贷款卫生 VI 项目所进行的 8 省妇幼保健状况基线调查的结果,确定各省卫生工作的重点是降低孕产妇死亡率、婴儿死亡率、5 岁以下儿童发病率和死亡率。

(二)了解疾病的危险因素并发现高危人群

从居民健康普查的筛选中发现高危人群,用流行病学中的灵敏度、特异度、漏诊率、误诊率、阳性预测值、阴性预测值等评价指标进行筛选。通过对人群进行健康普查,从中发现未知的健康问题和潜在的健康问题,从而达到早期发现、早期诊断、早期治疗的目的。

(三)评价护理干预措施和卫生服务效果

健康易受致病因素、人和环境的相互影响,这 3 类因素都是不断变化的因素。因此,在评价干预或服务效果时,应注意如何排除患病率的自然波动。对于干预效果的评价,要求用流行病学知识进行判断,对事实做出准确分析。

常用的效果评价方法有:①比较疾病控制措施实施前后患病率的变化,如麻疹、白喉、脊髓灰质炎的预防接种效果;②采用自然对照法;③分析医院中的临床病历,如比较接种和未接种者患斑疹伤寒病的病例数、死亡数、死亡率等;④与文献报道的结果进行比较;⑤进行现场实验研究。

二、常用流行病学研究方法

常用的流行病学研究方法有观察法、实验法和数理法,观察法和实验法的主要区别为:观察法是在疾病发生的自然过程中,在研究者不加任何干预的情况下,观察疾病和健康问题并进行研究的方法,又称为观察研究;实验法是在人为干预下,研究疾病和健康问题的方法,又称为实验研究。数理法又称为理论性研究。

(一)观察研究

1. 描述性研究

描述性研究(descriptive study)是利用已有的资料或通过相应调查得到的资料,将其按不同地区、不同时间、不同人群、不同疾病特征等进行分组,真实地展示疾病或健康状态的分布状况。常用的描述性研究方法有现状调查、筛检和生态学研究。

(1)现状调查　是在一个确定的人群中,在某一时点或短时间内评价暴露与疾病的状况,也可在某一时间进行体检调查。用于了解某种疾病在不同时间、地区及人群中的分布特征,其中的某些特征与疾病之间的关系,监测危险因素,进而了解疾病的发展动态,早期发现患者和评价疾病的防治效果。暴露是指我们所研究的某种因素,它可以是研究对象的某些特征,如性别、年龄、职业,也可以是研究对象受过影响的某些因素,如吸烟、放射线辐射等。

(2)筛检 是指应用快速试验、检查或其他方法从普通人群中筛查出可能患有某种疾病患者的过程。主要用于早期发现患有某种疾病的人。另外,还可用来衡量新技术检查结果的真实性和可靠性,对新技术进行评价。筛检仅是一种初步检查方法,不能将筛检作为最后的诊断依据。筛检阳性者应接受进一步的检查与观察,然后做出最后诊断。

(3)生态学研究 是以集体为基本单位收集和分析资料,进行暴露和疾病关系的研究。主要用于研究与疾病有关的病因线索,评价社区护理干预的效果。例如:如果我们可以得到全国各省食盐的消耗量和各省高血压大致的患病率,则可以根据这些资料比较不同省份之间的食盐消耗量的多少与高血压患病率之间的关系。另外,若某地市政府怀疑当地的大气污染与一家大工厂使用某种劣质煤炭有关,于是采取措施逐年降低这种劣质煤炭的使用量,结果发现该地大气污染指标逐年下降,大气质量好转,于是初步认定当地的大气污染与使用这种劣质煤炭有关。

2. 分析性研究

常见的分析性研究(analytical study)有病例对照研究和队列研究。

(1)病例对照研究 是用于广泛探讨病因,以及建立病因假设的研究方式,属于回顾性研究。本研究通常在显著调查的基础上进行。其方法是选择有特定疾病的人群作为病例组,另外选择一定数量未患本病的人群作为对照组,比较两组过去暴露于某种因素的比例,分析暴露是否与疾病有关。应当注意的是病例对照研究的结果只能证明是否有相关关系,而不能得出具有因果关系的结论。例如:若要研究肥胖是否容易导致心脏疾病,则可使用病例对照研究。即把心脏病患者编为一组,把未患心脏病的人编为另一组,回顾性地调查两组肥胖的人数,经假设检验,比较两组的差异是否具有统计学意义。

(2)队列研究 又称前瞻性研究或随访研究,通常在现状调查和病历对照研究的基础上进行。本研究方法是将观察对象按照可疑致病因素划分为暴露组和非暴露组,或者按照暴露程度不同划分为若干组,经过一个阶段的追踪观察,比较各组某一疾病的累计发生率或死亡率有无差别。它是一种研究因果关系的调查,可用来验证病因和新的护理方法等。常用于观察某种新药的临床应用、健康教育或保健指导的实施、食品中某些特定成分的添加或去除的效果。

(二)实验研究

流行病学实验研究(epidemiological experiment study)又称为干预研究,主要用于验证药物或治疗方法的效果、干预措施在疾病预防中的效果、危险因素和疾病之间关系等而进行的研究。实验研究可以明确论证因果关系的有无。例如:如果想证明一项护理干预措施(音乐疗法,催眠疗法等)是否可以减轻癌症患者的疼痛,可以随机抽取两组研究对象,分为实验组和对照组。实验组进行人为的护理干预,具体的干预内容为:每天的几点,在什么地方,由谁,对谁,干预多长时间等。对照组则进行常规护理。把这些原始资料进行统计学处理和假设检验后,可以得出这项护理干预与癌症患者的疼痛减轻之间是否存在因果关系的结论。根据研究目的和研究对象的不同,通常将实验研究分为临床试验、现场试验和社区试验 3 类。

1. 临床试验

临床试验（clinical trial）是以患者为研究对象，干预措施通常是新疗法或者新的预防方法，以评价疾病新疗法的效应或寻找预防疾病结局的方法。临床试验应当遵循随机、对照和双盲的原则。

2. 现场试验

现场试验（field trial）也称为人群预防试验，是以尚未患病的人作为研究对象，接受处理或某种预防措施的基本单位是个人，而不是亚人群。多为预防性试验，而且常在高危人群中进行试验。

3. 社区试验

社区试验（community trial）也称为社区干预项目，是以人群整体进行实验观察，常用于对某种预防措施或方法进行考核或评价。

（三）理论性研究

理论性研究又称为理论流行病学（theoretical epidemiology）或数学流行病学（mathematical epidemiology），是在流行病调查分析所得资料的基础上，用数学表达式定量地阐述流行过程的特征，模拟流行过程，并按实际的流行过程进行检验和修正，从而建立流行过程的理论。同时，应用流行过程的数学模型在计算机上预测各种可能发生的流行趋势，提出各种防治措施并加以筛选，从而推动防治理论的研究。

三、流行病学常用统计方法

统计是流行病学分析疾病发生现状和评价干预效果的重要方法，既是公共卫生机构人员的基本工作任务，又是制定卫生计划和卫生政策的主要基础。因此，社区护士应熟悉各项生命统计指标的含义和用法，以便在社区护理工作中使用生命统计指标，反映社区卫生服务的状况。由于计算机统计软件的普及，统计资料变得越来越方便。本文主要介绍何种资料可使用何种统计学方法进行计算，统计学的具体计算方法和公式的使用详见统计学教材。

（一）统计资料的分类

1. 计量资料

计量资料（numerical variable）是指用测量方法获得的数据，有度量衡单位，或连续性数值，可以是正整数，也可以是负数或小数。如血压、体温、年龄等。

2. 计数资料

计数资料（categorical variable）是按某种性质和特征或属性分组，只能是正整数。如：满意，不满意；出院，未出院；血型（A 型，B 型，O 型，AB 型）等。一般计数资料的单位是人或次数。

3. 等级资料

等级资料指将全体观察值按照某种性质的程度差异划分成若干组，再分别计数各组中观察值的个数。由此得到的数据资料称为等级资料。如:非常满意,一般,不满意;治愈,好转,稳定,恶化等。

(二)统计描述

统计描述是指用统计指标、统计表、统计图等方法,对资料的数量特征及其分布规律进行测定和描述。常用的计量资料的统计描述指标有:表示计量资料集中趋势的算术均数、几何均数和中位数,表示计量资料离散趋势的标准差等。常用的计数资料的统计描述指标有率、构成比和相对比等。

1.均数

均数也称平均值,包括算术均数、几何均数和中位数。

(1)算术均数($\bar{X}$) 用于观察值间数据相差不大或频数分布对称或近似于正态分布的计量资料。

(2)几何均数(G) 用于观察值呈倍数关系或部分观察值偏离过大时的偏态分布的计量资料。

(3)中位数(M) 用于呈偏态分布的计量资料。

2.率

率(rate)指某现象在单位基数中发生的频率和强度。分母是由性质不同的几部分观察单位组成。例如:分子是某地区的痴呆老年人,分母是该地区的所有老年人。

3.构成比

构成比(proportion)是说明某一事物内部各组成部分在总和中所占的比重大小或所处的分布状态,构成比不能反映各类疾病的患病率或严重程度。构成比以总和为分母,以某一组成部分为分子。分母由性质相同、类别不同的观察单位构成,分子是分母中的一部分。例如:分子是某地区的痴呆老年人,分母是该地区的所有患病老年人。

4.相对比

相对比(ratio)指 A 与 B 两个有关指标之比。如男性人数比女性人数,护士人数比医生人数等。

5.标准差

标准差(standard deviation,样本标准差 S 或 S_d)是描述一组观察值中各值之间离散程度大小的指标。

6.标准误

标准误是描述样本均数与总体均数间离散程度或抽样误差大小的指标。

(三)统计推断

统计推断是指如何由样本信息推断总体特征的方法。常用的计量资料统计推断方法有 t 检验和方差分析。常用的计数资料的统计推断方法有 χ^2 检验。常用的等级资料的统计推断方法有秩和检验。

1.t 检验

检验两个样本均数有无显著性差别的一种检验方法。在样本量小于 100 时使用。

（1）样本均数与总体均数比较的 t 检验　总体均数往往取正常值或平均值。

（2）样本均数比较 t 检验　这是检验实验组和对照组有无显著性差别的一种检验。

（3）配对资料 t 检验　这是适用于自身对照比较和配对实验比较的一种检验。

2. 方差分析

方差分析（ANOVA）是检验两个以上的样本均数有无显著性差别的一种检验方法。

（1）单因素方差分析（F 检验）　检验几组样本之间是否存在差异的假设检验。例如：检验 3 种消毒剂的效果，物品残余的细菌数。

（2）多样本两两比较方差分析（q 检验）　比较组间差别。例如：只知道 3 种消毒剂的效果不相同，但不知道到底哪两组之间存在差异，此时使用 q 检验。

3. 秩和检验

当未知比较资料的总体分布或资料不能满足参数检验条件时，使用秩和检验（signed rank test）。用于比较计量资料、等级资料各比较组间有无差别的检验。

（1）成对设计资料差值的秩和检验。

（2）成组设计资料比较的秩和检验　包括原始数据两组计量资料比较和频数表资料或等级资料的两组计数资料比较。

（3）多组资料比较的秩和检验。

4. χ^2 检验

χ^2 检验（Chi-square test）是用以检验两组或两组以上样本率（或构成比）有无显著性差别，以及检验两个不同程度分类指标间有无相关关系的检验。

（1）用于两个样本率比较的 χ^2 检验。

（2）用于多个样本率比较的 χ^2 检验。

（3）用于多个样本率的两两比较的 χ^2 检验。

（4）用于两个分类指标关系的 χ^2 检验。

四、社区常用的生命统计指标

在进行社区护理评估、制定社区护理计划和评价社区护理效果时，都需要对社区的各种信息进行统计分析，并以所得到的各项统计指标为依据，制定社区卫生事业发展战略和社区卫生规划，研究疾病防治的对策。

（一）常用的人口学统计指标

1. 静态人口学调查

静态人口学调查（static demography）最常见的是人口普查。人口普查的总体对象一般是指某一国家的全体人民。普查的主要内容包括人口总数、人口的年龄结构和性别结构。

2. 动态人口学调查

动态人口学调查（dynamic demography）是对一年内出生、死亡、死产、结婚、离婚的发生例数进行的统计。其调查方法如下。

(1)出生率(birth rate) 指一年内的活产婴儿数占年平均人口的比例。出生率是显示人口生育水准的常用指标,但易受人口中年龄、性别结构的影响,一般在标准化后进行比较。计算公式为:

$$出生率=\frac{某年出生活产婴儿人数}{年平均人口数}\times K$$

(2)人口自然增长率 表示每年平均每千人中自然增加的人数。计算公式为:

$$人口自然增长率=出生率-死亡率$$

(3)死亡率(mortality rate) 指在一定的时期(一般为1年)内死亡人数占同期平均人口数的比例。计算公式为:

$$死亡率=\frac{一定时期的总死亡人数}{同期平均人口数}\times K$$

死亡率可以按不同年龄、性别、职业、病种、地区、种族等分别计算死亡专率。常用的死亡专率有年龄死亡专率、死因死亡专率。

年龄死亡专率:表示某年某地某年龄组的死亡人数在同年龄组的平均人口数中的比率。计算公式为:

$$某年龄组死亡专率=\frac{某年龄(组)死亡人数}{同期同年龄组的年平均人口数}\times K$$

死因死亡专率:表示某地某年因某种原因死亡的人数在同期平均人口数中的比率。计算公式为:

$$某死因死亡专率=\frac{某年因某种原因死亡人数}{同年平均人口数}\times K$$

(4)婴儿死亡率 指1年内不满周岁的婴儿死亡人数与当年活产婴儿数的比率。计算公式为:

$$婴儿死亡率=\frac{不满1周岁的婴儿死亡人数}{同年活产婴儿总数}\times K$$

(5)新生儿死亡率 指某年28天内婴儿死亡人数与同年内活产数的比率。计算公式为:

$$新生儿死亡率=\frac{某年28天内婴儿死亡人数}{同年内活产数}\times K$$

(6)围产儿死亡率 是指某年胎龄28周或28周以上的胎儿死亡数加存活7天以内的新生儿死亡数与同年胎龄28周以上的胎儿死亡数加活产数的比率。计算公式为:

$$围产儿死亡率=\frac{某年围产期胎儿死亡数}{同年胎龄28周以上的胎儿死亡数+活产数}\times K$$

(7)结婚率 是指某年结婚人数与同期平均人口数的比率。计算公式为:

$$结婚率=\frac{某年结婚人数}{同期平均人口数}\times K$$

(8)离婚率 是指某年离婚人数与同期平均人口数的比率。计算公式为:

$$离婚率=\frac{某年离婚人数}{同期平均人口数}\times K$$

（二）常用的疾病统计指标

1. 发病率

发病率是指一定时期内,特定人群中某病新病例出现的频率。计算公式为:

$$发病率 = \frac{一定时期内人群中发生某病的新病例数}{同期内暴露人口数} \times K$$

计算发病率时可根据研究的病种及研究问题的特点来选择时间单位,一般以年为时间单位。

2. 患病率

患病率亦称现患率或流行率,是指在特定时期内,一定人群中某病新旧病例数所占的比例。计算公式为:

$$患病率 = \frac{特定时间内某人群中发生某病新旧病例数}{同期观察人口数} \times K$$

3. 罹患率

罹患率是发病率的特殊类型,其特点是在某一局限范围,某一短时间内发生新病例的频率。适用是局部地区疾病暴发和流行情况的统计。如食物中毒,某一传染病的暴发和流行等。计算公式为:

$$罹患率 = \frac{某一短时内某病的新病例数}{同期内受威胁(暴露)人数} \times K$$

4. 续发率

续发率也称家庭二代发病率,是指一定观察期内某种传染病在家庭易感染接触中二代病例的百分率。计算公式为:

$$续发率 = \frac{易感接触者中的续发病例数}{易感染接触人数} \times K$$

5. 感染率

感染率是指平均每百名受检者中感染某种病原体的人数,常用于传染病与寄生虫病的统计。计算公式为:

$$感染率 = \frac{受检者中某病原体的感染人数}{受检人数} \times K$$

6. 病死率

病死率是指一定时间内因某病死亡人数占同期患该病的人数的比例。计算公式为:

$$病死率 = \frac{某时期某病的死亡人数}{同期患该病的人数} \times K$$

7. 生存率

生存率又称存活率,是指患某种疾病的人(或接受某种治疗措施的患者)经 n 年的随访,到随访结束时仍存活的病例数占观察病例总数的比例。计算公式为:

$$n\,年存活率 = \frac{随访满\,n\,年尚存活的病例数}{观察病例总数} \times K$$

8. 治愈率

治愈率是指某病的治愈人数占受治疗人数的比例。计算公式为：

$$治愈率 = \frac{治愈患者数}{受治疗人数} \times K$$

（三）其他统计学指标

1. 死因构成比

死因构成比是指以某类疾病为死因的死亡人数占总死亡人数的百分比。计算公式为：

$$死因构成比 = \frac{因某类死因死亡人数}{总死亡人数} \times K$$

2. 人口密度

人口密度是指某地区人口数与该地区的土地面积之比。计算公式为：

$$人口密度 = \frac{某地区人口数}{该地区的土地面积（平方千米）} \times K$$

3. 潜在减寿年数

潜在减寿年数是指某病某年龄组人群死亡者的期望寿命与实际死亡年龄之差的总和，即死亡造成的寿命损失。

4. 伤残调整寿命年

伤残调整寿命年是指从发病到死亡所损失的全部健康寿命年，包括因早死所致的寿命损失年和疾病所致伤残引起的健康寿命损失年两部分。

 练习题

一、名词解释

（1）社区健康护理
（2）社区护理诊断
（3）健康档案
（4）发病率

二、填空题

（1）社区健康护理以_____为单位。
（2）社区护理评估的内容包括_____、_____、_____。
（3）居民健康档案内容包括_____、_____、_____和_____。
（4）_____，是指在特定时期内，一定人群中某病新旧病例数所占的比例。

三、选择题

(1)分析社区健康护理资料中错误的说法是( )

A.原始数据资料直接用于社区健康护理诊断

B.文字资料要进行含义的解释与分析

C.立足于社区健康护理

D.注意进行不同区域的横向比较

E.去粗取精,去伪存真

(2)社区护理程序第二步是( )

A.社区护理评估

B.社区护理诊断

C.社区护理计划

D.社区护理评价

E.社区护理实施

(3)社区居民建档的原则是( )

A.自愿原则

B.强制原则

C.有利原则

D.公正原则

E.免费原则

(4)我国现阶段建档的重点对象不包括( )

A.32个月的儿童

B.8岁的儿童

C.孕妇

D.老年人

E.肺结核患者

(5)居民个人健康档案的内容不包括( )

A.个人基本信息

B.健康体检记录

C.接诊记录

D.家庭所有亲属信息

E.会诊记录

四、案例分析题

患者×××,男,76岁,因脑溢血致左下肢瘫痪卧床1年多,生活不能自理,目前在家中由女儿护理。女儿目前出现了腰痛。护士在家庭访视中发现,尽管患者下肢有部分活动能力,但在移动时,其女儿为了不让父亲多用力,把全部的重力压在自己身上。同时也发现父亲对女儿的依赖性很强,不主动做力所能及的事,把所有事情都留给女儿去做。此外患者的床太低,导致女儿护理时弯腰过度。

请问:如何运用护理程序对该患者及其家庭社区进行全面评估并制定护理措施?

（杨亚平）

第三章
社区健康教育与健康促进

◀ **学习目标**

(1)掌握社区健康教育、社区健康促进的概念、社区健康教育评估的内容。

(2)熟悉社区健康教育理论及社区健康促进的核心内容。

(3)理解社区健康教育的传播方式。

(4)能运用健康促进理论,针对特定的社区人群,制定合理的社区健康促进计划,开展社区健康教育。

◀ **案例导学**

2020年春季由于新型冠状病毒肺炎疫情的影响,学生无法正常入校上课,只能采取上网课的方式进行学习,由于在家网络上课,小学生运动量大大减少,肥胖率明显增加,现社区护士决定针对该社区小学生的肥胖及身体素质下降问题制定健康教育计划并实施。

◀ **请思考**

(1)你作为社区护士,如何应用社区健康教育的护理程序?

(2)针对小学生身体素质问题及肥胖率增加的问题如何进行有效的社区健康教育?

第一节 社区健康教育

社区健康教育是实现社区健康的主要方式之一,是运用健康教育的理论和方法解决和改善社区中存在的有关健康和卫生问题的实践过程。通过在社区开展不同人群的综合性健康教育,使社区健康人群、高危人群及患者树立健康意识,自觉地改变不良生活习惯及生活方式,充分有效地利用卫生保健资源,积极开展健康促进和预防疾病的工作,从而降低社区内的发病率、残障率和死亡率,提高生活质量。

一、健康教育概念

健康教育是通过信息传播和行为干预,帮助个体或群体掌握卫生保健知识,树立健康观念,自愿采纳有利于健康的行为和生活方式的教育活动与过程。

健康教育的实质是一种有计划、有组织、有评价的教育活动和社会活动,其目的是教育个体和群体建立健康意识,促使人们自觉地采纳健康的行为和生活方式,去除或减轻影响健康的危险因素,预防疾病,促进健康和提高生命质量。

社区健康教育(community health education)是以社区为基础,以社区人群为教育对象,以促进社区居民健康为目标,有计划、有组织、有评价的健康教育活动。在社区通过开展不同的健康教育,引导和促进社区人群的健康和自我保护意识,教育居民了解自我保健的重要性;使居民学会基本的保健知识和技能,提高居民的保健意识和自我保健的能力;促使居民养成有利于健康的行为和生活方式;提高人们对健康的责任感;降低和消除社区健康的危险因素,如食品卫生、水、环境污染、噪声等对健康有害的因素;促进社区医疗保健资源的有效利用。

二、健康教育相关理论

健康教育的核心是改变目标人群的不良生活方式和行为习惯,鼓励并引导人们养成促进健康的行为,进而达到预防疾病、促进健康、提高生活质量的目的。但由于行为的发生发展具有一定的过程,且受很多因素的影响,并不是所有的健康教育活动均能实现行为的改变。为做好社区健康教育工作,增强健康教育的效果,有必要了解行为改变涉及的各个环节及行为改变的规律,以便抓住关键步骤,有效进行健康干预。目前应用较多且较为成熟的理论模式有:知-信-行模式和健康信念模式及行为转变阶段模式。

(一)知-信-行理论

知-信-行理论是改变人类健康相关行为的模式之一。行为学家认为,人的行为受到认知因素、情感因素和行为意图三方面的影响。因此改变不良行为必须从这3个方面进行,也就是从知识传播到建立健康信念再向行为转变发展的过程。其中,"知"是基础,"信"是动力,"行"是目的。知识(信息)是行为改变的必要条件,具备了知识,还须采取积极的态度,对知识进行有根据的独立思考,培养责任感,逐步形成信念,知识上升为信念,就可支配人的行动。

人接受信息到行为改变要经历一系列复杂的过程,了解行为转变的过程,采取适当的健康教育策略,才能达到行为改变的目的。然而人类行为的形成受到生物、心理、社会等众多因素的影响,知识、信念与行为之间虽然有着密切的因果关系,但并非必然的因果关系,常常会出现"知而不行""行而不知""不知不行"的现象。因此,要加强健康教育信息的权威性和传播效能,增强教育对象的信念和态度,驱使达到转变健康行为的目的。

(二)健康信念模式

健康信念模式(health belief model)是运用社会心理的方法解释健康相关行为的理论模型,是由霍克巴姆(Hochbaurn)于20世纪50年代早期提出,并由贝克(Becker)在20世纪70年代进行修改后形成的理论框架。它是目前解释和指导干预健康相关行为重要的理论模式,应用于个体水平的健康教育理论,主要针对个体在行为改变中的心理活动来解释和预测相关行为并指导健康教育干预活动。健康信念模式见图3-1。

健康信念模式包括个人认知、修正因素和行动的可能性3个方面,在采取促进健康行为放弃危害健康行为的实践中,应按照:①充分让人们对危害健康的行为有所认知,并对这种疾病可行性的认识加强,增加其害怕感;②使人们坚信,如果放弃危害健康的行为,采取促进健康的行为会得到良好的结果,然而也让人们认识到行为改变过程中可能出现的困难;③使人们有信心采用改变行为的措施,相信自己一定能够通过努力,完成行动,达到预期的结果。

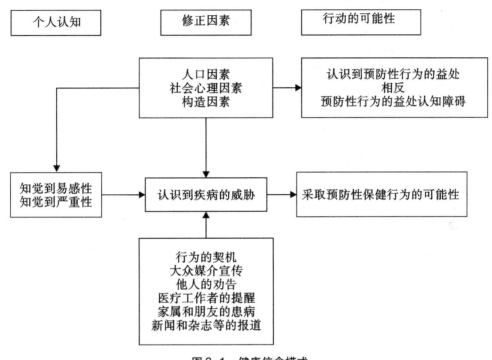

图 3-1　健康信念模式

(三)行为转变阶段模式

行为转变阶段模式是由美国心理学家 James Prochaskah 和 Carlos Diclimente 博士在大量研究的基础上提出的,已广泛用于健康教育领域。该模式认为,行为的变化实际上是一个连续、动态、漫长而复杂的过程,强调个人的决策能力在行为变化过程中的影响。应用该模式进行行为干预时,首先要确定人们所处的阶段,并根据不同的阶段给予相应的干预措施才能取得良好的效果。进入 21 世纪以后,世界各国的学者们在此模式的基础上,进一步研究发展,将其发展为行为改变的跨理论模型(transtheoretical model of change,TTM),并广泛应用于多种健康行为改变的研究中。

该模型由 4 部分构成:变化阶段、变化过程、自我效能、决策平衡。通过变化阶段反映了人们在何时产生行为改变;通过变化过程体现了人们的行为改变过程;通过贯穿于变化阶段和变化过程中的自我效能和决策平衡反映影响人们行为改变的因素。其中,变化阶段和变化过程是核心部分,自我效能和决策平衡是强化部分。

1.行为变化阶段

该模型将行为转变划分为 5 个阶段:无意识阶段、有意识阶段、准备阶段、行动阶段、维持阶段,这 5 个阶段是该理论最核心的内容。

（1）无意识阶段　处于这一阶段的人们没有行为转变的意向。他们不知道或未意识到自身存在不健康的行为，或曾多次尝试改变行为但因最终失败而丧失信心。对行为转变毫无兴趣，常有抵触情绪或找一些不转变的借口。针对此阶段的转变策略：协助提高认识，唤起情感，消除负面情绪；推荐有关读物和提供建议；在他们有需要时再次提供具体帮助。

（2）有意识阶段　在这一阶段，人们开始意识到问题的存在及其严重性，开始考虑要改变自己的行为（通常指在未来6个月内），并意识到改变行为的益处、困难与障碍，比较矛盾，犹豫不决。针对此阶段的转变策略：需要帮助他们促进行为转变，协助他们拟定行为转变计划，通过提供专题文章或邀请参加专题讲座等途径帮助其获取必要的信息；提供转变该行为的技能，指导行为转变的具体方法和步骤。

（3）准备阶段　处于这一阶段的人们开始作出行为转变的承诺（向亲朋好友宣布行为转变的决定，承诺还应包括建立必胜的信念），并进行相应的准备，如向他人咨询有关转变某行为的事宜，购买自我帮助的资料，制订行为转变计划表等，计划在近期采取行动（通常在未来1个月内）。针对此阶段的转变策略：提供规范性行为转变指南，确定切实可行的目标；采取逐步转变行为的步骤，寻求社会支持，包括同事、朋友、家属和社区的支持，确定倾向因素和促成因素；尽可能克服在行为转变过程中将会出现的困难。

（4）行动阶段　进入该阶段（通常在过去6个月内）的人们已经开始采取行动，但若在行为转变过程中没有计划、没有具体目标、没有他人帮助，容易导致行动的失败。而且，并非所有的行动都可视为行为转变，只有那些达到足以降低健康问题风险程度的行动才能被看作是行为转变。针对此阶段的转变策略：争取社会的支持和环境的支持（如从家里和办公室移走烟灰缸、不购买高脂食品、张贴警示标语等）；替代方法（如用饭后百步走替代饭后一支烟）；邀请行为转变成功者进行同伴教育；争取家属与同事的理解、帮助和支持；以及给予相关激励等。

（5）维持阶段　此阶段的人们已坚持健康行为6个月以上，已经取得行为转变的成果，对避免诱惑防止旧行为复发有足够的信心。一些人在取得了行为转变成功之后，由于放松警戒而造成旧行为复发。常见的复发原因有过度自信、难以抵制引诱、精神或情绪困扰、自暴自弃等。针对此阶段的转变策略：这一阶段需要做取得行为转变成功的一切工作，包括创造支持性环境和建立互助组等。

2. 行为变化过程

人们在行为转变过程中常表现出一系列的行为，包括认知层面的6种行为和行为层面的4种行为。其中针对认知层面变化过程中的干预策略被认为更有利于无意识阶段和有意识阶段的向前发展，而针对行为层面变化过程中的干预策略被认为在准备阶段和行动阶段应用更有效。

3. 自我效能

是指个体对自己有能力执行某一特定行为并达到预期结果的评价和判断，即个体对自己有能力控制内、外因素而成功采纳健康行为并取得预期结果的自信心。自我效能的重要作用在于，当认识到采取某种行动会面临的障碍时，需要有克服障碍的信心和意志，才能完成这种行动。决定自我效能的因素不仅来自行为者的内心和能力，有时也来自其客观条件,如社会支持等。

4. 决策平衡

指个人对改变行为的利益和代价的权衡。在行为变化的早期,人们更倾向于考虑付出的代价而不是对获得利益的考虑;在行为变化的后期,人们更倾向于考虑获得的利益而不是付出的代价。另外有研究证明,决策平衡应用在行为转变阶段的早期效果更好,特别是帮助人们从有意识阶段向准备阶段过渡。

(四)行为学习理论

行为科学认为,行为(behavior)是个体内在和外在各种形式的运动,包括外部动作、内脏活动和精神活动。人类的行为是人类在适应不断变化的复杂环境时所做出的反应。认知行为学习理论(cognitive behavior learning)认为,行为是当环境刺激(S)发生作用时,个体(O)根据自己的认知评价等活动所做出的反应(R),而行为反应结果又能控制或改变环境刺激。

该理论重视个体本身的期待、认知、评价以及信念、人格等因素在行为学习过程中的作用,强调认知等个体因素在环境刺激和行为反应之间的作用,即 S-O-R 的关系。人类的行为表现错综复杂,同一个体在不同的环境条件下有不同的行为表现,不同个体在同一环境条件下也表现出不同的行为。

人的正常和异常行为反应模式(包括外显的不良行为和某些异常的心理或躯体反应)是长期学习强化的结果,因此也可以通过一种新的学习过程,改变或消除原有的学习过程来加以矫正。

三、健康相关行为

人的行为既是健康的反映,同时也对健康产生巨大影响。随着人类社会的发展,医疗卫生条件的改善和人们生活水平的提高,心脑血管疾病、恶性肿瘤已成为人类的主要死因,而这些慢性病与吸烟、酗酒、饮食、缺乏运动等行为生活方式密切相关。

行为或生活方式不仅与一些慢性病有关,同时也是导致其他类型疾病的重要因素,如喝生水、吃不洁食物与肠道传染病的发生有关;性乱者可致性病、艾滋病传播;酒后驾车可导致意外伤亡;违反安全生产规程可致职业损伤或职业病等。

与健康和疾病有关的行为称为健康相关行为(health related behavior)。按其对行为者自身和他人的影响,可分为健康行为(health behavior)和危险行为(risk behavior)。健康行为是客观上有益于健康的,而危险行为是客观上不利于健康的。

(一)健康行为

根据哈律士(Harris)和顾坦(Guten)的建议,健康行为可分为5类:①基本健康行为,是指一系列日常生活中基本的健康行为,如积极的休息与睡眠、合理营养等;②预警行为,预防事故发生以及事故发生后如何处置的行为,如驾车时系安全带,火灾发生后自救等;③保健行为,是指合理、正确使用医疗保健服务以维护自身健康的行为,如预防接种、定期体检等;④避开环境危害行为,环境危害既指环境污染,又指生活紧张事件等;⑤戒除不良嗜好行为,不良嗜好主要指吸烟、酗酒和吸毒等。

（二）危害健康行为

危害健康行为（health-risky behavior）指的是偏离个人、他人乃至社会的健康期望，客观上不利于健康的一组行为。其主要特点为：①危害性，行为对个体、他人乃至社会的健康有直接或间接的危害；②稳定性，行为非偶然发生，有一定强度的行为维持需保持相当的时间；③习得性，危害健康的行为都是在个体后天的生活经历中学会的。危害健康的行为可分为以下 4 类。

1. 不良生活方式与习惯

生活方式（life style）是指在特定环境条件下的人，为生存和发展而进行的一系列日常活动的行为表现形式，是人们一切生活活动的总和。生活方式一旦形成就有其动力定型，即行为者不必消耗很多的心智体力，就会自然而然地去做的日常活动。不良生活方式则是一组习以为常的、对健康有害的行为习惯，包括能导致各种成年期慢性退行性病变的生活方式，如吸烟、酗酒、缺乏运动锻炼、高盐高脂饮食、不良进食习惯等。不良生活方式与肥胖、心血管系统疾病、早衰、癌症等的发生关系密切。

2. 致病行为模式

致病行为模式是导致特异性疾病发生的行为模式，国内外研究较多的是 A 型行为模式和 C 型行为模式。

A 型行为模式是一种与冠心病密切相关的行为模式，其核心表现为不耐烦和敌意。有关研究表明，A 型行为者冠心病的发生率、复发率和死亡率均显著高于非 A 型行为者。

C 型行为模式是一种与肿瘤发生有关的行为模式，其核心行为表现是情绪过分压抑和自我克制，爱生闷气。研究表明：C 型行为者宫颈癌、胃癌、结肠癌、肝癌、恶性黑色素瘤的发生率高出其他类型 3 倍左右。

3. 不良疾病行为

疾病行为是指个体从感知到自身患病到疾病康复全过程所表现出来的一系列行为。不良疾病行为可能发生在上述过程的任何阶段，常见的行为表现形式有：疑病、恐惧、讳疾忌医、不及时就诊、不遵从医嘱、迷信，乃至自暴自弃等。

4. 违反社会法律、道德的危害健康行为

吸毒、性乱等危害健康的行为属于此类行为，这些行为既直接危害行为者个人健康，又严重影响社会健康与正常的社会秩序。如吸毒可直接产生成瘾行为，导致吸毒者身体的极度衰竭，静脉注射毒品还可能感染乙型肝炎和艾滋病；而混乱的性行为可能导致意外怀孕、感染性传播疾病和艾滋病。

四、社区健康教育策略

（一）社区健康传播策略

1. 概念

传播源于拉丁文，意为"共同分享"。1988 年出版的第一部《新闻学字典》将传播定义为"一种社会性传递信息的行为，是个体之间、集体之间以及集体与个体之间交换、传

递新闻、事实、意见的信息过程"。

健康传播是指以"人人健康"为出发点,运用各种传播媒介、渠道和方法,为达到维护和促进人类健康的目的而获取、制作、传递、交流、分享健康信息的过程。健康传播作为传播学的一个分支,是一般传播行为在医学领域的具体体现和深化,是健康教育的重要策略,具有独特的特点与规律。

2. 分类

人类的传播活动形式多样。以传播符号不同可分为语言传播、非语言传播;根据使用的媒介类型又可分为印刷传播、电子传播;按传播的内容可分为新闻传播、知识传播、娱乐 传播;按传播的效果则可分为告知传播、说服传播、教育传播等。目前最常用的是按照传播的规模,将人类传播活动分为 5 种类型。

(1)自我传播(intrapersonal communication) 又称为人的内向传播,指个体接受外界信息后,在大脑进行信息加工处理的心理过程,如独立思考、自言自语等。自我传播是个体最基本的传播活动,是一切社会传播的前提。

(2)人际传播(interpersonal communication) 又称亲身传播,是指个体与个体之间直接的信息交流。人际传播是最典型的社会传播活动,是建立人际关系的基础,也是人与人社会关系的直观体现.

(3)群体传播(group communication) 指组织以外的一般群体(非组织群体)的传播活动。每个独立个体都生活在一定的群体之中,群体是将个体与社会相连接的纽带。同伴教育就是群体传播活动的典型形式。

(4)组织传播(organizational communication) 组织是人类社会协作的群体形态之一,是一个结构顺序严密、有明确目标和制度、具有严格分工和统一指挥的管理体系的社会结合体。组织传播信息的传播主体为组织,在现代社会中已经发展成为一个独立的研究领域,即公共关系。

(5)大众传播(mass communication) 指职业性信息传播机构通过报刊、广播、电视、书籍、电影、互联网等大众传播媒介和特定传播技术向范围广泛、为数众多的社会大众传播社会信息的过程。

3. 传播模式

健康传播要实现对个体与群体的健康知识有效传递,最终促使其改变行为的内在转变过程,可用传播模式来进行解释。传播模式(communication construction)是指为了研究和了解传播对象,采用简化且具体的图解模式对复杂的传播现象、传播结构和传播过程进行描述、解释和分析,以求揭示传播结构内各因素之间的相互关系。常用传播模式包括以下 3 种。

(1)拉斯韦尔五因素传播模式 又称 5W 模式。它是由传播学奠基人之一、美国著名社会学家和政治学家哈罗德·拉斯韦尔(H D Lasswell)在 1948 年提出的一个传播过程的文字模式,被誉为"传播学研究经典"的传播过程的文字描述形式,即一个描述传播行为的简便方法,就是回答 5 个问题:①谁(who)?②说了什么(say what)?③通过什么渠道(in which channel)?④对谁(to whom)?⑤取得什么效果(with what effect)?

拉斯韦尔五因传播模式将复杂的传播现象高度概括为 5 个部分。①传播者(communicator)：是指在传播过程中,"传"的一端的个人(如有关领导、专家、医务工作者、讲演者、节目主持人、教师等)或团体(如报社、电台、电视台等)。传播者是信息传播的主动发出者和媒介的控制者。②信息与讯息(information)：指的是传播者所要传播的、受传者所要接收的内容。健康信息(health information)指的是一切有关人的健康知识、技术、技能、观念和行为模式,即健康的知、信、行。例如戒烟、控制体重、合理膳食、情绪控制等预防高血压的健康信息。③媒介渠道 (media and channel)：指讯息的载体,传递信号符号的中介、渠道。一般特指非自然的电子类、印刷类及通俗类传播媒介,例如传单、报纸、杂志、电视机、光碟、计算机和互联网、手机等均为传播媒介。④受传者(audience)：指在传播过程中"受"的一端的个体或团体,是读者、学习者、听众、观众、谈话者的总称。受传者一般被视为信息传播中的被动者,但其却拥有接受或不接受、怎样接受传播的主动选择权。受传者若为多数,可简称为受众。⑤效果(effect)：指受传者接收健康讯息后,在情感、思想、态度、行为等方面发生的反应。

(2)7W 模式与情境传播　7W 模式由美国学者布雷多克提出。随着传播学研究的发展,其受社会因素制约等观点逐步被传播学者所公认。传播过程的控制论模式、社会系统论模式等相继出现。20 世纪 80 年代提出的梅罗维茨理论强调了情境在传播中的作用,该理论认为,可以用"情境论"的视角来分析社会传播效果。传播过程的情境传播,是健康传播者有意图地创设情境,向受传者施加影响的过程。完整的信息传播过程分为 7 个环节,并强调在传播全过程中重视情境 (图 3-2)。

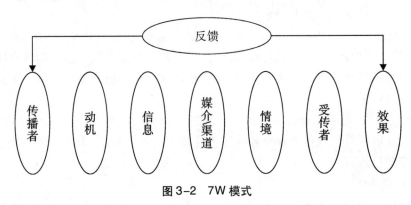

图 3-2　7W 模式

(3)健康传播模式　健康传播模式描述了在健康服务背景下,专业人员、服务对象、其他重要人群之间的相互关系,以及在健康服务中的互动作用。在健康传播模式中还描述了传播过程中的 3 个主要因素,即人员相互关系、互动作用和健康服务环境。①相互关系：主要包含有关健康服务的 4 个主要相互关系,即专业人员之间、专业人员与服务对象、专业人员与其他重要人员、服务对象与其他重要人员。任何处于健康传播中的个人都会涉及这 4 种关系之一。这 4 种关系之间还存在相互影响,比如,健康专业人员之间的交流,可以影响专业人员与服务对象之间的关系;服务对象与其社会网络中重要人员的关系,能影响其与健康专业人员之间的相互作用等。②互动作用：是指在健康传播过程中,参与者之间产生的相互作用,包括语言的和非语言的传播方式。这两种传播方式相互融合时,传播交往最为有效。互动作用还包含了信息的内容和范围。健康互动位于该模式中心部分,四周为环状箭头所环绕。这说明健康互动是包含在相互关系之内的健康交流,以及与各传播相关变量持续交互作用的动态过程,参与者不断调整与反馈的信息必将适应健康传播过程,并且是持续不止的行进过程。③健康服务环境:即健康传播发生的环境和这些环境的系统特征。健康服务环境不仅指提供健康服务的机构与场所(如医院、门诊、社区卫生服务中心、养老院等),还涉及健康服务的参与人数。

(二)环境策略

环境策略的作用对象是影响行为最终促成的重要因素。即提供必要的物质环境、条件,使人们采纳健康行为的意愿得以实现。如在青少年控烟的健康教育干预项目中,除了对青少年群体传播烟草对青少年群体健康产生的危害之外,还应保证校内为全区域禁烟区、学校周边不设立出售烟草的商铺、学校办公环境中无烟灰缸;同时,青少年家庭成员无吸烟者、吸烟者已戒烟等。在农村地方性碘缺乏病防治项目中,对居民进行碘对健康的重要作用、碘缺乏病的表现等健康知识传播的同时,应鼓励并实现加碘盐在当地出售的覆盖率,使得居民能够买到加碘食盐。

(三)政策策略

政策策略在健康教育工作中从两方面入手,作用于人群的健康行为。一方面,政策能够促使健康行为的实现。如制定禁止向未成年人出售烟酒的政策法规,可以帮助青少年群体远离物质滥用。另一方面,政策策略可通过影响资源配置和改善环境来促进健康行为的维持。如在学校教育制度中提出推行"阳光体育"工程,为提高与维持青少年群体的体质健康水平,保证课间休息时长与定期举办运动会这一体育竞技形式,为促进青少年群体体质健康提供政策支持。

(四)社区健康教育

社区健康教育是以居民的健康需求为基础,以社区参与为原则,以自我完善为手段,使个体、家庭、社区广泛参与、依靠自己的力量,实现特定社会发展目标的群众性运动,也是社区健康教育的特色。如女生面对月经初潮惊慌失措,家长不知如何向其解释并进行必要的健康指导而装作不知情,究其原因,前者是因为健康知识缺乏,后者是因为不具备有效的健康指导技能,这就为青少年健康教育提供了依据与工作方向。

(五)团队协作

社区健康教育工作需要各类专业人员发挥特长与能力、共同参与。因此,协调各方力量,充分发挥各自在社区健康教育中的专长,能够促进社区健康教育效果早日实现。

五、社区健康教育对象

(一)健康人群

健康人群占社区中绝大部分,由各个年龄段的健康人群组成。对于这类人群的健康教育主要侧重卫生保健知识的宣教,其目的在于消除和减轻人群中不良的生活行为和方式,促进他们维持或走向健康。同时提醒他们对一些常见病的警惕,定期体检,帮助他们增进健康,保持健康,远离疾病。

（二）患病人群

包括各种恢复期患者、慢性期患者和临终患者。恢复期患者普遍对健康教育感兴趣，他们渴望尽早摆脱疾病的困扰从而恢复健康，因此都比较合作，健康教育应侧重疾病康复知识的教育以帮助他们提高遵医行为，自觉进行康复锻炼，尽可能减少残障，促进康复。慢性期患者由于患病时间长，往往已具备一定的疾病和健康知识，应针对患者最急需解决的健康问题进行教育，尽可能阻止并发症的发生和疾病的恶化。临终患者健康教育的目的是帮助他们正确对待死亡，平静安详地度过人生的最后阶段。

（三）高危人群

主要是指那些尚健康但存在某些致病危险因素的人群，如有高血压病、糖尿病、癌症家族史的人群和有吸烟、酗酒及其他药物依赖的人群。这类人群中有些可能会由于某种疾病的家族史而对疾病过于恐慌、焦虑，有些往往采取不以为然的态度。对这类人群，健康教育应侧重预防性卫生教育，帮助他们掌握一些自我保健的技能，如乳腺癌的自我检查方法和一些疾病的早期自我监测方法等，帮助他们纠正一些不良行为和生活习惯，积极消除致病隐患。

（四）患者家属及照顾者

患者家属及照顾者与患者接触时间最长，容易产生心理和身体上的疲惫甚至厌倦。对于这类人群的健康教育，应有针对性地进行疾病相关知识、自我监测方法及家庭护理技能的教育，帮助他们掌握科学的家庭护理技能，提高对家庭护理重要性的认识。

（五）重点保健人群

包括儿童、妇女、老年人及残疾人和需要特殊保健的人群。依据各个不同人群的特性，有针对性地开展健康教育活动。

六、社区健康教育内容

健康教育应根据教育对象的需求、健康状态、所处的不同区域（城市或农村）等来确定教育内容。

（一）一般健康教育内容

增强人们健康的基本知识，包括社区的公共卫生与环境保护、室内环境保护、个人卫生知识、饮食卫生和营养知识、常见疾病防治知识、计划生育和优生优育知识、精神卫生知识、家庭常用药品和健康保健物品的使用和管理等。

（二）卫生管理法规的教育内容

向人们宣传健康教育有关的政策法规，如《中华人民共和国环境保护法》《中华人民共和国食品卫生法》《公共场所卫生管理条例》等。促使社区居民树立良好的道德观念，提高人们参与社区卫生管理的责任心和自觉性，自觉遵守卫生管理法规，维护社会健康。

（三）特殊健康教育内容

针对社区不同人群常见健康问题进行教育，如疾病的预防、康复，各类人群的保健知识等。社区不同人群的保健是社区护理的主要内容,也是保健工作的重要措施。

1. 婴幼儿、学龄前儿童健康教育

感知、认知能力、语言能力及动手能力的训练;培养良好的卫生、生活习惯;培养良好的情绪、情感和个性;美学礼仪、道德品质教育;膳食营养知识;计划免疫知识;呼吸道感染、腹泻、佝偻病、缺铁性贫血、蛔虫病等常见病的防治知识和家庭护理知识;外伤、气管异物、触电、溺水、交通事故等意外事故防范。

2. 学龄期、青少年健康教育

近视、龋齿、结膜炎防治知识;常见传染病防治知识;营养不良、肥胖等营养问题干预措施;良好的学习、作息习惯,个人卫生习惯;性知识教育,青春期心理卫生;常见心理社会问题的干预;体育运动知识;意外创伤预防。

3. 妇女健康教育

经期卫生;婚前性知识教育,性卫生;计划生育,优生优育;孕期保健、分娩及产后护理、新生儿护理;围绝经期生理及保健;预防泌尿道感染;心理卫生;乳房自检;妇科常见疾病防治。

4. 中年人健康教育

心理压力调适;膳食与营养指导;运动锻炼指导,合理休息与睡眠;常见慢性疾病的自我监测和预防;不良生活方式的危害及改变等。

5. 老年人健康教育

老年人生理、心理知识;老年生活安排及心理调适;营养指导、运动锻炼指导;常见慢性疾病的自我护理;心脑血管意外预防;用药指导,皮肤护理;预防跌倒、骨质疏松、便秘、泌尿道感染;预防呛咳、误吸;死亡教育。

七、社区健康教育原则

(一)科学性原则

健康教育是一项科学性很强的工作。在健康教育过程中,要求教育内容应有科学依据,举例应实事求是,引用数据准确无误,技能方法正确,及时应用新知识,保证学习者能获得科学的健康知识。

(二)循序渐进原则

健康教育计划的拟定,不仅要考虑受教育的对象及相关资源,还要注意学习是一个循序渐进的过程,教学内容应由简到繁,教学活动应该环环相扣,每次学习活动都要为下一次活动打下一定基础,逐渐达到预期的学习目标。

(三)针对性原则

一般健康教育多采用团体或小组教育的方法,个别教育的机会较少,因此往往无法满足个性化的健康教育需要。在设计健康教育计划时,应根据年龄、性别、个性、文化背景、健康状况等特征,从三方面做起:①满足知识需求。不同的学习者所需要的知识不尽相同。②满足对支持系统的需要。针对学习者的社会属性,调动其社会支持系统,如家人、朋友、同事等帮助其实现教育目标。③满足方法需要。健康教育的形式和方法多种多样,应针对学习者的个体差异选择不同的教育形式和方法。

(四)参与性原则

健康教育不仅仅是护士的事情,其成功与否需要依靠学习者、学习者的支持系统及其他健康服务者的积极参与,才能使整个教育过程达到预期目标。

(五)多样性原则

在实施健康教育的同时,应根据教育的目标选定不同的教育策略、方法和方式,选用不同的教学手段,以增强教学效果,针对不同的教育对象提供不同的教育方法。

(六)可行性原则

健康教育是为了让公众能产生自觉的健康行为。因此,必须建立在符合当地的经济、社会、文化及风俗习惯的基础上,否则无法达到预期的目的。

(七)理论联系实际原则

健康教育的目的是使公众掌握健康知识,并将其应用到防治疾病及自我保健中去,因此,在安排教学时应注意理论与实践相结合,使公众既能掌握健康知识,又能自觉地应用这些知识去维护和提高自己的健康水平。

(八)启发性原则

为了提高健康教育的效果。可采取启发式教育方式,如用案例教学、同伴教学或座谈会等方式。

(九)保护性原则

护理人员开展健康教育时,要注重对学习者身心的保护。例如,对于传染病患者,不要将其病情随便公布给探视患者的来访者,避免对患者今后的生活产生负面影响。

(十)行政性原则

从行政角度来讲,健康教育应包含在整个医疗卫生计划内,应有专门的人员负责安排及协调健康教育。教育所需要的经费及人力、物力也应该有统一的安排。

八、社区健康教育方法

(一)社区健康教育服务的方法

1. 印刷资料

包括健康教育折页、健康教育处方和健康手册等。其特点是不受时间和空间条件限制,适应不同的环境及对象。

2. 健康教育宣传栏

社区卫生服务中心应设健康教育宣传栏。其特点是重点突出,文字简洁,通俗易懂,便于记忆。如胰岛素注射的操作步骤,院外心肺复苏的基本步骤等。

3. 举办健康知识讲座

引导居民学习、掌握健康知识及必要的健康技能,促进社区居民的身心健康。如糖尿病患者的饮食治疗,高血压患者的家庭用药指导,交通事故的预防等。

4. 公众健康咨询

利用各种健康主题日或针对社区重点健康问题,开展健康咨询活动并发放宣传资料。

5. 个体化健康教育

社区卫生服务中心(站)的医务人员在提供门诊医疗、上门访视等医疗卫生服务时,开展有针对性的个体化健康知识和健康技能的教育。

6. 音像教材演示

包括电视、科技电影、计算机网络教育,常用于科普知识的传播、授课内容的形象化展示。如轮椅的操作、家庭氧气疗法的操作、鼻饲营养疗法的操作等。

(二)健康教育沟通的基本方法

1. 语言教育法

又称为口头教育方法,即通过语言的交流与沟通,增加受教育者对健康知识的理性认识。常用的有讲授法、谈话法、咨询法、座谈法等。语言教育方法的特点是简便易行,一般不受客观条件的限制,不需要特殊的设备,随时随地均可进行,具有较大的灵活性。

2. 文字教育法

通过一定的文字传播媒介并借助受教育者的阅读能力来达到目标的一种方法。如读书指导法、作业法、标语法、传单法、墙报法等。其特点是不受时间和空间条件的限制,既可针对大众进行广泛宣传,又可针对个体进行个别宣传,而且受教育者可以对宣传内容进行反复学习,经济实惠。

3. 形象教育法

通过视觉的直观作用进行教育的方法。常以图、标本、模型、摄影等形式出现,例如美术摄影法、标本模型法等。形象教育法要求制作者有较高的绘画、摄影、制作等技能,粗糙的形象会影响护理健康教育的效果。

4. 实践教育法

通过指导受教育者的实践操作,达到掌握一定的健康护理技能,并用于自我、家庭或社区护理的一种教育方法。例如,指导糖尿病患者掌握自测血糖的方法,指导高血压患者掌握自测血压的方法,指导骨折患者功能锻炼的方法,指导长期卧床患者床上排便的方法等。

5. 电化教育法

运用现代化手段向受教育者传送教育信息的方法,如广播录音法、电影电视法、计算机教育法、网络教育法等。电化教育法的特点是将文字、语言、音乐等有机地结合在一起,其形式新颖、形象逼真,是群众喜闻乐见的一种方法。

6. 综合教育法

综合教育法是将口头、文字、形象、电化、实践等多种健康教育方法适当配合、综合应用的一种教育方法。例如,举办护理健康教育展览或通过电视台举办知识竞赛等。综合

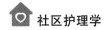

教育法具有广泛的宣传性,适合大型的宣传活动。

第二节　社区健康教育程序

一、社区健康教育评估

社区健康教育评估是指通过收集健康教育对象与环境的相关信息,并对资料进行分析,了解健康教育对象的健康教育需求的过程。收集的资料包括以下4个方面内容。

(一)首先应明确教育对象的健康教育需求

健康教育需求由多种因素决定,护士应重点收集的资料有:①一般资料,包括性别、年龄、健康状况、生物遗传因素等;②生活方式,主要有吸烟、酗酒、饮食、睡眠、性生活型态、活动与锻炼等;③学习能力,主要包括文化程度、学习经历、认知与学习特点、学习方式、学习兴趣、态度及心理压力等;④对健康知识的认知与掌握情况,包括常见病相关知识,疾病预防、急危重症突发应对、并发症识别的方法,用药的注意事项,不健康生活方式和生活习惯对疾病影响的认识等。

(二)教育环境包括生态环境、学习环境和社会环境

需要收集职业、经济收入、住房状况、交通工具、学习条件等信息。

(三)医疗卫生服务资源

包括医疗卫生机构的数量与位置,享受基本医疗卫生服务的状况,卫生立法与卫生政策、社会与经济状况等。

(四)教育者

包括教育者的能力、教育水平和经验,以及对健康教育工作投入的热情等。社区健康教育评估可通过直接评估方法和间接评估方法实施。直接评估法包括观察法、焦点人物访谈法、问卷调查法、座谈会法等;间接评估法有文献分析法、查阅资料法、流行病学调查法等。

二、社区健康教育诊断

(一)社区健康教育诊断

对健康教育评估收集的资料进行整理与分析,针对社区群体共同的健康教育需求,确定健康教育问题并明确健康教育诊断。具体步骤如下。

(1)分析资料,列出现存的或潜在的健康问题。

(2)分析健康问题对教育对象的健康构成威胁的程度。

(3)分析开展健康教育可利用的资源。

(4)挑选出能够通过健康教育改善或解决的问题。

(5)找出与健康问题相关的行为、环境和促进行为改变的因素。

(二)确定健康教育的优先项目

优先项目是指能够反映人群迫切需要,或各种特殊群体具有的特殊需求、通过健康教育干预能够获得最佳效果的项目。社区护士应在尊重教育对象意愿的基础上,根据其健康教育需求的紧迫性及现在可利用的健康教育资源,根据其重要性、可行性及有效性排列并确定优先项目。

根据案例的健康教育评估信息,对小学生缺乏运动的健康问题确定为优先项目,提高小学生运动量可以防止体重过度增加,也能提高自身的身体素质知晓率。

三、社区健康教育计划

合理、科学地制订健康教育计划,是社区健康教育工作环节的关键,是组织和实施健康教育活动的基础和必要前提。制订健康教育计划时,要以教育对象为中心,遵循6项设计原则,明确健康教育目标,确定健康教育内容并选择适当的健康信息传播方法,选择有效的健康教育评价方式及指标。

(一)设计原则

1. 目标性

每一项计划的设计都必须有明确的目标,计划的制订应围绕目标开展。社区健康教育是社区卫生服务工作的一个组成部分,不能脱离社区卫生服务而独立存在;所制订的健康教育计划应符合社区卫生发展的整体目标。

2. 前瞻性

计划是面向未来发展的,因此,在制订社区健康教育计划时要预测未来,考虑并把握未来发展要求。前瞻性是指计划中制定的目标要具有一定的先进性,要能体现社区卫生工作未来的发展需要,如果目标过低,将失去计划的激励功能。

3. 弹性

计划一旦制订原则上不能随意进行更改,但计划毕竟是面向未来制订的,存在一些不可预测的因素,因此,在制订健康教育计划时,应尽可能考虑到实施过程中可能遇到的问题,留有余地,并制订应变对策,以确保计划的顺利实施。弹性原则并非鼓励随意更改计划,计划的修改必须通过评价和反馈,当出现明显的修改计划的指征时方可进行,这是一项重要原则。

4. 可行性

制订计划不能从主观意愿出发,要根据社区可利用的人力、物力、资金、政策等资源,因地制宜地制订可执行性强的计划。

5. 参与性

任何一个项目都是为解决社区实际问题而设立的。社区管理者与社区居民都是最了解社区的人,要想使目标更贴合社区实际、符合社区要求,必须使社区群众参与到项目立项、计划设计和实施的整个过程。得到社区支持,是保证项目成功的一个重要原则。

(二)设置目标

目标是指通过社区健康教育最终期望达到的结果。根据目标的时效性可分为近期

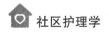

目标和远期目标,依据任务内容可分为教育目标、行为目标、健康目标和政策环境目标4个方面,每个方面的目标数量根据实际情况而定。

(三)确定教育者和教育对象

教育者指健康教育的实施者,应是具有专业知识水平的卫生工作者,包括社区护士、全科医师、其他社区卫生服务工作者和专业培训师等。教育者应具备全面的、科学的、与时俱进的知识信息,具备良好的职业道德与职业形象,具有吸引力与威信,自愿并能够学习教育策略和方法。根据健康教育对象和实施地点的特殊性,也可考虑与学校健康教育工作者、企业职工健康维护工作者协作。

(四)教育方法

健康教育的实施方法应根据教育内容、教育对象的文化水平、认知特点和学习能力进行确定。同时应考虑不同信息传播方法的适用范围及其优、缺点,注重多种方法联合使用,优势互补。

(五)明确实施时间和地点

根据健康教育项目目的、教育对象和教育内容、方法,健康教育地点可设为社区卫生服务中心、学校、社区、企业或机构、居民家中、公共场所等。

四、社区健康教育实施

健康教育的实施是将计划付诸行动的过程,包括组织、准备和质量控制3个环节。

(一)组织

社区健康教育是一项多部门、多学科、多人员队伍协作的活动过程,如果缺乏具有权威性的领导和具有协调职能的组织,则无法进行健康教育项目。因此,实施的首要任务是开发领导部门参与,并动员多部门、机构、团体和社区人群参与进来,建立一个支持性环境。

(二)准备

此阶段需要完成3项任务。

1. 制订实施工作表

工作时间表是实现具体目标的详细步骤,包括每一项活动的具体内容、工作范围、活动应达到的指标、具体负责人员,以及所需经费、设备和资源等。

2. 健康教育实施人员培训

培训的成功举办由培训教学和后勤保障两部分共同决定。因此,应计划好受训人员的参与时间和地点,培训的内容及各部分时间的分配、培训方法等。培训教学不同于学校教育,应采用角色扮演法、案例分析法、小组讨论法等参与式教学方法,以增强培训效果。

3. 准备必要的物资

根据小学生近视防治健康教育干预计划活动时间表,需要进行准备的物资有:对小学生、家长、学校教育管理者及教育者实施健康教育的讲座材料,以及健康教育人员培训所需的教学设备、教学道具等;活动质量监督与评价所需印制的问卷。

(三)质量控制

目的是确保各项活动都按照目标完成并符合质量要求。主要内容包括监测活动的进度、内容、数量、范围是否与计划一致,经费使用是否规范,以及目标人群的参与度、满意度和认知、行为变化等。通常采用的方法有记录和报告、现场考察与观察、座谈反馈、参与及调查等。

五、社区健康教育评价

(一)过程评价

过程评价是对健康教育程序中的每一个步骤加以评价。其目的是监测、评价教育步骤的各项活动是否按计划执行,计划实施是否取得预期效果,以便及时发现计划执行中的问题,对计划中的干预方法和策略等进行有针对性的修订,使之更符合客观实际,保证计划实施的质量和目标实现。评价内容包括教育内容是否符合需要,教育对象是否能接受,教育的方法、时间和质量等是否符合计划要求,执行人员是否符合要求,教育材料的发放和教育对象的参与程度,教育是否建立信息反馈系统,教育是否按进度进行,有无重大环境变化或干扰因素的影响等。

(二)效果评价

效果评价即确定干预的效果。可分为近期效果评价、中期效果评价、远期效果评价。

1. 近期效果评价

主要评价影响健康行为的倾向因素、促成因素、强化因素以及政策和法规是否有利于健康。

2. 中期效果评价

主要评价目标人群的行为改变。主要指标有健康行为形成率、行为改变率等。

3. 远期效果评价

也称结果评价。即在健康教育结束时,对照健康教育目标对教育活动进行全面检查、总结。主要评价社区人群的疾病与健康状况、环境状况、社会效益和经济效益、生活质量是否有所变化。

(三)评价指标

在进行健康教育评价时,应注意使用恰当的评价指标。常用的评价指标如下。

(1)反映个体或人群卫生知识水平的指标,包括卫生知识普及率、知识知晓率。

$$卫生知识普及率(\%)=\frac{社区内已达到卫生知识普及要求人数}{社区总人数}×100\%$$

$$知识知晓率(\%)=\frac{调查中对某种卫生知识问答正确人数}{调查总人数}×100\%$$

(2)反映社区健康教育工作的指标,即社区健康教育覆盖率。

$$社区健康教育覆盖率(\%)=\frac{社区内接受健康教育人数}{社区总人数}×100\%$$

（3）反映个体或人群卫生习惯或卫生行为形成情况的指标，即健康行为形成率。

$$健康行为形成率(\%)=\frac{调查中形成健康行为的人数}{调查总人数}\times100\%$$

（4）反映人群健康状况的指标，主要包括发病率、患病率、死亡率、人均期望寿命及少年儿童的生长发育指标等。

（四）评价方法

评价健康教育活动的方法多种多样，常用的方法有：座谈会、家庭访问、直接观察、问卷调查、卫生学调查、卫生知识小测验以及卫生统计方法，等等。在实际工作中，应根据社区护理健康教育的对象及客观条件，采取适当的评价方法，以达到良好的效果。

六、社区不同人群健康教育特点

社区健康教育对象的特点决定健康教育的侧重点。对健康人群的健康教育主要侧重卫生保健知识与接受健康教育的意识，提高其对健康危险因素的警惕性，定期进行体格检查，帮助他们增进健康和维持健康。对高危人群实施健康教育则应将预防性教育作为重点，帮助他们了解疾病危险因素，掌握自我健康管理技能，学会疾病的自我检查与健康的自我监测，纠正不良行为与生活习惯，积极消除隐患。对患病人群进行健康教育应着重引导他们学习疾病康复知识，提高其遵医行为，促进其自觉进行康复锻炼，尽可能减少残障、促进康复、提高生存质量。对患者及其照顾者的健康教育应有针对性地进行疾病相关知识、疾病主要症状指标的自我监测方法和家庭基础护理技能教育，帮助他们坚定地、持续地配合治疗与护理的信念，掌握科学的护理技能。此外，还应充分考虑受教育者的认知水平与学习能力的特点，使用正确的信息传播手段对其实施健康教育，以下针对社区卫生服务重点人群的健康教育内容和方法进行分析。

（一）儿童、青少年健康教育特点

儿童、青少年处于生长发育的快速变化过程中，健康教育需求评估应首先考虑该群体在此时期的生理、心理和社会角色发展特点，以保健指导为主，如合理膳食、个人卫生、预防接种、作息指导等内容；还应兼顾该群体常见的健康问题辨别及应对知识、技能的传授，如坠床、误吸、近视、龋齿等的预防，注意力缺陷症、肥胖、食物中毒等的辨识和预防，发热、烫伤、外伤的应对和处理技能。在实施健康教育时，应充分考虑该群体的认知水平与学习能力，以形象化教育法为主，结合语言教育法、电化教育法和实践教育法等多种健康教育方法相结合的模式，设计并实施主题突出，趣味性、互动性强的健康教育活动。

（二）老年人健康教育特点

由于衰老引发的老年人生理、心理和社会环境的改变会影响其学习新知识、新技能的能力，从而影响老年人的健康信念和行为选择。因此，对老年人的健康教育方法应适应其认知特点。建议采用群体健康教育和个体健康教育相结合的方式。如采用大众传播媒介（如报纸、标语、宣传栏、传单、广播、电视、健康教育讲座等）开展适合老年群体的饮食、运动、心理和慢性病管理等方面的群体健康教育；采用深入交谈、个别咨询、小组座谈等方法对有特殊需求或特定健康问题的老年人进行个体健康教育。

(三)慢性病患者健康教育特点

以"三级预防"的理论为指导,健康教育的内容既要关注到疾病现有症状的控制,还要关注疾病并发症、复发和后遗症的预防。该群体的健康教育内容应包括疾病相关健康指标的自我监测、合理用药、疾病危险因素及其预防、疾病危象的辨识及应对、日常生活能力锻炼等。此外,社区还应对慢性病患者的家庭成员进行有关疾病知识、照顾技能等内容的教育。在健康教育的实施中,采取常规教育与重点教育相结合的模式,前者如设立健康教育宣传栏并定期更换内容、发放健康教育手册、提供科普读物、开展社区健康教育专题讲座、提供健康教育处方、播放健康教育视频等,后者如"一对一"交谈、家庭访视教育、同伴教育、个案管理等。

第三节 社区健康促进

一、概念

(一)健康促进概念

根据美国教育学家劳伦斯·格林及其团队提出的概念,健康促进是指一切能促使行为和生活条件向有益于健康改变的教育与环境支持的综合体。其中,教育是指健康教育环境包括对健康教育能产生有效支持的自然环境、社会环境和自然政治环境的总和,而支持包括政府的承诺、政策、立法、财政、组织等各个系统。

(二)社区健康促进概念

社区健康促进是指通过健康教育和环境支持,改变个体和群体行为、生活方式与社会的影响,降低本地区发病率和死亡率,为提高社区居民生活质量和文明素质而进行的活动。社区健康促进的构成要素包括健康教育以及一切能够促使行为、环境有益于健康改变的政策、组织、经济等支持系统。

二、社区健康促进的相关理论

(一)格林模式

科学地制订健康促进计划,是保证健康促进活动有目标、系统地进行的基础与必要前提。格林模式(precede-proceed mode)是当前最有代表性、应用也最广泛的健康促进诊断与评价模式,对健康教育与健康促进全程具有重要的指导意义。该模式又称为健康诊断与评价模式,格林模式将健康促进计划设计分为 2 个阶段,9 个步骤(图 3-3)。

格林模式的 9 个步骤为社区健康促进工作提供了思路和方法,它不仅解释了个体的行为改变,还考虑纳入周围环境,由个体健康扩展到群体健康。它强调健康促进的社区参与,并将社会环境与人群健康紧密联系在一起,最终目标是提高整体人群的健康水平和生活质量(图 3-3)。该模式 9 个步骤的具体内容如下。

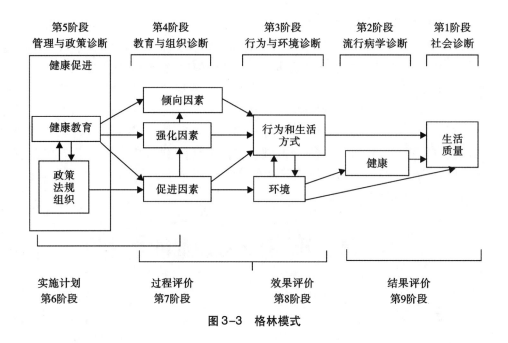

图 3-3　格林模式

1. 社会诊断

社会诊断(social diagnosis)包括生活质量和社会环境评价两方面。生活质量受社会政策、社会服务、卫生政策和社会经济水平的影响。社会环境评价包括对社会政策环境、社会经济环境、社会文化环境、卫生服务系统健康教育工作完善性、社会资源利用状况和对健康投入情况的评价。

2. 流行病学诊断

流行病学诊断(epidemiological diagnosis)包括威胁社区人群生命与健康的主要问题及其危险因素;健康问题的易感人群及其分布特征;疾病或健康问题在地域、季节、持续时间上的分布规律;哪些干预措施最为敏感;可能获得的预期效果等,为确定干预重点和目标人群提供依据。

3. 行为与环境诊断

行为与环境诊断(behavioral and environmental diagnosis)指确定导致健康问题发生的行为和环境因素,通过分析各因素的重要性和可变性,确定与健康问题相关的、能够确定为干预目标的行为和环境。

4. 教育与组织诊断

教育与组织诊断(educational and organizational diagnosis)指明确特定的健康行为后,分析其影响因素,并根据各因素的重要程度以及资源情况确定优先目标,明确健康促进干预的重点。这些影响因素分为倾向因素(predisposing factor)、促成因素(enabling factor)和强化因素(reinforcing factor)。①倾向因素:行为发生发展的内在基础,包括个人知识、信念、态度、自我效能、现有技能等。②促成因素:允许行为动机和意愿得以实现的先行因素,即实现或形成某行为所必需的技能、资源和社会条件,包括保健设施、经济收入、交通工具、相应的政策法规等行为改变的必需资源,也包括相应的技能和方法。③强化因素:在行为发生之后,为行为的长期维持或重复提供持续奖励或激励的因素。主要来自父母、同伴、亲属、病友以及医护人员的支持和肯定,也包括自身对行为结果的感受。这三类因素常共同作用,影响人们的健康行为。其中倾向因素是内在动力,促成因素和强化因素是外在条件。

5. 管理与政策诊断

管理与政策诊断(administrative and policy diagnosis)包括制订和执行计划的组织与管理能力,支持健康促进计划的资源以及条件(如人力、时间等),有无进行健康促进的机构及其对健康促进的重视程度,政策和规章制度对健康促进项目开展的支持程度等。

6. 实施计划

实施计划(implementation)即按照已制订的计划执行、实施健康促进各项活动。实施过程包括事先制订工作时间表,做好充分的准备,组建实施项目的组织机构,并组织和培训相关工作人员,实施过程进行质量控制,配置必要的健康教育设备和材料等。

7. 过程评价

过程评价(process evaluation)指在实施健康促进的过程中,不断进行评价,评价内容包括各项活动的执行情况,教育对象的参与情况及满意度,项目资源的消耗情况是否符合计划,相关组织间的沟通情况,项目档案、资料的记录和留存情况等。找出存在的问题并及时对计划进行调整,促使健康促进项目的顺利完成。

8. 效应评价

效应评价(impact evaluation)指对健康促进所产生的影响及短期效应进行及时的评价。主要评价指标有干预对象的知识、态度、信念等的转变。

9. 结局评价

结局评价(outcome evaluation)指当健康促进活动结束时,按照计划检查是否达到长、短期目标,重点是长期目标。评价健康促进是否促进了身心健康、提高了生活质量。常用评价指标有发病率、伤残率和死亡率等。

(二)健康促进的生态学模型

健康促进的生态学模型(ecological models of health promotion)认为,促进健康应以对各种环境和个人因素间的相互动态作用的理解为基础,强调将社会文化、政策和物质环境结合到行为改变和健康教育项目之中,从而鼓励和支持人们做出健康的选择并采取健康的行动,具有较强的综合性和多元性。

1. 生态学模型对环境的划分与理解

该模型将影响人们行为与健康的环境分为相互作用的 4 个系统:微观系统、中间系统、外部系统及宏观系统。

(1)微观系统　指个人成长和生活的过程中直接接触的环境,包括自然环境、物理环境等,同时也包括个体特征(如性格、观点、知识等)。

(2)中间系统　指各微小系统间的互动关系,如个体与家庭和学校、个体与同伴之间的互动等。

（3）外部系统　指相对较大的环境，如学校环境、社区组织与服务等，常有几个外部环境共同影响个人的生活，并对微观系统和中间系统产生影响。

（4）宏观系统　指整个社会的大环境，包括社会阶层、文化价值观、行为规范、法律法规等。

来自各层面的环境因素往往同时作用于个体或群体的行为。但这些因素的作用结果并不是单个因素或单个层面作用的简单叠加，环境因素间存在着复杂的、动态的相互作用。

健康促进的生态学模型对环境的理解，主要体现在以下4个方面。

（1）健康受物质环境和社会环境以及个人因素等的多方面的影响。

（2）环境是复杂的，要理解环境效应就必须考虑到环境的多重性。

（3）环境的参与者可分为不同的子集：个人、家庭、组织、社区和人群。当干预措施同时作用于不同子集，健康促进会更加有效。例如，家庭成员一起努力建立健康行为，决策者制定有利于健康的公共政策，大众媒体积极进行健康倡导。

（4）在不同的环境、子集水平中存在多个水平的反馈。人与环境的交流在不断循环往复，人影响环境，环境又对人们的健康行为产生影响。

2. 健康促进的生态学模型的应用原则

（1）考虑环境因素的多层性　行为受多种环境因素支配。这些因素分布在环境中的不同层次，例如人际、社区、社会等。这些因素不是独立的、静止的，而是动态的、相互作用、相互依存的。它们可以在同一时间影响某一行为，但影响的大小和方向不同。在生态学模型的实际运用过程中，研究者和实践者应充分考虑到影响健康行为的所有重要因素和因素间的相互作用关系。

（2）考虑环境因素的多维性　影响行为的环境因素不但存在于环境中的不同层面，还存在于环境中的不同方面，大的环境方面主要包括物质环境和社会环境，在这些不同的方面中，各环境因素又从不同维度影响个人的行为。研究者和实践者应在实验设计过程中和在健康干预过程中，对环境中各重要变量的不同方面进行全面的、准确的测量和控制。

（3）具体问题具体分析　生态学模型强调的是一种思路和方法，在实践中一定要考虑到人们不同行为的特异性和环境的具体性。

（4）针对多层次进行健康干预　健康促进的生态学模型强调，建立在基于环境多层面的干预会比针对单层面的干预更有效。

（5）多种模型的联合应用　健康促进的生态学模型是一个宏观模型，强调的是一种思维方式，而不是某个具体变量。在设计健康促进项目时，可以生态学模型为整体框架，同时结合使用其他微观的、具体的行为理论，如在"个人"层面联合使用健康信念模式。

三、健康教育与健康促进的关系

健康促进以健康教育为基础，强调健康教育与支持性环境的整合，重点解决社会动员、社会倡导和相关部门协调问题。健康教育与健康促进的比较（表3-1）。

表3-1 健康教育与健康促进的比较

比较项目	健康教育	健康促进
内涵与本质	通过教育使个体或群体参与,从而改变行为	强调行为改变,重视建立可持续性的环境支持
主要方法	以教育为主 结合知识传播 有计划、有组织、有评价	多因素、全方位、整合性,强调组织行为和支持性环境的营造 有计划、有组织、有评价
特点	双向传播、对象明确、以行为改变为核心,常局限于疾病危险因素	全社会参与、多部门合作,对影响健康危险因素进行立体的全方位的干预
效果	可引起知识、态度和行为的变化,可带来个体健康水平的提高,但难以持久	侧重于个体和群体健康水平的提高及效果的持久性

(一)健康促进的活动领域

与健康教育侧重于改变全民的认知态度和价值观念不同,健康促进是在健康教育的基础上,从组织、政治、经济和法律等方面提供支持性环境,使社区人群的行为改变更具持久性。健康促进不仅是卫生部门的职责,更是全社会参与、多部门合作的社会工程。

健康促进的活动领域宽广,主要涉及以下5个优先活动领域。

1. 制定促进健康的公共政策

健康促进的内涵超出卫生保健的范畴,将健康问题提到各部门、各级政府和组织的决策者议事日程上,要求非卫生部门实行健康促进政策,其目的是使整体人群能够做出更有利于健康的选择。

2. 创造支持性环境

健康促进必须创造安全的、满意的和愉快的生活和工作环境。系统地评估环境对健康的影响,以保证社会和自然环境有利于健康的发展。

3. 加强社区行动充分发动社区力量

积极有效地参与卫生保健计划的制订和执行,开发和利用社区资源人群认识自身健康问题,并提出解决问题的有效方法。

4. 通过提供健康信息发展个人技能

教育并帮助社区人群提高做出健康选择的技能来支持个体和社区的健康发展。

5. 调整卫生服务方向

健康促进中的卫生服务责任由个人、社会团体、卫生专业人员、卫生部门、工商机构和政府共同承担。各部门共同协作,建立一个有助于社区健康发展的卫生保健系统。

根据健康促进的概念和活动领域,可将健康促进策略分为以下4个方面:倡导、赋权、协调和社会动员。其中前三者是《渥太华宣言》明确指出的三大基本策略,最后一项是联合国儿童基金会(United Nations International Children's Emergency Fund,UNICEF)在开展致力于改善妇女、儿童群体健康的过程中提出的健康促进策略。

（1）倡导（advocacy） 主要强调针对政策决策者，促进有利于健康的公共政策制定并出台。此外，倡导策略还可用于说服与动员多部门关注健康，激发各部门参与的积极性，共同协作以创造促进健康的社会环境。

（2）赋权（empowerment） 开展社区及其人群的能力建设，增强其维护健康的意识，提高其掌握科学知识和可行技术的能力，激发社区和个人的潜能，最终使个体、家庭与社区具备担负起各自健康责任的能力，并付诸行动。

（3）协调（mediation） 使政府各部门、社会团体、非政府组织、社区及个人有效发挥各自的作用，并能相互支持与配合，关注到各自的利益与行动，形成促进健康的强大联盟和社会支持体系，努力实现维护和增进社会健康的共同目标。

（4）社会动员（social mobilization） 主要对象包括社区、个人以及社会其他各方面的力量。有效的社会动员需要以远大的目标感召人们，以各方利益得到最大满足来打动人们，促使各方积极行动，产生切实成效。

（二）健康促进的任务

1. 开展政策倡导

主动争取和有效促进领导与决策层转变观念，从政策上对健康需求和有利于健康的活动给予支持，并制定各项促进健康的政策。

2. 提高个体、家庭、社区的责任感

提高个体、家庭和社区对预防疾病、促进健康、提高生活质量的责任感，树立正确的健康观念，鼓励积极的健康投资，促使个体、家庭和社区承担其健康责任。

3. 提高居民的健康素养水平

通过对群众提供健康信息，提高其自我控制能力，帮助其改变不良习惯与生活方式，消除影响健康的危险因素，提高人群在面对健康相关问题时能做出正确的、有效选择的能力。同时关注弱势群体健康素养水平的提升，以促进健康公平。

4. 开展社会总动员

广泛地开展社会总动员，创造有益于健康的外部环境，与政府、社团、非政府组织、私营业主沟通对话，建立广泛的健康联盟和支持系统，努力协作，逐步创造有益于健康的生活环境、工作环境和社会氛围。

5. 完善医疗卫生体制

在深化医疗卫生体制改革的过程中，明确健康教育与健康促进的职能和任务，使之真正成为公共卫生服务的重要组成部分，实现公共卫生服务与临床医疗服务并重。

四、健康促进规划

（一）健康促进规划的设计

1. 明确社区需求在制订健康促进规划之前

首先应考虑需要帮助社区居民解决的问题，找出这些问题中能够通过健康促进解决的问题，进一步确定应优先解决的问题。首先要分析社区的生活质量和健康状况。

（1）社区需求评估 通过运用社会学和流行病学方法收集资料,评估社区人群生活质量现状与健康需求,确定社区主要健康问题,识别出不利于实现健康促进目标的障碍,了解社区卫生资源和卫生服务的提供与利用情况,为下一步制订计划提供依据。

（2）社区需求诊断 根据主、客观指标进行社区需求诊断。客观指标包括:①社会指标,如卫生政策指标、卫生保健指标、经济状况、教育水平、就业状况、家庭结构功能、生活习惯、宗教 信仰等;②环境指标,如地理地貌、气候特征、交通状况、居住密度、居民饮用水及空气质量等。主观指标是指社区人群对生活质量的主观感受,如生活适应度、生活满意度、主观幸福感等。

此外,流行病学诊断方法与指标可协助进行社区需求诊断。通过回顾性调查、前瞻性调查和现况调查等流行病学研究方法确定社区人群的重点健康问题,以及相关的行为、环境因素,同时评估已确定的健康问题与社会问题的吻合程度,以便于制订有效的健康促进计划。通常采用直接反映健康状况的指标,如出生率、生育率、发病率、患病率、病死率、死亡率等。

2.确定优先项目

选择社区影响范围大、社区人群最关心的健康问题,在众多健康需求中确定优先解决项目的评价标准,包括重要性、可行性、有效性、节约性和社会效益。

3.制订总目标与具体目标

总目标是指在执行某项健康促进规划后应达到的远期影响与效果,通常不要求可测量。具体目标是指为了达到总目标所要实现的具体效果,应是明确、可测量的指标,且具体测量方法应为社区人群与护士共同决定。

4.制订干预策略

首先应明确需要干预的健康行为影响因素及其相互作用。对影响健康行为的因素影响下的行为分类制订健康促进干预策略。

（二）健康促进规划的实施

健康促进规划实施过程复杂,包含内容繁多,可采用SCOPE模式作为实施工作的指导。SCOPE模式将健康促进规划的实施阐述为5个环节:实施工作时间表(schedule)、控制实施质量(control of quality)、建立实施组织机构(organization)、组织和培训实施人员(person)及配备所需设备与健康教育材料(equipment and material)。

1.制订实施工作时间表

时间表是规划实施的核心,也是保障目标可实现的关键。时间表可用于对照检查工作开展进度,按照完成工作项目数占应完成项目数的比例计算得出执行率,作为项目过程评价的重要依据之一。

实施工作时间表以健康促进规划的进程为主轴,以时间顺序排列出各项实施工作的内容(主要活动的具体内容)、具体负责人、检测指标(检测每项工作是否完成的依据)、经费预算(对每项活动的估计费用及整个规划所需费用)、保障措施。

制订工作时间表的重点是对准备实施的各项活动的实施时间进度进行计划,并进行经费预算。时间计划要在保证整体规划按时完成的前提下,合理安排各分支项目活动的时间。在计划每项活动时应考虑其实际操作程序、运作过程中可能遇到的障碍。根据实际条件,结合以往经验做出科学安排。在实际工作中,一些项目活动是交叉进行的,在时间上可能出现重叠,因此,除考虑时间计划外,还须同时考虑人员投入,以避免人力不足、拖延计划完成。

2.组织协调

健康促进规划的实施是一项社会工程,需要多部门的合作。制订项目计划的顺利实施,是经过政府组织领导、执行机构负责实施、群众积极参与为基础,以政策与环境为支持、动员社区内外各种资源、规划社区行动来共同实现的。

3.人员培训

健康促进项目工作人员的选定应根据具体规划内容,既考虑人员数量,又考虑从中央到地方的专业能力。工作人员必须在开始项目实施前接受培训。培训内容目标包括:①提高开展项目管理、监测和评估的技能;②改善行为危险因素和死因监测的技能;③强化健康促进的基本知识和技能;④提高项目人员队伍水平的培训技能。常用的培训教学方法包括角色扮演法、小组讨论法、案例分析法、情景模拟及头脑风暴法等参与式教学方法。

4.项目监测与质量控制

项目监测与质量控制是指对规划本身的设计、执行过程的合理性和科学性进行评估,良好的质量控制和监测体系是健康促进规划取得成功的保障。项目监测和质量控制的内容主要包括:①合理评估健康促进规划设计者的职能;②建立专家小组审查制度,定期对规划质量(进度、范围、数量等)情况进行评估;③评估资料收集和保存的合理性;④加强内容审计;⑤广泛收集社区意见;⑥组织人员实施考察项目执行情况等。质量控制方法包括记录与报告、现场观察、经费审计、实施调查等。

(三)健康促进规划的评价

对健康促进规划的评价贯穿于整个规划设计、实施和评价过程,核心内容是评价规划活动的质量和效果。评价结果可为决策者和参与者提供有价值的反馈信息,以改进项目规划的设计和实施,同时也可为新的规划提供科学依据。评价内容通常包括以下几个方面。

1.健康文化评价

包括健康相关知识、态度、动机、行为意图、个人保健技能和自我效能。

2.社会行动和影响力评价

包括社区参与、社区赋权、社区规范和公众意见。

3.健康公共政策和组织改革

包括政策、法规、资源分配、组织改革、文化和行为。

4.健康生活方式和条件评价

包括食物选择的可用性、活动与锻炼、违禁药品滥用、吸烟、酗酒、在自然和社会环境中对危险因素保护的比例。

5. 有效的健康服务评价

包括提供预防性服务、服务的可及性、社会和文化的适宜性。

6. 健康环境评价

包括限制获得烟草、酒和违禁品,为青少年和老年人群提供良好环境,远离暴力和毒品。

7. 社会结果评价

包括生活质量、功能的独立性、社会支持网络、辨别能力和公平。

8. 健康结果评价

包括降低发病率、残疾率,可避免的死亡率、社会心理承受力和生活技能。

9. 能力建设结果评价

包括可持续性的测量、社区参与和社区赋权。完整的评价通常包括以下4种类型。

(1)形成评价 指在健康促进规划开始之前对社区进行的需求、政策、环境、资源评估,其目的是使规划更符合社区人群实际情况。在规划实施之前进行形成评价,请专家对规划的科学性、可行性进行评估,使其具有较大的成功概率。规划实施过程中的形成评价能够及时获取反馈信息、纠正偏差,进一步保障计划的成功。因此,形成评价多发生在项目规划的设计阶段,也可延续至规划的实施阶段。形成评价方法有文献回顾、查阅档案资料、专家咨询、专题小组讨论、目标人群调查、现场观察、试点研究等。

(2)过程评价 指在规划实施过程中对各项工作的进展、质量和效率进行评估。评估过程是否按照计划进行,项目是否存在缺陷,应该如何改进等。评价内容包括对健康促进执行者的评价、对参与健康促进组织的评价、对健康促进政策与环境的评价。过程评价关注规划是否按照计划的数量与质量执行,常用指标包括:①项目活动执行率;②干预活动覆盖率;③干预活动暴露率;④有效指数;⑤干预目标人群满意度;⑥活动经费使用率等。过程评价可通过查阅档案资料、目标人群调查和现场观察等方法进行。

(3)效果评价 指测量干预活动的效果。包括近期效果评价和远期效果评价,远期效果评价又叫做结局评价。常用的近期效果评价指标包括健康知识知晓率、信念持有率、行为流行率,以及环境、服务、资源等方面的改变。远期效果评价指标包括描述健康状况的生理和心理健康指标(身高、体重、血压、血糖、人格、抑郁等的变化),疾病与死亡指标(发病率、患病率、平均寿命等),以及生活质量测量指标(生活质量指数、日常活动能力指数、生活满意度指数等)。常用方法为人群抽样调查或半定量调查。当研究目标较局限时,也可开展普查。

(4)总结评价 指对整个规划的总结性概括,通常综合形成评价、过程评价、效果评价以及其他相关资料,从成本-效益核算和各项干预活动完成效果等方面进行综合评估,从而得出是否有必要重复、改善或终止该规划的结论。如社区行动与影响(社区参与度、社区能力发展变化、社会规范等),健康政策(相关政策、法律法规的出台、资源的配置要求等),环境条件(卫生服务提供情况、卫生设施的设置情况、自然环境条件的改变等)。总结评价常通过质性、定量研究相结合的方法实现。

五、社区健康促进常用工作方法

方法学在社区健康促进工作中具有重要意义。社区健康促进常用的工作方法贯穿在整个健康促进的实施环节中,包括健康状况与健康需求评估和健康教育干预。

(一)健康状况与健康需求评估方法

1.社区基本卫生服务

社区卫生服务中心(站)开展门诊、社区义诊等医疗服务活动,为社区人群定期体格检查,收集社区人群健康信息,探知社区人口健康现况及健康需求。通过建立社区居民健康档案,进行重点社区人群的健康管理,以及以电话随访、家庭访视等工作形式,动态评估并记录社区人群健康发展变化。

2.调查研究方法

(1)定量调查 定量调查研究是开展健康相关研究和社会研究中最常用的方法。通过设定定量调查目的,开展对调查对象的全面调查(普查)或针对能够代表全体调查对象的部分个体进行调查(抽样调查),以了解社区人群的健康相关现况,如生活质量、患病情况、死亡情况、健康相关行为变化、社会影响因素等,评估健康问题、健康相关行为在人群中的分布,从而为制订有效的健康教育策略和干预行为目标提供科学依据。通常在健康促进干预实施前、后分别对目标人群的健康相关行为进行定量调查,以明确健康促进实施的效果。最常用的资料收集工具为问卷,通过问卷调查,对社区人群提出一系列相同的问题,再对问卷收集的信息进行统计分析,以了解社区人群中健康问题的状况、规模、严重程度等。

(2)定性调查 通过定量调查能够了解社区人群卫生保健知识、行为、疾病分布情况,但对于调查结果发生、发展,以及改变社会影响因素的进一步了解需要通过定性调查来实现。此外,在需要了解社区人群的健康需求及其优先排序时,也可以实施定性调查。根据调查对象的数量及其需求特点,常采用参与式快速评估、专题小组讨论、选题小组工作法、深入访谈和观察等方法。

(二)健康教育干预方法

1.自我导向学习法

自我导向学习法是指个体以个人责任为出发点,主动诊断自己的健康需求,形成学习目标,应用社区资源选择、安排、执行适合自己的学习计划,评估自己的学习成果,以达到自我实现健康目标的学习方法。自我导向学习法强调学习者自发地进行自我负责的学习,社区卫生服务人员在必要时给予协助。此法适用于居民社区、功能性社区等开展常见病、多发病、慢性病、职业病等的健康促进教育活动。

2.同伴教育

同伴是指年龄相近、性别相同,或具有相同背景、相似生活状况、共同经历、经验,或由于某种原因而具有共同语言的人,也可以是具有同样生理特点、行为特征的人。同伴教育就是以同伴关系为基础开展的健康信息交流与分享活动。通过向同伴们讲述自身经历、分享体会,唤起其他同伴共鸣,从而影响他们的健康态度、观念,乃至行为。同伴可以成为社区健康促进干预的客观资源,弥补卫生专业技术人员缺乏的不足。同伴教育因其经济适用、形式活泼的特点,充分利用教育者与被教育者之间的同质性,能够大大减少人际沟通的障碍,创造平等交流与信息传递的机会,被广泛应用于学校、社区、工作场所的健康促进及社会教育领域。

3. 演讲

演讲作为信息传播的常用方法,具有简便、易行的突出优势,对场地、设备无较高要求。演讲者可对个体、群体听众进行演讲,通过准确传递信息、传播健康知识,引起听众共鸣,从而动员与激发听众的行动。演讲者通常为健康领域专家,通过对社区人群普及健康知识、倡导健康生活方式、进行慢性病与传染病的健康教育,提高全民健康水平,达到健康促进的目标。

4. 健康管理

健康管理是对个体或群体进行全面监测、分析、评估,提供健康咨询和指导,并对健康危险因素进行干预的全过程,其宗旨是调动个体和群体乃至全社会的积极性,有效利用资源来达到最大的健康效果。具体做法是健康管理人员为包括政府在内的个体和群体提供有针对性的科学健康信息并创造条件采取行动来改善健康。健康管理充分运用了管理学的理论与方法,通过实施健康信息收集、健康风险评估和健康干预3个基本步骤,实施多样化健康干预活动,纠正人群不良生活方式和习惯,控制健康危险因素。由于健康管理是一个长期、连续、可循环的过程,可用于老年人健康指导、慢性病防控、高危人群和重点人群的疾病预防、职业群体的健康状况评价与干预等健康促进工作领域。

 练习题

一、名词解释

(1)社区健康教育
(2)社区健康促进

二、选择题

下面哪项不是社区健康教育对象(　　　　)
A. 精神分裂症患者
B. 健康人群
C. 高血压患者
D. 患者家属及照顾者
E. 糖尿病患者

三、简答题

(1)简述社区健康教育程序。

(2)社区健康促进的工作是如何开展的?

(3)简述社区健康教育与健康促进的关系。

（巩金培）

第四章

社区家庭护理

◀ **学习目标**

(1)掌握社区家庭护理、家庭访视、居家护理的概念及社区家庭类型。

(2)理解家庭、家庭与健康的关系及家庭生活周期。

(3)能够运用所学的知识灵活绘制家系图,并且能够依据社区家庭护理程序、家庭访视及居家护理的方法解决社区家庭健康问题。

◀ **案例导学**

某个家庭里,有一家3口,家中孩子李石,男,15岁,与父母关系紧张,孩子母亲因心脏病发作来社区看病,顺便把引起发病的因素告诉了社区护士,母亲说:"家里有个不孝子,都是他给我气病的。"经过社区护士了解,李石说出了自己的苦衷:觉得父母不理解自己,尤其母亲总是唠唠叨叨的,还爱翻自己的日记看,觉得自己太没隐私,与他们还有代沟,父母还经常争吵,他不愿意待在自己家里,想离家出走。

◀ **请思考**

(1)什么是家庭?

(2)目前这个家庭处于哪个家庭周期?

(3)该家庭目前出现了什么健康问题?

(4)社区护士如何应用社区家庭护理程序解决目前该家庭危机?

第一节　家　庭

家庭是个人生活最基本的场所,是介于个人和社会之间的一种社会组织,是社区的基本单位。家庭环境直接影响着家庭成员的健康观、生活观、卫生观等,可见,家庭健康与个人健康相互影响,有着密切的关系,同时也直接影响着社区的健康状况,社区家庭健康的可持续发展是社会和国家稳定发展的基石。

一、概述

(一)概念

家庭是个人生活的场所和成长的摇篮,是个人和社会之间的缓冲地带。家庭的定义随着社会的发展、时代的变迁在不断地发生变化,传统家庭是指以婚姻、血缘或收养关系为纽带联系在一起所组成的社会基本单位。现代家庭是指由一个或多个人员组成,具有血缘、婚姻、供养和(或)情感承诺的永久关系,是家庭成员共同生活与相互依赖的场所。血缘、婚姻、供养、情感也是家庭的4个基本要素。

(二)家庭结构

家庭结构是指家庭的组织结构和家庭成员间的相互关系。分为家庭外部结构和家庭内部结构。家庭外部结构是指家庭人口结构,即家庭的类型;家庭内部结构是指家庭成员间的互动行为,包括家庭角色、家庭权力、家庭沟通与家庭价值观。

1. 家庭外部结构

家庭外部结构即家庭类型,目前有以下几种。

(1)核心家庭 核心家庭是指由夫妇及其婚生或领养的未婚子女组成的家庭,也包括仅有夫妇两人的家庭。其中由父母及其未婚子女组成的家庭为标准核心家庭。由夫妇两人组成且夫妻双方选择不生育和领养子女的家庭为丁克家庭。只有夫妻二人组成的家庭为夫妇核心家庭,核心家庭已成为我国主要的家庭类型,其特点是家庭人员少、结构简单、关系单纯、规模小。优点是家庭内部只有一个权力与活动中心,便于决策家庭重要事件,也便于迁移,与现代工业化、城镇化社会相适应。缺点是对亲属依赖性较小,可利用的家庭资源少,一旦出现家庭危机,可获得的家庭支持较少。

(2)主干家庭 又称直系家庭,是指由父母、已婚子女及第三代未婚人员组成的家庭。主干家庭可细分为:①二代主干家庭,指夫妇和一个已婚子女组成的家庭;②三代主干家庭,指夫妇和一个已婚子女及孙子女组成的家庭;③四代主干家庭,指户主夫妇与父母、子女夫妇及孙子女组成的家庭。

主干家庭往往有一个权力和活动中心,还有一个次中心存在,家庭成员多,缺点是不容易集中,优点是一旦家庭面临困难时可利用的家庭资源较多。

(3)联合家庭 又称旁系家庭、复式家庭,是指由两对或两对以上的同辈夫妇及其子女组成的家庭,包括由父母同几对已婚子女及孙子女构成的家庭,也包括两对以上已婚兄弟姐妹组成的家庭等。

联合家庭存在一个权力或几个权力和活动中心并存的现象,缺点是结构相对松散、不稳定,多种关系和利益交织,其决策过程复杂。优点是家庭内外资源较多,有利于家庭应对危机问题。

(4)其他家庭类型 如单身家庭、单亲家庭、同性恋家庭、同居家庭、断代家庭、重组家庭等。这些家庭属于现代意义上的家庭。

2. 家庭内部结构

(1)家庭角色 家庭角色是指个人在家庭中的地位和在家庭关系中的位置,这种地位和位置决定了个人在家庭中的责任、权利和义务,也反映家庭成员在家庭中与其他成员的相互关系。家庭角色又包含以下3个方面。

1)角色期待:指在家庭成员遵守或默认一定标准、期望或要求下,所形成的某种特定角色定位。所有的家庭成员都存在角色期待,如在家庭中,怀孕的妻子即将分娩出宝宝,妻子将要承担多一份母亲的角色,母亲和妻子的传统角色被认为应富于感性和慈爱的形象,主要担任抚养子女、操持家务的职责;对于将要出生的宝宝,丈夫的角色要多承担一份父亲的角色,丈夫和父亲的传统角色被认为应富于力量和威严,担任着养家糊口、做重要决策的职责。但是现在夫妻双方都可为家庭提供支持的情况下,上述的家庭角色都在发生着变化。健康的角色期待对家庭成员是关心和鞭策,有利于成员的成长和自我实现,促进家庭发展。

2)角色学习:家庭成员要实现角色期待,要通过不断学习来完成相应的角色行为,这个不断学习的过程称为角色学习。家庭成员要学习家庭角色的情感、态度、权利和责任。家庭成员角色随着个体的成长自带角色,可是成员能否做好家庭角色,与自身的发展好坏有关,所以家庭成员角色是要自习的,并且是个不断持续学习的过程,只有这样才能做好本身的角色,比如怀孕的妻子生下宝宝后,妻子的角色增加了一个母亲角色,可是做母亲的职责能否担当得好,需要其个人不断地学习、更新自己不良的固有思想,随着孩子不断的成长而发展,才能做好母亲这一神圣的角色。

3)角色冲突:当家庭成员不能实现家庭对其的角色期待,或当角色转变不当时,便会在内心产生矛盾、冲突的心理,称为角色冲突。它可由自身、别人或环境对角色期待的差异而引起。角色冲突常会导致个人情绪、心理功能紊乱,严重时会出现躯体功能障碍,表现出相关的症状与体征,影响家庭的正常功能,严重影响家庭健康。

(2)家庭权力 家庭权力指家庭成员对家庭的影响力、控制权和支配权。家庭的权力结构反映家庭决策者在做出决定时家庭成员之间的相互作用方式。家庭权力结构是社区护士进行家庭评估继而采取家庭干预措施的重要参考资料,必须能确定家庭中的决策者,与之协商,才能有效地提供建议,实施干预。家庭的权力结构可分为4种类型。

1)传统权威型:由家庭所在的社会文化传统"规定"而形成的权威。如在男性主导社会,父亲通常是一家之主,家庭成员都认可他的权威,而不考虑他的社会地位、职业、收入、健康、能力等。

2)情况权威型:负责供养家庭、掌握经济大权的人,被认为是这种家庭类型的权威人物。妻子或子女若能处在这种位置上,也会成为家庭的决策者。

3)分享权威型:家庭成员分享权利,共同协商做出决定,由个人的能力和兴趣来决定所承担的责任。这是现代社会所推崇的类型。

4)情感权威型:由家庭感情生活中起决定作用的人担当决策者,其他的家庭成员因对他或她的感情而承认其权威性,如"妻管严"。

(3)家庭沟通 指家庭成员间在情感、愿望、需求、意见、信息与价值观等方面进行交换的过程,最能反映家庭成员间的相互关系。家庭成员间良好的沟通能化解家庭矛盾、解决家庭问题,促进家庭成员间的关系,使家庭向健康的方向发展。

(4)家庭价值观 指家庭成员对家庭活动的行为准则及生活目标的思想、态度和信念。家庭价值观指导家庭成员与家庭的行为,影响家庭生活方式、教育方式、健康观念与健康行为等,其形成受到家庭所处的社会文化、宗教信仰与现实状况的影响,是家庭生活的重要组成部分。

社区护士了解家庭的价值观,尤其是健康观,如发现家庭的健康问题与其健康观有

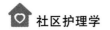

关的方面(如相信某些邪教而拒绝就医与必要的治疗),就需要帮助家庭纠正错误的健康观,树立正确的健康观,这对维护和促进家庭成员的健康意义重大。

二、家庭功能

家庭功能是指家庭成员在家庭生产和社会生活中所发挥的有效作用。其主要功能是通过满足家庭成员的需求,维护家庭的完整性,实现社会对家庭的期望。随着社会飞速发展,家庭功能不断地分解和转变。

1. 情感功能

情感是形成和维持家庭完整性的重要基础。家庭成员生活在一起,相互理解、相互支持,从而满足各自的归属感和安全感等情感需求,并保持家庭成员之间和谐的心态,促进心理健康。

2. 生殖功能

生殖功能是指家庭具有繁衍和养育下一代、赡养老人的功能。通过养育子女、赡养老人,起到延续人类、种群和社会的功能。

3. 社会化功能

主要指家庭有培养其年幼子女走向社会的责任和义务,为其提供适应社会的教育,使其形成正确的人生观、世界观和价值观。另外,父母也可以从子女那里学习新的知识,如网络知识、外语、流行音乐等。

4. 经济功能

家庭的主要功能之一就是经营生活,经营生活需要供给经济资源,包括物质、金钱等,以满足家庭成员的衣、食、住、行、教育、医疗、娱乐等多方面的需求。

5. 健康照顾功能

健康照顾功能是指通过家庭成员间的相互照顾,维护家庭成员的健康。主要包括提供适宜衣物、供给合理饮食、保持有利于生理和心理健康的居住环境、提供保持家庭成员健康的卫生资源、做出健康和疾病的初步判断、寻求卫生服务、家庭急救、用药监督及康复照顾等。

三、家庭生活周期及护理

(一)家庭生活周期的定义

家庭生活周期(family life cycle)是指从夫妇组成家庭开始,经过子女出生、成长、工作、相继结婚并组建自己家庭而分离,夫妇又回到二人相处的局面,最后因夫妇相继去世而消失的过程。

家庭生活周期是家庭遵循社会与自然规律而经历的产生、发展与消亡的过程。

(二)家庭生活周期的阶段划分及其护理要点

家庭生活周期是指家庭遵循社会与自然的规律所经历的产生、发展与消亡的循环周期。家庭在家庭生活周期的不同阶段都有不同的家庭发展任务。家庭发展任务是指家庭在各发展阶段所面临的、由正常变化所致的与家庭健康相关的课题。家庭的每个发展阶段,家庭成员都有不同角色与责任,健康家庭会妥善处理各阶段的发展任务,使家庭生活平稳发展;反之,不健康的家庭会在家庭某个发展阶段出现矛盾,在家庭成员间产生一系列的健康问题。

目前健康领域多用美国杜瓦尔(Duvall)的家庭生活周期理论(表4-1)。其以核心家庭为主将家庭发展阶段分为8个阶段,这8个阶段并非是每个家庭都要经历的,可在任何一个阶段开始或结束,如再婚或离婚,这样的家庭可能发生更多的家庭问题,需要社区护士予以关注。

表4-1　Duvall 家庭生活周期表

阶段	定义	主要发展任务	护理保健要点
新婚期	男女结合 2 年左右	1. 发展夫妇间亲密关系 2. 适应新的人际关系 3. 分享价值观、承诺及忠诚 4. 夫妇生活方式的适应 5. 生育孩子的决定和准备	1. 和谐生活指导 2. 优生优育指导 3. 心理沟通指导 4. 人际关系指导
婴幼儿期	最大孩子小于 30 个月	1. 父母角色的适应 2. 婴幼儿的教育 3. 产后恢复 4. 稳定婚姻关系的维持	1. 围产期保健指导 2. 新生儿和婴幼儿保健指导 3. 预防接种指导 4. 计划生育、卫生保健指导 5. 压力应对指导
学龄前期	最大孩子介于 30 个月~6 岁	1. 儿童意外事故、传染病预防 2. 儿童身心健康发育的促进 3. 美满婚姻的维持	1. 儿童意外事故防范的指导 2. 儿童传染病预防 3. 儿童生长发育监测 4. 儿童良好习惯的培养
学龄期	最大孩子介于 6~13 岁	1. 儿童学习生活适应的帮助 2. 意外事故的预防 3. 良好婚姻的维持	1. 引导儿童正确应对学习压力,社会化合理指导 2. 儿童安全教育 3. 养育子女与工作间平衡维持的指导
青少年期	最大孩子介于 13~20 岁	1. 父母与子女和谐关系维持 2. 孩子的性教育 3. 孩子的自由与责任平衡教育 4. 孩子婚姻生活责任的教育	1. 亲子代沟问题指导 2. 青春期教育及性教育 3. 自由与责任之间平衡的督导与训练
孩子离家创业期	最大孩子离家至最小孩子离家	1. 鼓励认同孩子的独立 2. 重新适应婚姻关系 3. 照顾关心高龄父母	1. 亲子沟通指导 2. 婚姻再适应指导 3. 高龄老年人的保健指导

续表 4-1

阶段	定义	主要发展任务	护理保健要点
空巢期	所有孩子离家至家长退休	1.巩固婚姻关系 2.与新家庭成员建立关系 3.应对更年期问题 4.慢性病防治 5.做好退休准备	1.更年期保健 2.定期体检 3.心理咨询 4.丰富社会化活动
退休期	退休至夫妇离世	1.退休后生活的适应 2.经济收入变化的应对 3.维持配偶及个人的功能 4.面对配偶及亲朋的死亡	1.生活方式指导 2.慢性病防治 3.自理能力及社交能力指导 4.孤独心理辅导 5.临终关怀

社区护士了解家庭生活周期理论有助于鉴别家庭正常与异常发展状态,帮助处于不同发展阶段的家庭及家庭成员良好完成发展任务,促进家庭健康发展。

四、健康家庭的作用

健康家庭是指在其中的每一个成员都能感受到家庭的凝聚力,它能够满足和承担个体的成长,维系个体面对生活中各种挑战的需要。健康家庭是针对家庭整体而言,而不是针对每一位个体成员。健康家庭应具备以下 5 个条件。

1. 良好的交流氛围

家庭成员能彼此分享感觉、理想,相互关心,相互了解,化解矛盾。

2. 增进家庭成员的发展

家庭给各成员有足够的自由空间和情感支持,使成员有机会成长,能够随着家庭的改变而调整角色和职务分配。

3. 能积极面对矛盾及解决问题

家庭主动承担各种责任,并寻求方法积极解决问题,不回避矛盾并寻求外援帮助。

4. 有健康的居住环境及生活方式

家庭能为成员提供安全、卫生的生活环境,确保每一位成员建立健康的生活方式和生活习惯,自觉抵制、戒除危害健康的生活方式和生活习惯。

5. 与社区保持联系

家庭能有规律地参加各种活动,不脱离社会,充分利用社会网络、社区资源满足家庭成员的需要。

第二节 社区家庭护理程序

社区家庭护理程序是运用护理程序对家庭进行护理的方法。社区护士通过家庭护理,评估判断出家庭健康问题,进行家庭护理诊断,制订家庭护理计划,具体实施计划并评价其效果,根据评价效果做出必要的修正,以维护家庭正常功能,促进家庭健康。

一、家庭护理评估

家庭护理评估是为确定家庭健康问题而收集主、客观资料的过程。包括家庭成员的个人的健康状态、生活方式、家庭的结构与功能、家庭发展阶段及其发展任务、家庭健康需求及心理社会变化的评估。社区护士可根据护理对象的具体情况,采取直接访谈、间接访谈、利用现有资料等方式收集资料,资料的主要来源是服务对象,还有服务对象的亲属、朋友等。

(一)评估内容

家庭护理评估的内容详见表4-2。

表4-2 家庭护理评估的内容

评估项目	评估具体内容
家庭一般资料	1. 家庭地址、电话 2. 家庭成员基本资料(姓名、性别、年龄、职业、文化程度、家庭角色、婚姻状况、宗教信仰) 3. 家庭成员健康状况及医疗保险形式 4. 家庭健康管理状况 5. 家庭成员生活习惯(饮食、睡眠、家务、育婴和休假情况) 6. 家庭经济状况 7. 住宅环境(对家庭成员的健康有无危险,家庭周围的空气、绿化、噪声、辐射、社区的人文素养、食物和水的安全、潜在的危害、卫生条件等)
家庭中患病成员	1. 所患疾病的种类和日常生活受影响的程度 2. 疾病预后 3. 日常生活能力、受损状况 4. 家庭角色履行情况 5. 疾病所带来的经济负担情况
家庭发展阶段及任务	1. 家庭目前所处的发展阶段与发展任务 2. 家庭履行发展任务的情况
家庭结构	1. 家庭类型,家庭成员间的关系(患者与家庭成员间、家庭成员间) 2. 家庭沟通和交流(思想交流、情感交流和语言交流) 3. 家庭角色(原有角色和变化后角色) 4. 家庭权利(传统权威型、情况权威型、分享权威型和情感权威型) 5. 家庭价值系统(家庭成员的观念、态度、信仰、健康观、家庭价值与信念)
家庭功能	1. 家庭成员间的情感 2. 培养子女社会化的情况 3. 家庭自我保健行为

续表4-2

评估项目	评估具体内容
家庭资源	1.家庭内资源(家庭住宅面积、交通便利情况、经济来源、医疗保险、知识、风俗、道德观念、信息、教育、文化素养等) 2.家庭外资源(家庭周围社会支持性团体:邻里、志愿者和家政服务部门等。社会保障设施:医疗保险机构、居民委员会、养老院、社区卫生服务中心等)
家庭与社会的关系	1.家庭与亲属、社区、社会的关系 2.对社区的看法 3.家庭利用社会资源的情况和能力
家庭应对和处理问题的能力和方法	1.家庭成员对健康问题的认识(疾病的理解和认识等) 2.家庭成员间情绪上的变化(不安、动摇、压力反应) 3.家庭战胜疾病的决心(家庭成员参与护理情况等) 4.家庭应对健康问题的方式 5.生活调整(饮食、睡眠、作息时间) 6.家庭的经济负担能力 7.对家庭成员健康状况的影响(疲劳、失眠、精神压力性疾病),家庭成员的照顾能力

(二)评估工具

常用的家庭护理评估工具有家系图、家庭功能评估表、家庭圈和社会支持度评估工具等。

1. 家系图

家系图又称家庭结构图,是以符号的形式家谱的方式展示家庭结构、家庭人口学信息、家庭生活事件、健康问题等信息。根据家系图社区护士和其他医务人员能够迅速评估家庭基本情况、判断危及家庭健康的问题和家庭高危人员等。

家系图可包含三代或三代以上人口,不同性别、角色、关系用不同符号表示(图4-1,图4-2)。第一代在上方,第二代或其他后代在下方;同代人从左开始,依出生顺序从左到右排列,年龄大者排在左边。每个成员符号旁,可标注年龄、婚姻状况、出生或死亡日期、患病情况。也可根据需要标注家庭成员的职业、文化程度、家庭决策者、家庭重要事件及主要健康问题。

从家系图中获得的资料:家庭人数、家庭的结构类型、家庭生活周期、家庭关系、家庭疾病史和(或)家庭现病史、家庭成员的基本资料信息。家系图是了解家庭客观资料的最佳工具,是家庭健康档案的重要组成部分,家系图直观、方便,一般可在10~15 min内完成,其内容可不断积累、修改,在社区护理中有较高的使用价值。

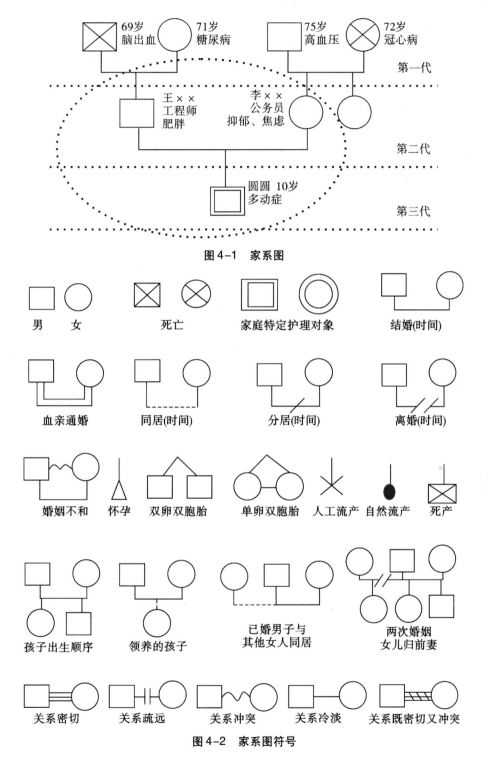

图 4-1　家系图

图 4-2　家系图符号

2. APGAR 家庭关怀度指数

APGAR 家庭关怀度指数又称家庭功能评估表,是用来检测家庭功能的自评问卷,该

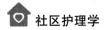

问卷是斯密克汀(Smilkstein)1978年设计的检测家庭功能的主观评价问卷,适用于初次家访对家庭功能的简单了解。问题较少,评分容易,可以粗略、快速地评价家庭功能,因而比较适宜在基层工作中使用。APGAR含义:适应度(adaptation,A)、合作度(partnership,P)、成熟度(growth,G)、情感度(affection,A)和亲密度(resolve,R)。量表包括两部分,第一部分测量个人对家庭的满意度(表4-3),第二部分用于了解个人和家庭成员间的关系(表4-4)。

表4-3　APGAR家庭功能评估表(一)

项　目	经常 (2分)	有时 (1分)	几乎从不 (0分)
1. 当我遇到问题时,可以从家人得到满意的帮助(适应度) 补充说明	☐	☐	☐
2. 我很满意家人与我讨论各种事情以及分担问题的方式(合作度) 补充说明	☐	☐	☐
3. 当我希望从事新的活动或发展时,家人都能接受且给予支持(成熟度) 补充说明	☐	☐	☐
4. 我很满意家人对我表达感情的方式以及对我情绪(如愤怒、悲伤、爱)的反应(情感度) 补充说明	☐	☐	☐
5. 我很满意家人与我共度时光的方式(亲密度) 补充说明	☐	☐	☐

注:总分10分。7~10分,家庭功能良好;4~6分,家庭功能中度障碍;0~3分,家庭功能严重障碍。

表4-4　APGAR家庭功能评估表(二)

将与您同住的人(配偶、子女、朋友等)按密切程度排序			与这些人相处的关系(配偶、子女、朋友等)		
关系	年龄	性别	好	一般	不好
如果您和家人不住在一起,您经常求助的人(家庭成员、朋友、同事、邻居)			与这些人相处的关系(家庭成员、朋友、同事、邻居)		
关系	年龄	性别	好	一般	不好

3. 社会支持度图

社会支持度体现以服务对象为中心的家庭内外的相互作用。连线表示两者间有联系,双线表示关系密切。社会支持度图有助于社区护士较完整地认识家庭目前的社会关系以及可利用的资源(图4-3)。

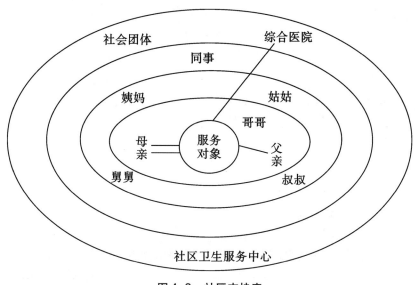

图4-3 社区支持度

4. 家庭圈

家庭圈是由某一家庭成员自己画的关于家庭结构与家庭关系的图,主要反映一个家庭成员对家庭关系的感性认识、情感倾向、家庭成员间关系的亲疏程度等。

家庭圈的绘制是先让某个家庭成员画一个大圈,表示其所在的家庭,再在大圈内画上若干个小圈,分别代表其本人和其他家庭成员。圈与圈之间的距离代表家庭成员间关系的亲疏,圈自身的大小代表成员权威或重要性的大小(图4-4)。社区护士可离开几分钟,让家庭成员独立完成。随后,社区护士向家庭成员提问题或让其解释图的含义,从而使社区护士了解该家庭的情况。社区护士还可以比较两个不同家庭成员的家庭圈,并与两位或几位家庭成员一起比较分析,发现他们之间缺少沟通的方面或彼此间不同的期望,使之修改角色,改善家庭功能。

家庭圈反映的是某一家庭成员当前对家庭关系的主观看法,一般只代表当前的认识,会随着时间而不断地发生变化,因而需要持续地修正。它是一种了解家庭结构与功能的简单方法,可作为评价家庭功能障碍的出发点。

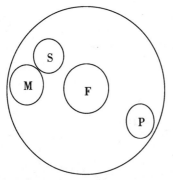
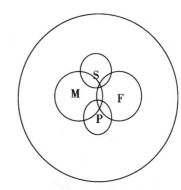

F—父亲
M—母亲
S—姐妹
P—患者

患者是26岁的单身男子,父亲主宰全家,患者较自卑,极少请求家庭帮助

患者是位17岁的男青年,全家人关系亲密

图4-4　家庭圈

(三)社区家庭护理评估注意事项

1.收集资料要全面、有价值

社区护士要运用多种方法收集资料,观察法和交谈法是收集资料的主要方法。在收集资料时,一般社区护士往往只注重收集家庭患病成员的资料,而忽视收集家庭其他成员的资料,同时家属也很少主动向社区护士倾诉他们的烦恼和痛苦。所以社区护士只有在和家属建立信赖关系的基础上,才能挖掘和发现家庭深层次的健康问题。同时,还应充分利用其他途径来收集资料,如医院的病历记录、社区居民健康档案、社区人口资料等,以便如实掌握家庭成员的健康状况。

2.随时收集资料

由于家庭成员的状况不是一成不变的,所以社区护士要不断地收集家庭的新资料,及时修改家庭护理计划。

3.正确地分析资料和做出判断

由于家庭健康护理比医院患者的护理复杂,社区护士要充分认识家庭的多样性,即使是同样的健康问题,在不同的家庭背景下其处理方法也各有其独特性。所以正确地分析资料和判断问题显得尤为重要。

二、社区家庭护理诊断

家庭护理诊断又称家庭护理问题,是根据评估收集的资料,判断家庭存在的健康问题,为制订家庭护理计划提供依据。

(一)基本步骤

1.整理资料、分析资料

根据收集到的资料,去伪存真,按家庭问题进行分类整理。

2.确定家庭健康问题

综合分析资料时,重点分析家庭在各发展阶段尚未完成的发展任务、患病的家庭成员给家庭带来的变化、家庭突发紧急事件等健康问题。从整体上分析各种家庭健康问题,理清健康问题间的相互关系,判断家庭护理需求。

3. 确定优先解决的家庭护理问题

社区护士要对家庭健康问题按照由急到缓、由重到轻的原则排序,即对家庭健康威胁最大、急需解决的健康问题排在首位,立即拟定计划,优先解决,其他问题依次解决。

(二)社区家庭护理诊断

家庭护理诊断采用护理诊断的陈述方式(PES)。根据北美护理诊断协会(NANDA)的诊断系统,综合家庭实际情况提出相关护理诊断,举例如下。

(1)活动无耐力。

(2)母乳喂养有效。

(3)母乳喂养不当或无效。

(4)母乳喂养中断。

(5)照顾者角色紧张。

(6)有照顾者角色紧张的危险。

(7)不适:①急性疼痛;②慢性疼痛。

(8)沟通障碍。

(9)语言沟通障碍。

(10)应对无效:①防御性应对;②无效性否认。

(11)家庭有增强应对的愿望。

(12)家庭妥协性应对。

(13)家庭应对能力缺陷。

(14)决策冲突。

(15)娱乐活动缺乏。

(16)家庭运作中断。

(17)生长发育迟缓:①有发育迟缓的危险;②有生长不成比例的危险。

(18)成人缺乏生命活力。

(19)健康维持无效。

(20)寻求健康行为(特定)。

(21)持家能力障碍。

(22)婴儿有行为能力增强的潜力。

(23)有受伤的危险:①有误吸的危险;②有跌倒的危险;③有中毒的危险;④有窒息的危险;⑤有外伤的危险。

(24)知识缺乏。

(25)有孤独的危险。

(26)个体处理治疗的危险。

(27)处理治疗方案不当或无效。

社区护士可以根据每个家庭的实际情况灵活地确定一些具体的护理问题,当家庭护理诊断不止一个的时候,社区护士需要判断解决每个问题的轻重缓急以及处置的优先

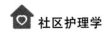

次序。

三、社区家庭护理计划

家庭护理计划是以家庭护理诊断及预测为依据,确定家庭护理目标和选择家庭护理措施的过程。目标的陈述要简单明了、切实可行,服务对象乐意接受,并可被观察和测量,以增进服务对象及其家属的信心。

(一)制定社区家庭护理计划的原则

1. 互动性

每个家庭成员均有权力对自己的健康做出决定,让家庭及成员均参与家庭护理计划的制订。社区护士主要负责为家庭提供信息、并指导家庭运用家庭内外部资源,制订家庭护理计划。

2. 意愿性

制订计划时要考虑到家庭成员的态度、家庭健康观、价值观及世界观。

3. 可行性

社区护士在协助制订家庭护理计划时,应充分考虑时间、家庭资源的可利用度、家庭生活行为习惯和家庭执行能力。

4. 合作性

应与其他健康服务人员和服务机构合作,充分利用其资源。

5. 特殊性

即便有相同的家庭健康问题,由于家庭成员、生活习惯、健康行为等家庭环境的不同,所制订的方案应具有个性化。

(二)制订社区家庭护理计划

完整的家庭护理计划表见表4-5。

表4-5 家庭护理计划表

日期	家庭护理诊断	目标	实施计划		评价计划	
			护理措施	实施时间	评价标准	评价时间

1. 确定家庭护理目标

护理目标有长期目标和短期目标。长期目标是社区护士和家庭希望达到的最终理想目标。短期目标是指为实现长期目标而需要在几天、几周或几个月内等短时间内达到的多个分目标。

2. 选择合适的家庭护理实施方案

护理实施计划包括护理措施和实施时间。在制订具体的护理措施时应注明护理措施的实施者及实施途径(如利用何种资源)。

3. 制定评价计划

评价标准可以是护理目标,也可以是护理目标的细化,评价计划要包括评价的时间及评价标准等。

四、社区家庭护理实施

家庭护理实施是将家庭护理计划付诸实际行动,以消除或改善家庭健康问题的过程。主要责任者和实施者是家庭成员,社区护士起着指导、引导等作用,也需要其他健康护理小组成员、家庭社会关系网中的其他人员等共同协助参与。

家庭护理实施主要包括:帮助家庭应对疾病和各种压力的措施,教育和指导家庭经受发展中的改变的措施,促进家庭有效利用资源的措施,帮助家庭环境保持健康的措施,针对护理对象的病情提供医疗与护理措施等。社区护士可扮演教师、导演、教练、顾问、倡导者、合作者及评估者等角色。

五、社区家庭护理评价

家庭护理评价是对家庭护理活动进行的全面检查与控制,是检测家庭护理计划实施成功的关键措施,贯穿于家庭护理程序的全过程。包括过程评价(阶段评价)和结果评价(总结性评价)。

(一)过程评价(阶段评价)

过程评价是对家庭护理程序中的评估、诊断、计划、实施4个阶段分别进行评价,根据评价结果随时修改方案。①评价评估:评价收集的资料是否完整、真实、有用,是否有利于确定家庭健康问题。②评价护理诊断:评价护理诊断是否反映家庭主要健康问题,护理诊断陈述是否正确。③评价护理计划:评价护理计划的制订是否可行,家庭成员的积极性,家庭可获得的社会资源情况等。④实施阶段:计划是否顺利执行,有无障碍,导致障碍的原因等。

(二)结果评价(总结性评价)

结果评价是评价家庭在接受护理干预后的效果,即是否达到了预期目标。若达到了预期目标,社区家庭护理程序的定制完美,可以终止家庭护理;如果未达到预期目标,根据实施的结果检测达到预期的比例,对家庭护理评估、诊断、计划和实施进行修改或补充,继续给予家庭护理,最终实现预期目标。

1. 家庭成员健康发展的评价

①患病的家庭成员和家属日常生活质量提高的程度:患病的家庭成员及家庭能够逐渐过上有意义而充实的生活,家庭成员在照顾患病的家庭成员时,并不失去自己的生活乐趣,也未因照顾患病的家庭成员而造成自身健康不良。②家庭对家庭健康问题的理解程度:患病的家庭成员和家庭获得了应对发展任务和健康问题的基本知识,增强了关心自己身体健康的意识。③家庭情绪稳定度:家庭对问题的应对和处理,是否有不亲近感

和孤独感;家庭成员能否使自己的情绪趋于稳定并参与解决家庭的健康问题。

2. 促进家庭成员相互作用方面的评价

①家庭成员的相互理解:所有家庭成员能相互考虑并理解对方的需求。②家庭成员间的交流:家庭成员开始思考最佳的交流方法。③家庭成员的亲密度和爱心:家庭成员是否有决心和信心相互合作,应对已经出现的问题。④家庭成员判断和决策问题的能力:家庭是否能以家庭成员为主体判断和应对问题,家庭成员是否为此收集了相关资料并在家庭内部商讨解决方法。⑤家庭的角色分工:家庭原有的角色由于发展任务或家庭健康问题而发生改变时,家庭成员是否都参与了自己相应角色工作的分担。

3. 促进家庭与社会关系方面的评价

①社会资源的有效利用:家庭是否积极利用了相应的社会资源来解决家庭健康问题,提供的护理服务是否与家庭的需求相一致,是否朝这个方向努力。②环境条件的改善:家庭成员是否积极地把家庭环境向利于健康的方向改善,是否能够得到近邻的帮助和鼓励。

知识链接

阻碍家庭护理结果产生的情况

(1)家庭漠然。

(2)家庭不能预见家庭护理的结果或对护理措施犹豫不决。

(3)护士强加给家庭的观点。

(4)羞耻感。

(5)家庭的优点被忽略。

(6)忽略文化或性别方面的影响。

(7)家庭的无望感。

(8)害怕失败。

(9)得到资源或支持的途径有限。

(10)对社区卫生系统的害怕和不信任。

第三节　社区家庭护理的方法

家庭访视与居家护理是家庭护理的基本手段,社区护士通过家庭访视和居家护理,完成对家庭护理服务对象的预防保健、健康促进、护理照顾和康复护理工作。

一、社区家庭访视

(一)概念

家庭访视简称家访,是指在服务对象家庭里,为了维持和促进健康而对服务对象所提供的有目的的护理服务活动。家庭访视是家庭护理的重要工作方法,是为服务对象提供的主要服务形式。

社区护士通过访视服务对象的家庭,能了解和发现服务对象的潜在或现存的健康问题,掌握服务对象的家庭现状,了解服务对象的家庭环境、家庭结构、家庭功能和家庭成员的健康状况,为服务对象及其家庭提供全面的医疗服务,以帮助服务对象早日康复,维护和促进服务对象的家庭健康。

(二)目的

家庭访视是用科学方法了解服务对象情况,明确服务对象的健康需求,发现问题,合理制订和实施家庭护理计划,以达到预防危险因素,解决健康问题,促进健康的目的。

1. 协助家庭发现健康问题

通过家访可以了解家庭以及家庭成员的健康状况、家庭生活环境中影响家庭健康的因素,及时协助家庭发现家庭成员某些与健康相关的问题。

2. 确认阻碍家庭健康的危险因素

通过家访确认影响家庭健康的危险因素,了解家庭支持系统的状况,提供切实可行的家庭支持计划。

3. 寻求在家庭内解决问题的方法

收集家庭第一手资料,直接与服务对象合作,根据家庭资源情况采取适当措施,进行有针对性的家庭护理。

4. 提供护理服务

为在家居住的患者或残疾人提供适当、有效的护理服务。

5. 促进家庭功能

通过家庭访视,为家庭提供有关促进健康和预防疾病的健康指导,调动护理对象及其家庭成员积极参与,提高家庭及其成员的自我健康管理能力,促进家庭及其成员掌握与疾病相关的保健与护理知识,促进家庭及其成员正常成长和发展,加强家庭功能的发挥,促进家庭成员之间的人际关系。

6. 为判断社区健康问题提供线索

通过对社区某些具有共性健康问题的家庭进行分析,可以找出社区存在的健康问题。

7. 促进有效利用支持系统

建立有效的支持系统,鼓励家庭充分利用家庭内、外健康资源,为家庭护理服务对象提供心理支持,增强战胜疾病的信心,舒心地在家庭中生活。

8. 有助于与访视家庭建立良好的关系

通过家访,社区护士与访视对象进行充分交流,有助于社区护士与访视对象及其家庭建立融洽的关系,有助于社区护理工作的开展。

(三)社区家庭访视对象与类型

虽然家庭访视的对象是辖区所有的家庭及其成员,但由于辖区家庭和居民较多,社区护士很难对所有的家庭进行家访。因此,实际工作中,往往对有健康问题或潜在健康问题的个人或家庭进行访视,如健康问题多发家庭、特困家庭、功能不完善家庭、结构不完整家庭、具有遗传性危险因素的家庭、有残疾者或慢性病患者且缺少家庭支持系统的家庭等。家庭访视类型有如下4类。

1. 预防性家庭访视

预防疾病和健康促进,主要用于新生儿家访、产后等妇幼保健性家庭访视等。

2. 评估性家庭访视

指对个体、家庭的健康需要和状况进行评估,为制订护理计划提供依据,通常是一次性的。常用于有家庭问题或健康问题的患者的评估,以及年老、体弱或残疾人等的家庭环境评估。

3. 连续照顾性家庭访视

指为患者提供连续性的照顾,常定期进行。主要用于患有慢性疾病或需要康复护理的患者、临终的患者及其家属等。

4. 急诊性家庭访视

解决临时性的、紧急的家庭问题,如外伤、家庭暴力等。

(四)家庭访视程序及注意事项

1. 访视前准备工作

这是家庭访视成功的首要条件。

(1)选择访视对象及优先顺序　在有限的时间、人力资源等情况下,社区护士应安排好家访的优先顺序,以便合理利用时间和人力,做最有效的工作。遵循原则如下。

1)家庭成员存在影响人数多的健康问题,优先家访。如传染病(霍乱、痢疾等),若不优先加以控制,将会影响到更多人的健康。

2)对生命有严重影响的家庭,应优先家访。如社区中有外伤、出血的家庭应优先访视,并积极配合急救或协助送到就近医院治疗。患先天性心脏病的小儿家庭和有肺心病患者的家庭,也应列为优先访视。

3)易留下后遗症的家庭,如心肌梗死、脑卒中等出院后仍须加强护理的患者家庭,应优先家访。

4)卫生资源能控制疾病的家庭,列为优先访视对象。对于预约健康筛查未能如期进行的患者,如糖尿病、高血压患者,很大程度上将影响其今后生活质量及造成经济损失,加重患者及家庭的痛苦和导致卫生资源的浪费,应列为优先访视对象。

5)其他。在优先访视患者中,还要根据要具体情况具体分析,灵活安排访视程序和路线。如果同时需要访视两个患者,一个居住较远且病情严重,另一个居住较近病情较轻,则应当优先访视前者。如果同时有两个患者,一个是病情已基本得到控制的传染病患者,而居住较近,另一个也是一般性访视而且居住较远,则优先访视后者。如果一处有两个患者,一个患者躯体留置引流管需换管,另一位患者患有褥疮已破溃感染需换药,则应安排前者优先处置,洗手后再对后者进行换药。

(2)确定访视目标　①在第一次访视之前,社区护士要熟悉访视家庭所需要帮助和解决的问题,对访视家庭的环境有一定的了解,并制订初步的支持计划。社区护士主要从以下几个方面了解受访家庭的情况:患者的出院介绍、家属到社区卫生服务机构寻求帮助或进行某些健康咨询时提出的问题和困难、社区的家庭健康档案资料等。②对家庭做连续性的管理与护理时,在每次访视前要对上一次访视进行总结和评价,补充遗漏,重新修订访视计划,并制定新的访视目标。目的是经过一段时间的访视管理后,便可根据目标评价的结果,对计划进行调整。

(3)准备访视物品　根据访视目的和访视对象确定家访用物,访视物品分为两类。一类是访视前应准备的基本物品,包括:①体检工具,如体温计、血压计、听诊器、手电筒、量尺;②常用消毒物品和器械,如酒精、棉球、纱布、剪刀、止血钳;③隔离用物,如消毒手套、围裙、口罩、帽子、工作衣;④常用药物及注射工具;⑤其他如记录单、健康教育材料及联系工具(地图、电话本)等。另一类是根据家访目的增设的访视物品,包括:①对新生儿访视时增加体重秤;②有关母乳喂养和预防接种的宣传材料等。

(4)联络被访家庭　具体访视时间,原则上需要事先与访视家庭预约,一般是通过电话预约,让访视家庭事先做好必要的准备工作,以提高工作效率。如果因为预约使家庭有所准备而掩盖了想要了解的真实情况时,可以安排临时性突击家访(即急诊性家庭访视)。

(5)安排访视路线　社区护士根据具体情况安排一天的家庭访视路线,可由远而近,或由近而远,并在访视机构留下访视目的、出发时间及预定回归时间和被访家庭的住址、路线和联络方式,以备有特殊情况时,家访机构能尽早与访视护士取得联络。当同一天访视多个家庭时,顺序遵照家访优先原则。

2.访视中的工作

分为初次访视和连续性访视。

(1)初次家访　是以后顺利实施访视的重要基础。因此,社区护士应努力与服务对象及其家庭建立信任、友好、合作的关系。

1)建立关系:与服务对象及家庭建立信任、友好、合作的关系。访视目标的实现需要服务对象及家庭成员的配合,否则会影响资料的真实性。

2)自我介绍:初次访视时,社区护士要向访视对象介绍所属单位的名称和本人的姓名,向访视对象确认住址和姓名。通过简短的社交过程使访视对象放松并取得信任。

3)尊重对象,提供有关信息:社区护士应向访视对象解释访视目的、必要性、所提供的服务、所需时间等。在访视对象愿意接受的情况下提供服务和收集资料,还可以向访视对象明确其权利,必要时可签订家庭访视协议。

(2)连续性家访　再次进行家访前,社区护士应对上次访视制订的计划进行评价,结合本次家访的情况对上次制订的计划进行必要的修订,并按照新制订的护理计划进行护理和健康指导。同时在访视中也应不断地补充收集护理对象及其家庭的资料,以便及时发现问题、解决问题,并为以后的访视提供充分的依据。

(3)社区家庭护理程序　包括评估、护理诊断、计划、护理实施、结果评价5个步骤。

1)评估:包括初步的服务对象评估、家庭评估、环境评估,对资源设备、知识水平、社区资源的评估等。掌握现存的健康问题或自上次访问后的变化情况。初次访视不一定要求获取所有资料,具体内容见本章家庭评估的内容。

2)护理诊断:根据评估结果,确定家庭健康问题。

3)计划:与护理对象共同制订或调整护理计划,确立目标,建立向健康方向发展的目标。

4)护理实施:进行健康教育或护理操作。护理操作过程中,注意防止交叉感染,严格执行无菌技术操作原则,消毒隔离制度,排除其他干扰(如电视等),及时回答护理对象的提问,必要时向其介绍转诊机构。操作后还要妥当处理污染物,避免污染,整理用物并洗手。

5)结果评价:根据访视的整体情况,咨询患者与家属,做出评价结果。

(4)简要记录访视情况　在访视时,对收集到的主、客观资料以及进行护理措施和指导的主要内容进行记录。记录时注意只记录重点内容,不要为了记录而忽略了访视对象的谈话。

(5)结束访视　当访视目的完成后,根据访视对象问题的缓急,征求访视对象意见后,与家访对象预约下次访视时间和内容。要告知访视对象有问题时的联系方式,给家庭留下访视者的有关信息,如联系电话、工作单位地址等。

3.访视后的工作

(1)消毒及物品的补充　访视结束后回到社区卫生服务中心,把所有使用的物品进行必要的处理、整理和补充访视包内的物品。

(2)记录　对访视中计划的实施情况进行记录,可供日后评价参考,或作为社区护士本人对工作自我评价及改进工作的依据。访视记录可提供给其他工作人员,使其对患者或其家庭的健康问题有所了解,也可作为同行间交流、协作的条件。访视记录中的内容,可作为科研和教学的素材。记录原则为正确、简洁、时效,应使用统一、规范的表格,最好建立资料库,建立家庭健康档案。

(3)总结　每次家庭访视结束后,社区护士都应写出家庭访视小结,对本次家庭访视的整个经过进行概括,并指出家访中的成绩与不足及今后努力或改进的方向。当对一个家庭的访视告一段落时,应写出一份完整的家庭访视报告。

(4)修改护理计划　根据收集到的家庭健康资料和新出现的健康问题,修改并完善护理计划。如果访视对象的健康问题已解决,即可停止访视。

(5)访视评价　无论是在访视中或是在访视后,社区护士应都及时评价访视计划、效果等情况,以便及时修改访视内容,提高访视成效。

(6)协调合作　与其他社区工作人员交流访视对象的情况,如个案讨论、汇报等,商讨解决办法。如果现有资源不能解决访视家庭的问题,而且该问题在社区护士职权范围内不能得到解决时,应与其他服务机构、医师、设备供应商等取得联系,对访视对象做出转诊安排。

4.家庭访视中的注意事项

(1)着装 着装得体,整洁、协调、便于工作,适合社区护士身份。穿舒适的鞋,以便必要时能够跑动。不佩戴贵重首饰。随身带身份证、工作证等。

(2)态度 要求合乎礼节,稳重大方,尊重被访视对象及其家庭的交流方式、文化背景、社会经历等,保守被访问家庭的秘密。

(3)时间 以1 h以内为宜,避开家庭的吃饭和会客时间。访视时间单次低于20 min,最好将两次访视合并,但家庭要提供重要物品或信息的例外。若单次访视时间超过1 h,最好分成两次进行,以免时间过长影响访视对象的个人安排,或影响下次访视。

(4)伦理 社区护士应做到保守被访视家庭的秘密,同时注意自己的态度、信仰和价值观不要影响访视对象做决策。

(5)服务项目与收费 应明确收费项目和免费项目,一般家访人员不直接参与收费。访视护士不应接受礼金、礼物等。

(6)安全 社区卫生服务机构应制定家访安全制度,社区护士在家访过程中应注意安全问题,并按照相关规定进行工作。

1)保护家庭成员的安全:在家访中如有人可能有大的危险或正在受伤,访视护士必须立即给予处理,并报警或通知急救中心。

2)保护自己的安全:①家访前与社区卫生服务机构其他人员共同准备好行程计划,包括家访的时间、走访家庭的姓名、地址、电话及交通工具等,以便使他人了解其行程;②不佩戴贵重的首饰,不携带大量现金;③避免单独去一些偏僻的场所或偏远的地方,社区护士有权要求陪同人员同行;④只在计划好的时间内进行访视;⑤家访时如果遇上一些有敌意、发怒、情绪反复无常的服务对象,或对周围的环境陌生,可在提供急需护理后立刻离开现场;⑥社区护士在服务对象的家中看到一些不安全因素,如打架、酗酒、吸毒、有武器等,可立即离开;⑦做好相关记录和文件的签署,把握职业范围,慎重对待无把握或没有定论的信息,避免医疗纠纷。

二、社区居家护理

(一)居家护理概念

居家护理是指社区护士直接到患者家中,向居住在家庭的患者、残障人、精神障碍者,提供连续的、系统的基本医疗护理服务。患者在家中不仅能享受到专业人员的照顾,还能享有正常的家庭生活,能减少家属照顾地来回奔波,节省医疗和护理费用。

(二)居家护理目的

1.在服务对象及家庭方面

(1)为患者提供持续性医疗护理服务,使患者在出院后仍能获得全面照顾。

(2)避免久留医院增加交叉感染的机会。

(3)降低出院患者的再住院率及急诊的求诊频率。

（4）鼓励患者学习自我照顾的知识和技能，提高生活质量。

（5）减少患者家属往返奔波医院之苦。

（6）减轻家庭的经济负担，增进家属照顾患者的知识与技能。

2. 在护理专业和医疗机构方面

（1）扩展护理专业领域，促进护理专业的发展。并可提供个体化、人性化的护理服务。

（2）促进医疗卫生资源的合理运用，如缩短患者住院日数，增加病床的利用率等。

（三）居家护理对象及形式

居家护理是在家庭环境里向患者提供护理服务，护理对象是医院外的患者，包括刚出院且有后续照护需求的患者、在家疗养的慢性病患者、康复期患者等，也包括癌症晚期、高龄失能和老年痴呆等特殊患者。居家护理主要有两种形式，即家庭病床和家庭护理服务中心。

1. 家庭病床

家庭病床是以家庭作为治疗护理场所，设立病床，使患者在熟悉的环境中接受医疗和护理，最大限度地满足社会医疗护理要求，是医院住院服务的院外补充形式，也是社区卫生服务的一种重要形式。

家庭病床符合社会健康产业的发展目标和方向，各地卫生行政部门非常重视家庭病床服务，很多地区规范了社区卫生服务中心患者申请建立家庭病床的标准和收费标准。

目前，家庭病床的管理模式主要有 3 种。

（1）一条线管理模式　由医院家庭病床科统一管理。

（2）分块管理模式　由社区医生组成一个服务团队，共同分担家庭病床工作。

（3）条块结合管理模式　将统一管理与分散管理相结合。

由于现在大部分社区卫生服务中心因没有建立家庭病床科而主要采用第二种管理模式。

2. 家庭护理服务中心

这是对家庭中需要护理服务的人提供护理的机构。美国称之为家庭服务中心，日本又称之为访问护理中心。国际发达国家正积极推广和使用这种方式，是居家护理的发展方向。

目前我国一些看护服务公司借鉴发达国家经验与做法，推出了专业的居家护理试点机构，聘请具有丰富临床护理经验的护理人员，为居家患者或老年人提供病情观察、生活照料、合理用药和居家安全指导、老年常见病护理、康复护理等专业居家护理服务。

（1）机构设置　机构是由社会财团、医院或者民间组织等设置。其经费独立核算，经费来源主要是护理保险机构，少部分由服务对象承担。

（2）工作人员　其工作人员固定，由主任 1 名，副主任 1 名，医师 1~2 名，社区护士数十名，护理员和家政服务员数十名，康复医师数名，心理咨询医师 1 名，营养师 1 名组成。护士是护理服务中心的主体。中心主任和副主任多数是由社区护士担任，也有的地方由医师担任。

（3）服务方式　首先由想接受服务的对象到服务中心申请,服务中心接到申请后,由社区护士到申请者家中访视,进行评估。评估内容包括:需要护理情况,需要医师诊查情况,家庭环境,需要心理咨询医师介入的情况,需要护理员进行生活护理情况,需要家庭服务员家务服务情况等。无论是哪种形式的居家护理,都需要满足以下条件,才能得到良好发展。

1）患者家中必须有能担负照顾责任的人,因为护士只能定期到家中进行护理和指导,24小时的照护主要依靠患者自己和家属。

2）护理费用纳入相关保险,这是居家护理的基本保证。

3）有明确的经营方向和资源管理方法,这样才能使居家护理得到发展。

4）建立健全相关制度,要有明确的制度规定,如居家患者病情变化需要住院时的诊疗方法,需要继续治疗和护理的患者出院后获得居家护理的方法等。

（四）居家护理内容

1. 心理护理

由于病程较长而易出现紧张、焦虑、抑郁甚至绝望心理,社区护士应鼓励患者表达内心真实想法,并耐心倾听。帮助患者以积极乐观的态度面对生活。与患者亲朋联系,鼓励他们多探望患者。在病情许可的情况下,可带患者外出,加强与外界接触。

2. 运动指导

合理运动,改善生理状况,促进机体功能恢复。社区护士应根据患者病情及耐受情况进行综合评估,对患者进行合理运动指导。向居家患者及照顾者详细讲解运动方式、时间、量及强度等。对于卧床患者,应根据病情,指导其在床上进行主动或被动运动,防止肌肉萎缩,促进康复。

3. 环境指导

整洁、干净的家庭环境,能保护和促进健康。社区护士应针对居家患者的家庭环境进行相应的指导。阴暗潮湿的家庭环境,不但会损害视力,而且增加意外伤害的发生率。因此,应指导家庭采取合适照明措施,保持光线适宜柔和。注意开窗通风,同时避免穿堂风直接吹在患者身上。对伴有残疾且需依赖轮椅的居家患者家庭,应指导其进行无障碍家庭环境改造。

4. 营养指导

合理膳食能增进居家患者的食欲,改善营养状况,促进机体康复。社区护士应指导居家患者家庭在食物烹饪时选择食物应多样化,粗细、荤素合理搭配,注意平衡膳食,并尽量满足患者的口味,做到色香味俱全,以促进患者食欲。根据患者病情制订适宜饮食计划。

5. 康复训练指导

患者常常伴有身体缺陷或功能障碍,社区护士应协调全科团队为患者制订合理的康复训练计划,指导督促患者进行康复训练,防止功能障碍进一步加重。

6. 导管的家庭护理

由于疾病的影响和康复的需要,患者可能需携带一种导管。主要有留置导尿管、T管和鼻饲管。社区护士应对患者家庭进行相应的护理指导。

（1）留置导尿管的家庭护理

1）健康教育。向患者及家属解释其发病原因、讲解有关患者自身疾病知识。

2）防止泌尿系统逆行感染。①将导尿管固定于下腹部，始终保持集尿袋低于耻骨联合；②保持尿道口清洁，每日用 0.05% 碘伏棉球擦洗尿道口 2 次，会阴部每日清洗 2 次；③定时更换集尿袋，并及时倾倒，更换集尿袋时引流管位置低于耻骨联合，以防尿液反流；④1~4 周更换导尿管 1 次。

3）保持尿管通畅，避免扭曲受压、堵塞。

4）训练膀胱功能。可采用间歇性夹管方式夹闭导尿管，每 3~4 h 开放 1 次，使膀胱定时充盈、排空，促进膀胱功能的恢复。

5）指导患者及家属观察尿液情况（颜色、性状及排出量），发现尿液混浊、沉淀或血块阻塞时，应及时与社区护士联系，可行被动性膀胱冲洗，注意操作时低压少量冲洗。每周检查尿常规 1 次。

6）告知留置导尿目的，留置导尿期间仍然可以活动，最大限度减少患者顾虑，增加其治疗信心，积极配合治疗。

7）留置导尿患者以长期卧床和高龄患者为多，宜食用清淡易消化且富含维生素等营养丰富的食物。可选用瘦肉、鱼、豆制品、牛奶等；多食新鲜绿叶蔬菜；忌食辛辣、刺激性食物，防止便秘。

8）嘱患者多饮水，尽量少饮浓茶。每天在病情许可情况下多饮水，每日摄水量 1 000~2 000 mL（包括口服和静脉输液等）。宜上午多饮，下午及晚上少饮，以免夜尿增多，影响睡眠。同时告之患者多饮水可起到生理性膀胱冲洗的作用，也可防止便秘、泌尿结石的形成。

（2）T 管的家庭护理

1）向患者及家属解释胆汁的分泌、作用、正常引流量及 T 管引流的作用及拔管时间。

2）切口和 T 管护理。①夹管与固定：T 管开放引流者，妥善固定 T 管，防止滑脱，将连接无菌引流袋的 T 管用别针固定于床旁，再用胶布固定 T 管，引流袋位置低于引流口位置以防逆行感染，观察胆汁量、色、质。全天夹管者，用碘伏消毒引流口，再用无菌纱布包好反折，用别针固定于内衣外面，以便活动。每周到医院包扎 1 次。间断夹管者，根据引流胆汁量的逐渐减少可逐渐延长夹管时间，直至全天夹管。夹管过程中若有腹痛等不适症状时，应及时去医院就诊。②引流管保持通畅：勿扭曲、挤压引流管，以保持引流管通畅。指导患者下床活动时，用别针将引流管与衣服固定，以防不慎滑脱。引流管留有适当长度，以便活动。经常挤捏 T 管，防止胆汁淤积引起感染。如有胆汁引流不畅，疑有阻塞时，应及时就诊。③更换引流袋：指导患者及家属学会更换引流袋。通过示教、演示等多种方法，直至患者和家属熟练掌握更换引流袋的每个操作步骤及注意事项。并且强调操作前洗手，注意无菌操作，用碘伏消毒引流管口后，戴无菌手套把引流袋更换好，每日更换引流袋 1 次。④皮肤护理：指导患者及家属观察切口和引流口周围皮肤有无红、肿、热、痛等感染征象，保持切口周围皮肤的清洁、干燥，未拔管之前不可淋浴，避免污染切口和引流口，引起感染，必要时切口和引流口处涂碘伏或电话咨询等，如发现有胆汁渗漏皮肤,应及时更换纱布,量多有腐蚀皮肤者局部涂擦锌氧油。避免穿紧身衣裤,以免摩擦引流管口皮肤。

3)指导患者采用少量多餐的方式进食高蛋白、高热量、富含维生素、易消化低脂饮食。避免刺激性强的辛辣饮食、避免暴饮暴食。

4)指导患者多活动。活动量、活动范围及持续时间以患者能耐受为准,不能劳累。术后1~3个月避免重体力劳动。保持良好生活习惯。

5)带T管患者尤其是需要开放引流的患者在自我形象方面有所改变,往往在与人交往时心存疑虑,非常需要家人的理解和支持。此外,积极有效的社会支持与帮助,可以缓解患者的经济与生活压力。可根据患者的实际情况,必要时协助患者参加相应的医疗保险,对于病情复杂,T管需长期留置者,尤其重要。

6)抬管、拔管及随访指导。对于T管引流患者,术后3 d内行常规自然重力引流,观察腹腔引流管并保持通畅,引流液逐渐减少且无胆汁样液体后,抬高引流管,平卧时以腋中线为水平线,坐位及立位时以剑突为水平线,应用床旁输液架及绷带,调整T管及外接管近侧高度,并保持远端低于水平线以下,逐渐抬高5~10 cm;观察患者反应,若无术区、腹部疼痛及其他消化道症状,最后抬高至15~18 cm;术后3周行T管造影显示下端通畅后拔出T管。指导患者自我观察抬管后的反应,如有恶心、呕吐等消化道症状应及时开放T管,并与医护人员联系。告知患者T管留置时间约1个月去医院复诊。

(3)鼻饲管的家庭护理

1)鼻饲目的与意义。鼻饲可以保证不能经口正常摄食患者的营养,是维持生命的通道。

2)鼻饲食物的选择指导。合理加工为流质,以高蛋白、高维生素、高热量、易消化为原则,如牛奶、米粥汤、蔬菜汁、新鲜果汁、鱼汤、鸡汤等。便秘患者增加膳食纤维,糖尿病患者减少碳水化合物的供给。

3)鼻饲方法指导。①鼻饲前准备:食物、注射器、温开水、操作者洗手、周围环境清洁,鼻饲前给予翻身拍背,抬高床头30~80 cm,患者处于半坐卧位或坐位。尤其是处于昏睡或觉醒状态低下的患者,存在静息性误吸的危险,而且通常无咳嗽症状不利于临床观察,鼻饲时,尽可能让患者取半卧位或坐卧位。②鼻饲过程:检查胃管外露长度,是否有脱出,用注射器抽吸胃内容物,判断胃管是否在胃内;注食前后给予20~30 mL温开水冲洗管道,鼻饲量200~300 mL,在25~35 min内均匀注入,鼻饲液温度保持在38~40 ℃,每次抽吸鼻饲液时,应将胃管末端反折,防止灌入食物反流;每次注食间隔时间3~4 h,鼻饲过程中,患者出现呛咳、呕吐等不适,应停止注食,及时处理。③鼻饲后处理:患者保持半坐位或坐位1 h,可借重力和坡度作用防止食物反流,避免吸入性肺炎;记录本次鼻饲的量、时间,注意患者腹部情况、排便情况等。

4)鼻饲管的更换时间指导。目前临床使用胃管一般是硅胶胃管,每4周更换1次。

5)鼻饲并发症的预防指导。①防胃管脱出指导:指导照顾者观察胃管插入长度,标记外露管道,注食前测量体外胃管长度,检查口腔、咽部是否有胃管盘曲。检查固定胃管装置是否适宜。如胃管脱出或部分脱出,应停止鼻饲,通知医务人员处理。②防胃管堵塞指导:鼻饲时选择合适的胃管,胃管末端孔过小,易被食物堵塞。准备食物时注意黏稠度适宜,每次注完食物,用温开水彻底冲干净管道,以免食物堵塞胃管或积存管腔中变质引起胃肠炎。鼻饲药物时,磨碎药物,温水溶解后单独注入,不可和食物混合在一起,鼻饲药物前后也要用温开水彻底冲干净管道。如胃管堵塞严重,及时寻求医务人员的帮助。③胃肠道反应:长期鼻饲患者易出现腹泻,操作中严格遵守鼻饲操作标准,采用新鲜食物。如有腹胀、腹泻,延长鼻饲间隔时间,减少鼻饲量。

6)随访指导。指导患者在家鼻饲期间,定期到医院复查,一旦发现特殊情况及时到医院就诊。

(4)肠造口的家庭护理

1)排便规律训练指导。排便途径的改变严重影响肠造口患者的自尊和心理,排便不规律易引起造口周围皮肤炎症、破溃等并发症,对患者进行排便规律训练,让患者术后尽快养成规律排便习惯,以便患者术后回归社会,提高患者的生活质量。指导患者进行腹壁肌收缩训练,以帮助控制粪便自然溢出。指导其规律饮食、适当运动。告诉患者经过各种训练完全可控制粪便的排泄,以增强患者信心。

2)正确使用人工肛门袋。通过示范等方法,向患者介绍正确选用适合患者自身的人工肛门袋和使用造口袋的方法,教患者家属帮助患者进行造口袋的有效更换。之后让患者自己更换造口袋。

3)造口周围皮肤护理。粪便溢出会引发造口周围皮肤炎症甚至感染,回肠内容物刺激皮肤,易致皮肤溃疡。用温生理盐水对造口进行定期灌洗,为保持造口周围清洁干燥,在造口底盘垫上消毒过的棉垫,并及时更换。同时在造口周围涂氧化锌油保护局部皮肤,局部外涂红霉素等抗生素软膏抗感染。发生造口周围糜烂则可将粉状护肤剂涂在糜烂面上,再在糜烂面上涂皮肤保护剂。

4)常见肠造口并发症的防护指导。①造口狭窄:轻度狭窄,可用手指扩张造口,指导患者扩肛的方法及注意事项,动作须轻柔,不可再损伤造口,如扩肛失败则改手术治疗。②粪性皮炎:结肠造口术后局部保持清洁、干燥(可用清水冲洗后再用柔软的卫生纸吸干)。排便后保持周围皮肤清洁干燥,忌用乙醇及粘力强的胶布。③肠造口旁疝:保持正常排便,减轻腹压,控制体重,避免提重物。轻者可使用腹带加强支持,严重者需外科手术治疗。

5)饮食指导。指导患者多进食高维生素、高蛋白饮食,如新鲜蔬菜、水果、鸡蛋、牛奶等,禁止吃冰冷、辛辣、油腻等有刺激性的食物,避免吃容易产生气体食物,如豆类、冰冷水果、碳酸饮料等,多喝水以防便秘。

6)日常生活指导。避免穿紧身裤,以免摩擦造口;体力恢复后可继续原来的工作,避免举重、剧烈运动及粗暴的接触性运动;肠造口术后3个月可适当行房事;外出活动随身携带造口用具,便于随时更换。

7)社会支持。造口患者是一个特殊群体,在心理和日常生活方面会有不少困惑与问题,需要除医护人员之外更多人的关心和帮助,可通过患者之间相互帮助、情感支持、心理交流等方式,帮助新近接受造口的患者在生理、心理、社会等各方面尽快适应造口生活。指导患者定期到造口门诊复查,使造口患者遇到问题可得到及时解决。每3年的10月份第1个星期六为"世界造口日",通过各种媒体进行宣传,唤起全社会关注造口患者和造口康复治疗,使造口患者获得自尊自信,恢复正常人的生活。

练习题

一、名词解释

(1)家庭访视
(2)居家护理

二、选择题

(1)由父母和未婚子女组成的家庭是哪种家庭类型(　　)

A.核心家庭

B.主干家庭

C.联合家庭

D.单亲家庭

(2)家庭外部结构是指(　　)

A.家庭角色

B.家庭权利

C.家庭价值系统

D.家庭人口结构

(3)家庭成员之间在情感、意见和信息等方面进行交换的过程是指(　　)

A.家庭沟通方式

B.家庭价值系统

C.家庭人口结构

D.家庭权力和角色

(4)家庭自身所固有的性能和功用是(　　)

A.家庭角色

B.家庭权力

C.家庭价值系统

D.家庭功能

(5)对慢性病患者提供连续性的照顾属于哪种类型的家庭访视(　　)

A.评估性家访

B.预防、保健性家访

C.急诊性家访

D.连续照顾性家访

(6)家庭健康护理使用的主要工作方法是(　　)

A.护理评估

B.护理诊断

C.护理实施

D.护理程序

(7)家庭访视中,收集主观和客观资料的过程是(　　)

A.护理评估

B.护理诊断

C.护理实施

D.护理评价

三、问答题

(1)简述家庭周期所需要的家庭健康目标。

(2)家庭类型有哪些?

(3)张女士,70岁,患糖尿病多年,口服降糖药。平时与丈夫一起居住,唯一的儿子在外地居住、工作。近日丈夫诊断为高血压。社区护士家庭访视时,发现李先生夫妇二人的血糖和血压均不能很好地控制,仍是高脂、高盐饮食习惯,指导其夫妇改变饮食习惯时,两人均认为这并不是很重要的问题,坚持认为只要吃药就可以了。

请利用社区家庭护理程序对其进行护理。

(巩金培)

第五章
社区儿童保健护理

学习目标

（1）掌握学龄前儿童保健指导要点；掌握预防接种程序、接种反应及禁忌证。

（2）熟悉学龄期儿童保健指导工作。

（3）了解社区儿童保健的目的及意义。

（4）运用本章所学知识为儿童进行保健护理工作。

案例导学

某社区护士对辖区内的一个产后家庭进行访视。该家庭的产妇王女士，25岁，经剖宫产娩出一男婴，婴儿现6个月大。由于产妇的丈夫郑先生(27岁)工作忙，所以主要由新生儿的奶奶(51岁)照顾产妇和婴儿。社区护士评估结果：产妇情绪不佳、睡眠不足、乳汁分泌正常；婴儿体重7 kg，身长65 cm，现为母乳喂养加辅食。经询问得知：在婴儿喂养问题上，婆媳俩经常发生分歧，甚至出现过争吵。婆婆认为，孩子太瘦了，母乳已经没有营养了，要求断奶，以奶粉及辅食为主孩子才能吃胖。儿媳则认为应该继续母乳喂养并添加辅食，而且孩子生长发育很正常。另外，奶奶总是担心孙子冷，给孙子穿得很厚。儿媳则认为不用穿太厚。两个人意见不同，常常因此发生家庭矛盾。

请思考

（1）婴儿的体重和身长符合6个月男童生长发育曲线吗？

（2）婴儿喂养方面，社区护士应该提供哪些指导意见？

（3）在日常保暖方面，社区护士应该提供哪些护理意见呢？

第一节 概 述

儿童的健康状况是衡量一个国家社会、经济、文化、卫生发展水平的重要指标之一。社区儿童保健旨在做好新生儿、婴幼儿、学龄前儿童、学龄期儿童和青春期各阶段的系统管理，依据小儿不同时期的生理特点和保健重点，实施整体、连续的保健服务。开展社区儿童及青少年保健是实现人人享有卫生保健的有效策略，是动员全社会共同参与的重要手段，是合理利用卫生资源的可靠措施。

一、社区儿童保健的目的及意义

儿童是家庭的希望,是国家、民族和世界的未来,他们的健康状况决定未来的人口素质。WHO指出,儿童保健的目标是保障每个儿童都能在健康环境中成长,包括得到充足的营养,接受适宜的健康指导,获得合理有效的卫生资源,有爱及安全感。社区护士应了解各年龄期儿童生长发育规律及其影响因素,并依据其生长发育特点,实施系统、连续的保健服务,促进其生长发育,增强体质,预防儿童常见病、多发病,降低儿童患病率和死亡率,培养其社会适应能力和良好品德,促进儿童青少年健康成长。

二、社区儿童各分期保健管理内容

儿童处在不断生长发育的动态过程中,这个过程既是连续的,又有其年龄阶段的特点。根据其生理、心理生长发育特点,一般将生长发育过程分为新生儿期、婴幼儿期、学龄前期、学龄期、青少年期5个阶段。其中新生儿期、婴幼儿期和学龄前期的儿童又统称为学龄前儿童;学龄期和青少年期的儿童统称为学龄期儿童。各年龄期之间既有联系又有区别,并不是截然分开的。社区护士应了解不同时期儿童的生长发育特点,做好各期儿童保健和疾病的预防工作,对家长进行儿童生长发育方面的保健指导。社区服务流程如图5-1所示。

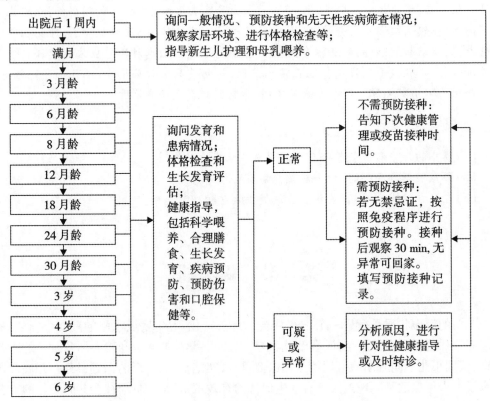

图5-1 0~6岁儿童社区健康管理服务流程

来源:《国家基本公共卫生服务规范(第三版)》,0~6岁儿童健康管理服务规范

（一）学龄前儿童的保健管理内容

学龄前儿童是社区儿童保健的重点人群,尤其以 0～3 岁儿童为重点保健对象。

1. 新生儿期

新生儿期(neonatal period)是指从胎儿、脐带结扎至出生后 28 d。此期的保健管理是通过社区卫生服务人员进入家庭,为新生儿及其家庭成员提供的家庭访视来实现的。保健管理内容包括:对新生儿进行健康检查、评估与处置;对家长进行母乳喂养、新生儿日常生活照顾、常见疾病和意外伤害的预防等保健指导。

2. 婴幼儿期

婴幼儿期(infancy and toddlerhood)是指出生后 28 d 到 3 岁。其中,婴儿期是从出生后 28 d 到 1 岁,幼儿期是从 1 岁到 3 岁。此期保健管理是在乡镇卫生院或社区卫生服务中心进行定期的保健服务。服务内容除按免疫规划进行预防接种外,应进行 8 次随访,时间分别在 3、6、8、12、18、24、30、36 月龄时,必要时可增加随访次数。每次随访内容包括:询问上次随访到本次随访之间的婴幼儿喂养、患病等情况,进行体格检查,做生长发育和心理行为发育评估,进行科学喂养(合理膳食)、生长发育、疾病预防、预防伤害、口腔保健等健康指导。在婴幼儿 6～8、18、30 月龄时分别进行 1 次血常规(或血红蛋白)检测。在 6、12、24、36 月龄时使用行为测听法分别进行 1 次听力筛查。

3. 学龄前期

学龄前期(preschool period)是指从 3 岁至 6～7 岁。社区卫生机构除继续按免疫规划进行预防接种外,应为此期儿童每年提供 1 次健康管理服务。散居儿童的健康管理服务在乡镇卫生院、社区卫生服务中心进行,集体儿童在托幼机构进行。服务内容包括:询问上次随访到本次随访之间的膳食、患病等情况,进行体格检查和心理行为发育评估,血常规(或血红蛋白)检测和视力筛查,进行合理膳食、生长发育、疾病预防、预防伤害、口腔保健等健康指导。

（二）学龄期儿童的保健管理内容

学龄期儿童处于小学、初中和高中教育阶段。其中,学龄期(school age period)是指 6～7 岁至青春期。青少年期(adolescence)也称青春期,是 10～20 岁由儿童发育到成年的一段过渡时期,即从开始出现青春发育征象到生殖功能发育成熟的一段时期。社区卫生服务机构与学校密切配合,为儿童青少年提供每年 1 次健康管理服务。服务内容包括:定期体格检查、生长发育和心理行为发育状况的评估,如测量身高和体重、血常规检测、口腔检查及视力筛查等;通过宣传板报、健康教育讲座等形式,普及常见健康问题与疾病的防治以及青春期性教育等方面的知识。

上述各年龄阶段儿童的健康管理中,如果发现营养不良、贫血、单纯性肥胖、性发育异常及学习困难等儿童,应分析其原因并给出指导或转诊建议。对口腔发育异常、龋齿、视力异常及听力异常的儿童应及时转诊。

第二节 学龄前儿童保健指导

一、新生儿期保健指导

新生儿期开始,新生儿脱离母体开始独立生活,建立自己独立的呼吸,适应与子宫内不同的环境,但其身体各器官、生理功能尚未发育成熟,免疫功能低下。因此,新生儿期是小儿最脆弱的时期,不仅发病率高,死亡率也极高。对新生儿期的保健指导主要通过社区护士的家庭访视来完成,保健指导内容如下。

(一)生长发育特征

(1)生理性体重下降。

(2)新生儿黄疸。

(3)脐带脱落。

(4)呼吸频率与心率:新生儿安静时呼吸频率约 40 次/min,心率 90~160 次/min。

(5)胸围略小于头围 1~2 cm。

(6)新生儿初期体温波动较大,环境温度过低易发生低体温;环境温度过高、进水少及散热不足可使体温增高,发生脱水热。

(7)新生儿食管下部括约肌松弛,胃呈水平位,幽门括约肌较发达,因此容易出现溢奶。

(8)胎便的排出。

(9)觅食、吸吮、握持、拥抱等条件反射。

(二)营养与喂养

1. 纯母乳喂养

婴儿 6 月龄内应纯母乳喂养。从 6 月龄起,在合理添加其他食物的基础上,继续母乳喂养至 2 岁。哺乳不仅供给婴儿营养,同时还提供一些可供婴儿利用的现成物质,如脂肪酶、SIgA 等,直到婴儿体内可自己合成,故母乳喂养具有以下优点:①营养丰富,生物效价高,易被婴儿利用;②含不可替代的免疫成分和生长调节因子;③母乳喂养还有经济(仅 1/5 人工喂养费用)、方便、温度适宜、有利于婴儿心理健康的优点;④母亲哺乳可加快产后子宫复原,减少再受孕的机会,同时减少妇科恶性肿瘤性疾病的发生,如乳腺癌、宫颈癌、卵巢癌等。

2. 部分母乳喂养

同时采用母乳与配方奶粉或其他乳类同时喂养婴儿为部分母乳喂养,其中母乳与配方奶同时喂养的方法有下列两种。

(1)补授法 母乳喂养的婴儿体重增长不满意时,提示母乳不足。补授时,母乳哺喂次数一般不变,每次先哺母乳,将两侧乳房吸空后再以配方奶或其他乳类补足母乳不足部分,适合 6 个月内的婴儿,这样有利于刺激母乳分泌。补授的乳量由小儿食欲及母乳量多少而定,即"缺多少补多少"。

(2)代授法 用配方奶或者其他乳类替代一次母乳量,为代授法。母乳喂养婴儿至4～6月龄时,为离断母乳开始引入配方奶粉或其他乳类时宜采取代授法。即在某一次母亲哺喂时,有意减少母亲哺喂量,增加配方奶粉或其他乳类,逐渐替代此次母乳量。依次类推直到完全替代所有母乳。

3. 配方奶喂养

(1)喂养次数 因婴儿胃容量较小,生后3个月内可按需喂养。3个月后婴儿可建立自己的进食规律,此时应开始定时喂养,每3～4 h 1次。允许每次奶量有波动,避免采取不当方法刻板要求婴儿摄入固定的奶量。

(2)喂养方法 在婴儿清醒状态下,采用正确姿势喂哺,并注意母婴互动交流。应特别注意选用适宜奶嘴,奶液温度应适当,奶瓶应清洁,喂哺时奶瓶位置与婴儿下颌成45°角,同时奶液宜即冲即食,不宜用微波炉热奶,以避免奶液受热不均或过烫。

(3)奶粉调配 应严格按照产品说明的方法进行奶粉调配,避免过稀、过浓或额外加糖。

4. 婴儿辅食添加

辅食添加的目的是补充乳类中营养素的不足;促进婴儿逐渐熟悉各种营养素的味道,由乳类为主逐渐过渡到固体食物为主的固体饮食;促使婴儿逐渐习惯使用汤匙、杯、碗等进食工具,培养婴儿摄入其他食物的兴趣;促进婴儿吞咽功能和口腔肌肉的协调发展。添加的原则为从少到多、从细到粗、从软到硬,注意进食技能培养,尽量让孩子主动参与进食。

5. 婴儿期喂养常出现的问题

(1)溢乳 生理情况下,6个月以内的婴儿由于食管下段括约肌发育不成熟或神经肌肉协调功能差、过度喂养、进食时间不稳定、进食时吞入气体过多等原因,可出现食物反流。

(2)食物转换不当 过早引入半固体食物,影响母乳铁的吸收,增加食物过敏、肠道感染的机会;过晚引入半固体食物,影响婴儿味觉和咀嚼功能的发育,造成饮食行为的异常,断离母乳和喂养困难。引入半固体食物最好用碗、勺喂养,避免采用奶瓶喂养,影响婴儿咀嚼和吞咽功能的发育。

(3)能量及营养素摄入不足 8～9月龄的婴儿已可以接受密度较高的成人固体食物。如经常食用能量密度低的食物,或摄入液体量过多,婴儿可表现为进食后不满足,体重增长不足、下降,或在安睡后常于夜间醒来要求进食。

(4)频繁进食 婴儿胃的排空随着食物的种类而定,频繁的进食(超过7～8次/d),或夜间进食,使胃排空不足,影响饥饿感的产生,导致食欲减退。

(5)喂养困难 难以适应环境、过度敏感气质的婴儿常有不稳定的进食时间,常常表现为喂养困难。

(三)日常生活护理

1. 保暖

新生儿体温调节能力差,易受环境的影响,因此保暖很重要。新生儿居室应阳光充足,空气清新,温度宜保持在 22 ~ 24 ℃,湿度保持在 50% ~ 60%,且应根据气温的变化随时调节环境温度和衣被包裹,以保持体温正常恒定。新生儿衣服和尿布宜选用柔软、吸水性好的棉布,不用纽扣,尽量宽松,使新生儿有自由活动的空间并易于穿脱。注意存放新生儿衣物的衣柜内不宜放置樟脑丸,以免发生新生儿溶血。

2. 沐浴

保持皮肤清洁,每天沐浴,婴儿应选择盆浴。沐浴前用物准备:婴儿专用浴盆、大小毛巾、小儿衣服、尿布、小儿沐浴产品、小儿润肤露、棉签等,若儿童较大还应准备洗帽,可避免泡沫进入眼睛。沐浴前环境准备:关紧门窗、室温维持在 26 ~ 28 ℃。给新生儿沐浴者先洗净双手,预防交叉感染。

具体沐浴方法如下。

(1)浴盆内先加冷水再加热水,将水温维持在 36 ~ 47 ℃,或以手腕内侧皮肤试温,感觉较暖即可,沐浴盆盛水 1/2 ~ 2/3 为宜。

(2)左前臂托住新生儿背部,左手托住其头部,将婴儿下肢夹在左腋下,移至浴盆边,将婴儿头部枕在操作者左手腕上,用拇指和中指捏住新生儿双耳(防止水流入耳孔)。

(3)擦洗面部,用单层面巾由内眦向外眦擦拭眼睛,更换面巾,以同法擦另一眼,然后擦耳、面部,擦时禁用肥皂。

(4)擦洗头部,抱起婴儿,以左手托住患儿枕部,腋下夹住婴儿躯干,左手拇指和中指分别向前折婴儿双耳郭以堵住外耳道口,防止水流入耳内;右手将洗发液涂于手上,洗头、颈、耳后,然后用清水冲洗、擦干。对较大婴儿,可用前臂托住婴儿上身,将下半身托于护士腿上。

(5)以左手握住婴儿左臂靠近肩处,使其颈枕于护士手腕上,再以右前臂托住婴儿双腿,用右手握住婴儿左腿靠近腹股沟处使其臀部位于护士手掌上,轻放婴儿于水中,松开右手,淋湿婴儿全身,按顺序擦洗颈下、臂、手、胸、背、腿、脚、会阴、臀部,随洗随冲净。

(6)最后将婴儿抱出,用浴巾擦干全身水迹,小毛巾蘸干面部皮肤,75% 乙醇溶液消毒脐部,穿上衣服和尿裤。

沐浴时注意:①淋浴顺序应从上到下,面、头、颈、上肢、躯干、下肢、腹股沟、臀和外生殖器;②沐浴时间勿选择在喂奶后 1 h 内;③擦洗眼睛时应由内眦擦向外眦;④洗头时防止耳朵进水,且勿按前囟处;⑤应注意皮肤皱褶处的清洁,如耳后、腋窝、腹股沟等处;⑥脐部每天用 75% 乙醇擦净残端及脐窝部,沐浴时不要弄湿,不要捂盖。

3. 抚触

鼓励家长拥抱和抚摸婴儿,对婴儿说话或唱歌等,给予婴儿心理支持。抚触应选择安静的环境,室温维持在 25 ℃ 左右,可播放一些柔和的音乐以配合抚触的动作,抚触的时间宜选择在新生儿沐浴后进行,但新生儿不宜太饱或太饿。

(1)抚触的步骤与手法

1)脸部抚触,有利于舒缓紧绷的脸部。用双手拇指从前额中间往外推压,同样用双手拇指从眉头、眼窝、人中和下巴往外推压,划出微笑状。

2)胸部抚触,使呼吸通畅,促进循环。用双手放在两侧肋缘,右手向上滑至新生儿右肩,然后复原,换左手同样动作进行抚触。

3）手部抚触,以增强新生儿的灵活反应。将新生儿双手下垂,用一只手捏住其胳膊,另一只手从上臂到手腕轻轻挤捏,然后用手指按摩新生儿手腕处。同样方式按摩另一只手。然后双手夹住新生儿手臂,上下滚搓,并轻捏其手腕和小手。在确保手部不受伤的前提下,用拇指从掌心按摩至手指端。

4）腹部抚触,有助于肠胃活动。用指腹以顺时针方向按摩腹部,但在脐痂未脱落前不要按摩腹部。

5）腿部抚触,以增强运动协调功能。按摩新生儿大腿、膝、小腿,轻轻挤捏大腿部至踝部,按摩脚踝和足部。双手夹住新生儿小腿,上下滚搓,并轻捏脚踝和脚掌。确保脚踝不受伤的前提下,用拇指从脚跟处按摩至脚趾端。

6）背部抚触,旨在舒缓背部肌肉。双手平放在新生儿背部,从颈部向下按摩,并用指腹轻轻按摩脊柱两侧的肌肉,然后再从颈部沿脊柱向下做迂回运动。

（2）抚触时注意事项

1）当新生儿感到疲倦、饥饿或烦躁时,不宜抚触;抚触时注意保暖。

2）每天抚触 3 次,每次 15 min 为宜。

3）抚触前先温暖双手,将新生儿润肤露或润肤油倒入手心,轻轻按摩,避免润肤露或润肤油进入新生儿眼睛。

4. 疾病预防

（1）脐炎（omphalitis） 一般情况下,新生儿脐痂在出生后 7~10 d 脱落。沐浴后脐部处理不当、尿布使用不当等均会导致新生儿脐部发生感染,甚至发生败血症。社区护士应指导家长正确使用尿布,注意尿布勿覆盖住脐部,以免尿、粪污染脐部。每次沐浴后,用 75% 乙醇消毒脐带残端及周围 1~2 次,应由内向外旋转式消毒,并保持脐部清洁、干燥。当发现脐部红肿或有分泌物时,应及时就诊。

（2）尿布皮炎（diaper dermatitis） 是指新生儿的肛门附近、臀部、会阴部等处皮肤发红,有散在斑丘疹或疱疹,又称尿布疹或新生儿红臀。新生儿大小便次数较多,如不注意臀部护理,特别是一次性尿布的频繁使用,易发生尿布皮炎。应指导家长尽量使用棉质尿布,并及时更换,便后及时用温水清洗并涂抹护臀膏。可每天给新生儿晒臀部 1~2 次,每次 10 min 左右,以预防尿布皮炎发生,但此过程中应注意保暖。

（3）新生儿感染性肺炎（infectious pneumonia） 是新生儿期较常见的感染性疾病,是新生儿死亡的主要原因之一。为预防新生儿感染性肺炎,应指导家长保持室内空气新鲜,在沐浴及室温低时注意对新生儿保暖。家庭成员感冒时,应戴上口罩后再接触新生儿。尽量减少亲友探视以避免交叉感染。新生儿患肺炎时可表现为发热、烦躁、气促、鼻煽、发绀、吐沫或三凹征等,但由于其很少表现出咳嗽,且有的孩子体温不升,仅表现为反应差、不吃不动等症状,因此,应指导家长识别新生儿肺炎的临床表现,以便尽早发现异常,及时就医。

5. 意外伤害预防

窒息与异物吸入是新生儿期最容易出现的意外伤害。因此,要指导新生儿母亲注意哺乳姿势,避免乳房堵住婴儿鼻部;禁忌边睡边哺乳,提倡母婴分睡,防止被褥、母亲的身体等堵住新生儿口鼻造成的窒息;每次喂奶后应将新生儿竖立抱起,轻拍后背,待胃内空

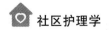
气排出后再使新生儿右侧卧位,以防溢奶引起的窒息;注意不要捏鼻喂药;冬季外出时不要将新生儿包裹得过紧、过厚、过严;要使小动物远离新生儿,避免因小动物身体堵住新生儿鼻部而引起的窒息。

6.新生儿家庭访视

正常足月新生儿访视次数不少于2次。首次访视在出院后7 d之内进行。如发现问题应酌情增加访视次数,必要时转诊。满月访视在出生后28~30 d进行。对高危新生儿应酌情增加访视次数。访视目的是早期发现问题,及时指导处理,减轻发病程度,降低新生儿发病率。每次访视应评估新生儿的健康状况,详细填写访视记录。访视时的具体工作如下。

(1)评估 通过观察、询问、检查与测量对新生儿、产妇及家庭环境等进行全面评估。

1)观察与询问:家居环境;产妇妊娠、分娩的过程;新生儿出生时的体重、身长、预防接种情况及新生儿疾病筛查等;新生儿的喂养、睡眠、精神、面色、哭声、吸吮力及大小便等情况。

2)检查:新生儿头部大小与形状、囟门;新生儿容貌、眼球运动、鼻翼呼吸状态和口腔;颈部有无胸锁乳突肌硬结;呼吸频率,有无呼吸急促等异常情况;腹部形状,有无凹陷、疝气、非对称等情况;脐部是否干燥;外生殖器、臀部皮肤及黏膜情况;有无畸形、外伤、黄疸、贫血、湿疹、出血点、色素沉着等;新生儿姿态、肌张力、运动及反射;四肢关节活动度及有无水肿。

3)测量:新生儿的体温、体重、身长、头围、胸围等,评估身体发育状况。

(2)处理与指导 根据评估结果对新生儿和产妇进行相应的处置,并有针对性地进行喂养、护理等方面的咨询、指导或转诊建议。如发现新生儿未接种卡介苗和第一剂乙肝疫苗,应提醒家长尽快补种。如发现新生儿未接受新生儿疾病筛查,须告知家长到具备筛查条件的医疗保健机构补筛。另外,指导家长在新生儿满28 d后,去社区卫生服务机构接种乙肝疫苗第二针,同时接受新生儿健康检查。

(3)访视注意事项 ①访视顺序,先访视早产儿、新生儿,后访视患儿,有伤口感染者应放在最后访视;②访视者患传染病时不宜进行访视,接触新生儿之前必须用肥皂水洗手,戴口罩;③访视时要向家长说明新生儿进行保健的重要性,态度要和蔼可亲,动作要轻柔敏捷,检查时间不宜过长,以免产妇、婴儿过度疲劳;④认真填写新生儿家庭访视记录表(附录4);⑤小儿患严重疾病时应转诊到医院救治。

二、婴幼儿期保健指导

婴幼儿期儿童生长发育迅速,对营养需求高,但由于消化和吸收功能未发育完善,加之从母体获得的免疫力逐渐消失,自身免疫力低下,因此易发生消化不良、营养紊乱及感染性疾病。另外,此期儿童语言和动作能力明显提高,但缺乏自我保护意识,容易发生意外事故。

(一)生长发育特征

婴幼儿各年龄阶段生长发育特征见表5-1。社区护士应指导家长结合儿童各年龄期生长发育特征,观察孩子的发育情况并适时给予相应的训练。

表 5-1　婴幼儿各年龄阶段生长发育特征

年龄		各年龄阶段生长发育的特征
婴儿期	1~2个月	体格增长较快,尤其是体重增长显著。第2个月起可注视物体,头可跟随水平方向移动的物体转动90°
	3~4个月	4个月时,体重可超过出生时的两倍。此期行为特征:①3个月时抬头较稳,4个月很稳,并转动自由;②喜欢看自己的手,头眼协调好,头可随物体水平转动180°;③握持反射消失,可胸前玩手,3个月时能短时间握玩具,4个月时能短时间摇晃玩具或放到嘴边,常自吮手指;④能区别愉快和不愉快的气味;⑤头能转向声源,听悦耳声会出现微笑,能咿呀发音;⑥4~10个月乳牙开始萌出。2岁以内乳牙数目为月龄减4~6
	5~6个月	①能逐渐翻身,6个月时能双手向前撑住独坐;②能自己伸手取物,6个月时可出现换手与捏敲等探索性动作;③6个月时能听懂自己名字
	7~8个月	①可用手支撑胸腹,使上身离开床面,有的可在原地转,8个月坐稳;②能自己接近感兴趣的东西,不断地用手东西;③喜欢鲜艳明亮的颜色。可以表现出"认生",逐渐产生对母亲的依恋;④目光可随上下移动的物体转动90°,可改变体位协调动作,能看到下落的物体。8个月开始出现视深度感觉,能看到小物体
	9~12个月	①接近1岁时,体重约为出生时的3倍、身高为出生时的1.5倍。1岁左右胸围约等于头围,1岁至青春前期,胸围大于头围(约为头围+年龄-1),9个月时可用双上肢向前爬,9~10个月可用拇、示指拾物,11个月时可独立站片刻;②记忆、模仿和思维开始萌芽,有时可出现自我扮演,如"假装喝水";③12个月能听懂简单的词,如"再见""没了"等
幼儿期	1~1.5岁	①前囟出生时1~2 cm,6月龄左右逐渐骨化变小,一般于1~1.5岁闭合,最迟2岁闭合;②15个月可独自走稳;③喜欢玩"藏猫猫"游戏;④很想用语言表达自己的需求,但常因词汇有限而出现乱语,能表示是否同意;⑤可寻找不同响声的声源
	1.5~2岁	出生后2年体重增加2.5~3.5 kg。此期如果还不能独立行走,要去医院进行神经发育系统检查。①可被扶着上下楼梯;②能区别各种形状,可叠2~3块积木,能用勺吃饭;③18个月能说出家庭成员的称谓;④能按简单的命令做事
	2岁	2岁至青春期体重年增长约2 kg。①2.0~2.5岁乳牙出齐;②24个月时可跑步,双足并跳,30个月时会独足跳,手指的灵巧性增加,可叠6~7块积木,会翻书;③能说有语法的句子,如"我的鞋"等;④不再"认生"
	3岁	①能独立骑童车、洗手等;②能使用剪刀、做系纽扣等精细动作;③能指认物品名,并能说出由2~3个字组成的短句;④情绪开始逐渐趋向稳定,可与小朋友做游戏。表现出有自尊心、同情心等

(二)体格生长监测

　　儿童生长发育监测是指对个体儿童的身高、体重进行定期连续的测量,并将测量值记录在生长发育监测图中,观察并分析其身高、体重曲线在图中的走向。生长发育监测图是评价儿童体格发育简便、直观的一种方法。国家卫生健康委员会推荐的小儿生长发育监测图(图5-2、图5-3),适用于全国0~3岁儿童。其监测图的底部是年龄刻度,每月1格,左侧是身高、体重的数值。监测图上有5条曲线,曲线的右侧有第3、15、50、85、97百分位的数字,最上端一条是第97百分位,最下端是第3百分位,中间一条为第50百分位。如果儿童的身高、体重在上下两条参考曲线之间,说明生长的水平在正常范围。通过监测可促使改变儿童营养,减少不适当营养摄入,可使教育抚养者早期发现儿童生长疾病。此项工作可以由社区护士、托幼机构的医务人员或者儿童家长进行。

1.测量身高(长)、体重

定期、连续地为儿童测量身高(长)、体重,6个月以内的婴儿每月测量1次,7~12个月的婴儿每2个月测量1次,1~3岁的儿童每3个月测量1次。

2.绘制生长发育曲线

把历次身高、体重数值按儿童的年龄值标记在卫健委推荐的儿童生长发育监测图上,并将上次的点与本次的点连成线,观察身高、体重曲线的增长趋势与参考曲线的走向是否一致。

3.评价曲线走向

生长发育监测图上,儿童身高(长)、体重增长的曲线有4种情况。

(1)正常曲线　儿童生长曲线与参考曲线走向平行。

(2)体重不增　本次身高(长)、体重值减上次值等于0,儿童生长曲线不与参考曲线平行,而与横轴平行。

(3)体重下降　本次身高(长)、体重值减去上次值等于负数,儿童生长曲线与参考曲线走向相反。

(4)体重偏低　本次身高(长)、体重值减去上次值虽为正数,但其增长值低于该月龄增长的最低值。

如果儿童身高(长)、体重曲线向下偏离,考虑儿童体重增长不足,须分析原因,及时纠正。若曲线平坦甚至下降,说明体重增长出现问题,须进行重点管理。通过动态评价儿童生长发育趋势,有利于尽早发现生长缓慢的儿童,找出原因,及时指导家长采取相应干预措施。

(三)营养与喂养

1.婴儿食物转换

随着婴儿的生长发育,消化能力逐渐提高,单纯乳类喂养不能完全满足6月龄后婴儿生长发育需求,婴儿需要由纯乳类的液体食物向固体食物逐渐转换,这个过程称为食物转换。婴儿期若断离母乳,仍需维持婴儿总奶量800 mL/d左右。

(1)月龄　开始引入非乳类泥糊状食物的月龄不早于4月龄,一般为6月龄。若此时婴儿每次摄入奶量稳定,约180 mL/次,生长发育良好,提示婴儿已具备接受其他食物的消化能力。

(2)种类　第一阶段食物:应首先选择能满足生长需要、易于吸收、不易产生过敏的谷类食物,最好为强化铁的米粉,米粉可用奶液调配;其次引入的食物是根茎类蔬菜、水果,主要目的是训练婴儿的味觉。食物应用勺喂养,帮助训练吞咽功能。第二阶段食物:7~9月龄逐渐引入第二阶段食物,包括肉类、蛋类、鱼类等动物性食物和豆制品。引入的食物应以当地食物为基础,注意食物的质地、营养密度、卫生和制作方法的多样性。

(3)方法 婴儿食物转换期是对其他食物逐渐习惯的过程,引入的食物应由少到多,首先是少量强化铁的米粉,由1~2勺到数勺,直至一餐;引入食物应由一种到多种,婴儿接受一种新食物一般需尝试8~10次,3~5 d,待婴儿习惯该种口味后再换另一种,以刺激味觉的发育。单一食物逐次引入的方法可帮助及时了解婴儿是否出现食物过敏及确定变应原。

(4)进食技能训练 食物转换有助于婴儿神经心理发育,应注意食物的质地和培养儿童的进食技能,如用勺、杯进食可促进口腔动作协调,学习吞咽;从泥糊状食物过渡到碎末状食物可帮助学习咀嚼,并可增加食物的能量密度;用手抓食物,既可增加婴儿进食的兴趣,又有利于促进手眼协调和培养儿童独立进食能力。在食物转换过程中,婴儿进食的食物质地和种类逐渐接近成人食物,进食技能亦逐渐成熟。

2. 断乳方法

断乳是指终止母乳喂养。由于乳类是优质蛋白和钙的重要来源,因此乳类(指牛奶或配方奶)仍是断乳后婴幼儿的主要食物。婴幼儿断乳选择秋、冬季较为适宜。断乳开始时,应逐步减少每天母乳的次数,先停止夜间母乳喂养,后逐步停止白天母乳喂养,整个过程不少于1个月。断乳时不可采用骤然停止母乳或在乳头上涂辣椒、药水或与母亲隔离等方式,以免对婴儿的心理造成不良影响。如果婴儿体弱多病或母亲乳汁充足,可适当延缓断乳时间。断乳后要安排好婴幼儿的辅食,一日三餐外加上、下午点心,注意干稀搭配,食物的烹调宜碎、细、软、烂,平衡膳食。

3. 幼儿膳食

每天应摄入350~500 mL乳类,不能继续母乳喂养的2岁以内幼儿建议选择配方奶。注意膳食品种多样化,提倡自然食品、均衡膳食,每天应摄入1个鸡蛋、50 g动物性食物、100~150 g谷物、150~200 g蔬菜、150~200 g水果、20~25 g植物油。幼儿应进食体积适宜、质地稍软、少盐、易消化的家常食物,避免给幼儿吃油炸食品,少吃快餐,少喝甜饮料,包括乳酸饮料。每天可安排3餐主食、2~3次乳类与营养点心,餐间控制零食。

(四)良好行为习惯的培养

1. 睡眠习惯

从小培养儿童有规律的睡眠习惯,有相对固定的作息时间,保证充足的睡眠。儿童的居室应安静、光线柔和,睡前避免过度兴奋。婴儿可利用固定乐曲催眠入睡,养成不拍、不摇、不抱的独自睡觉习惯。

2. 饮食习惯

12月龄的幼儿可开始练习自己用餐具进食,1~2岁应分餐进食,2岁后可独立进食。应定时、定点、定量进餐,每次进餐时间为20~30 min。进食过程中避免边吃边玩、边看电视,不要追逐喂养,不使用奶瓶喝奶。避免强迫喂养和过度喂养,预防儿童拒食、偏食和过食。家长应为儿童提供轻松、愉悦的良好进餐环境和气氛,避免嘈杂的进餐环境。

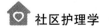

避免进餐时恐吓、训斥和打骂儿童。

3. 卫生习惯

从婴儿期起就应培养其良好的卫生习惯，定时洗澡、勤剪指甲、勤换衣裤，不随地大小便。3 岁以后培养其自己早晚刷牙、餐后漱口、餐前便后洗手的习惯。儿童应养成不喝生水、不吃掉在地上的食物和未洗净的瓜果、不随地吐痰、不乱扔果皮纸屑的良好卫生习惯。

4. 排便习惯

由于东西方文化及传统的差异，家长对待大小便的训练意见不同。我国多数家长习惯及早训练大小便；而西方的家长一切均顺其自然。用尿布不会影响控制大小便能力的培养。

（五）社会适应能力的培养

儿童社会适应能力是神经心理发展的综合表现，与家庭环境、育儿方式，以及儿童的性别、性格及年龄等密切相关。

1. 独立能力

应在日常生活中培养婴幼儿的独立能力，如自行进食、控制大小便、独自睡觉、独自穿衣等。年长儿则应培养其独立分析、解决问题的能力。

2. 控制情绪

儿童控制情绪的能力与语言、思维的发展和父母的教育有关。婴幼儿的生活需要依靠成人的帮助，父母及时应答儿童的需要有助于儿童心理的正常发育。儿童常因要求不能满足而不能控制自己的情绪，或发脾气，或发生侵犯行为，故成人对儿童的要求与行为应按社会标准或予以满足，或加以约束，或预见性的处理问题，减少儿童产生消极行为的机会。用诱导方法而不用强制方法处理儿童的行为问题可以减少对立情绪。

3. 意志

在日常生活、游戏、学习中应该有意识地培养儿童克服困难的意志，增强其自觉、坚持、果断和自制的能力。

4. 社交能力

从小给予儿童积极愉快的感受。如喂奶时不断抚摸孩子，与孩子眼对眼微笑说话，抱孩子，与孩子说话、唱歌；孩子会走后，与孩子做游戏、讲故事，这些都会增强孩子与周围环境和谐一致的生活能力。注意培养儿童之间的互相友爱，鼓励孩子帮助朋友，倡导善良的品德。在游戏中学习遵守规则，团结友爱，互相谦让，学习与人相处。

5. 创造能力

人的创造能力与想象能力密切相关。启发式提问题，引导儿童自己去发现问题和探索问题，可促进儿童思维能力的发展。通过游戏、讲故事、绘画、听音乐、表演、自制小玩具等可以培养儿童的想象能力和创造能力。

6. 体格锻炼

婴幼儿应定期进行户外活动，并进行空气、日光、水"三浴"锻炼，以提高对外界环境的适应能力和机体免疫力。应每日带婴幼儿到人少、空气新鲜的地方进行户外活动 1 ~ 2 次,每次 10 ~ 15 min,逐渐延长至 1 ~ 2 h。注意避免阳光直射婴幼儿面部。

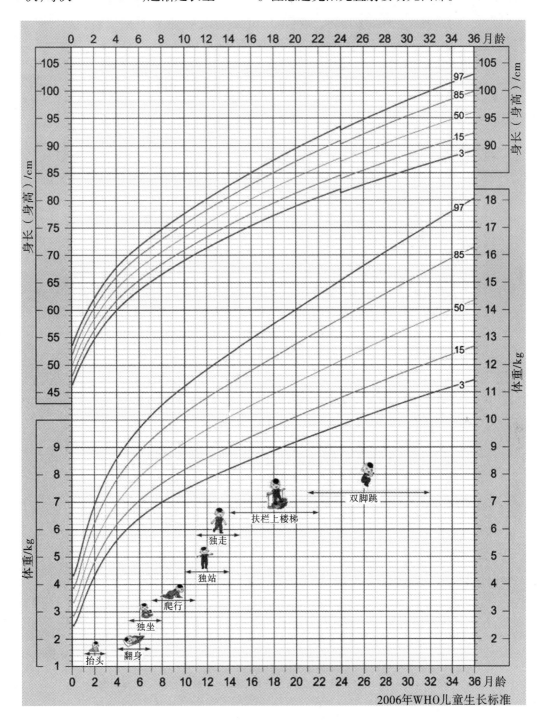

图 5-2　0 ~ 3 岁男童身长(身高)/年龄、体重/年龄百分位标准曲线图

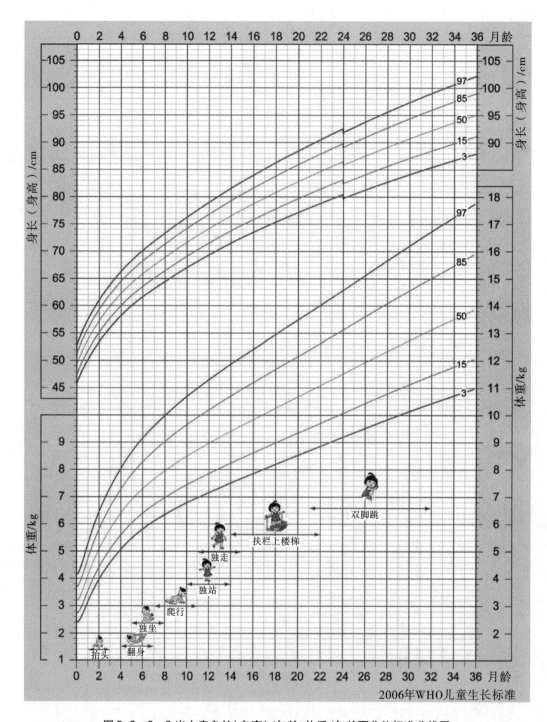

图 5-3　0~3 岁女童身长(身高)/年龄、体重/年龄百分位标准曲线图

(六) 疾病预防

1. 肺炎

肺炎(pneumonia)在寒冷季节及气候骤变时好发,常见的病原体为细菌和病毒。由于婴幼儿的呼吸道抵抗力差,故上呼吸道感染时,极容易导致肺炎。人工喂养儿及体质较差,如营养不良、贫血、佝偻病等小儿容易发生肺炎。预防措施:增加户外活动,增强机体抵抗力;尽量避免到人多的公共场所,注意手卫生,减少感染的机会;季节变换时注意增减衣服,防止感冒;指导家长识别上呼吸道感染的早期症状,使疾病在早期得到有效控制;积极防治营养不良、贫血、佝偻病等疾病。

2. 腹泻病

腹泻病(diarrhea)是一组由多病原、多因素引起的以大便次数增多和大便性状改变为特点的消化道综合征,是我国婴幼儿最常见的疾病之一。6个月至2岁婴幼儿发病率较高,是造成儿童营养不良、生长发育障碍的主要原因之一。病原体感染、人工喂养不当(如用具不清洁、牛乳温度过低等)及辅食添加不合理均可导致腹泻。预防措施:指导母亲哺乳前洗手,清洁乳头;人工喂养者正确调配奶的浓度,用具及时清洁、定期消毒,配方奶要现用现配、温度适宜;加强环境卫生及饮食卫生宣教;辅食添加时每次限一种,逐步增加,适时断乳;指导家长当发现孩子大便性状改变、次数增多时,应首先分析是否由于牛奶浓度过高或过早添加辅食等喂养不当原因造成,如调整喂养后仍未改善且伴哭闹、拒食或精神差等,应及时就诊。

3. 营养不良

营养不良(malnutrition)是由于热量和蛋白质摄入不足引起的一种慢性营养缺乏症,多发生于3岁以下的婴幼儿。造成营养不良的主要原因有喂养不当、疾病、先天不足等。营养不良可导致儿童生长发育障碍、智力发育迟缓、机体抵抗力下降等。预防措施:①指导早产/低出生体重儿采用特殊喂养方法,定期评估,积极治疗可矫治的严重先天畸形;②及时分析病史,询问儿童生长发育不良的原因,针对原因进行个体化指导,对存在喂养或进食行为问题的儿童,指导家长合理喂养和行为矫治,使儿童体格生长恢复正常速度;③对于反复患消化道、呼吸道感染及影响生长发育的慢性疾病儿童应及时治疗。

4. 营养性维生素 D 缺乏性佝偻病

营养性维生素 D 缺乏性佝偻病(rickets of vitamin D deficiency)是由于体内维生素 D 不足引起钙磷代谢失调的一种慢性营养性疾病,婴幼儿特别是婴儿是高危人群。佝偻病的发生与钙缺乏及日照时间少密切相关。佝偻病不仅影响婴幼儿的神经、肌肉、造血及免疫等系统的功能,而且使机体抵抗力下降,容易诱发多种感染性疾病。预防措施:①婴幼儿适当进行户外活动接受日光照射,每日 1~2 h,尽量暴露身体部位;②维生素 D 补充,婴儿(尤其是纯母乳喂养儿)生后数天开始补充维生素 D 400 IU/d(10 μg/d);③高危人群补充,早产儿、双胎儿生后即应补充维生素 D 800 IU/d(20 μg/d),3 个月后改为维生素 D 400 IU/d(10 μg/d)。有条件可监测血生化指标,根据结果适当调整剂量。

5. 缺铁性贫血

缺铁性贫血(iron deficiency anemia,IDA)婴幼儿发病率最高,是我国重点防治的小儿常见病之一。贫血影响小儿的生长发育,使机体的抵抗力下降。造成缺铁性贫血的原因主要是体内铁储备不足、铁摄入不足、铁的需要量增加和胃肠道疾病导致铁的吸收减少等。预防措施:①早产/低出生体重儿应从4周龄开始补铁,剂量为2 mg/(kg·d)元素铁,直至1周岁。纯母乳喂养或以母乳喂养为主的足月儿从4月龄开始补铁,剂量为每日1 mg/kg元素铁;人工喂养婴儿应采用铁强化配方奶;②幼儿期开始要注意食物的均衡和营养,多提供富含铁的食物,鼓励进食蔬菜和水果,促进肠道对铁的吸收,纠正儿童厌食和偏食等不良习惯;③在寄生虫感染的高发地区,应在防治贫血的同时进行驱虫治疗。

6. 儿童孤独症

儿童孤独症(childhood autism)也称儿童自闭症,是神经系统发育障碍引起的精神障碍性疾病,多在3岁前发病。主要表现为:①交流障碍,对亲人不依赖、缺乏目光对视和交流、不喜欢拥抱、独自玩耍等;②语言障碍,语言发育明显落后或语言内容奇怪难以理解、模仿语言或"鹦鹉语言"等;③刻板行为,表现为转圈、嗅味、玩弄开关、来回奔走或特别依恋某种无生命的物品等。

对适龄儿童的家长应进行自闭症相关知识的宣教,做到早发现、早就医、早确诊、早治疗。目前自闭症无特效药物治疗,多采用以教育和训练为主、药物治疗为辅的方法,包括交流训练、语言训练、行为治疗、感觉统合训练、听觉统合训练和结构化教育等。指导家长在生活中多与儿童沟通,多创造与他人交流的机会,强化语言和良好行为的训练,帮助其克服异常行为。使患儿在集体生活中成长,在与正常儿童交往中接受帮助,使其精神活动得到发展,获得社会交往的能力。

(七)意外伤害的预防

由于婴儿运动能力逐渐增强,常用触觉和味觉探索周围环境,且尚无危险意识,因此易发生气管异物、烫伤、误食药物、高空坠落、坠床、触电及溺水等意外事故。

1. 气管异物

常由于儿童进食或口含小玩具时哭笑而深吸气将异物吸入气管引起,强迫喂药时也可发生。异物进入气管后引起呛咳、间歇性的发绀,进而使异物逐步进入支气管,严重者窒息死亡。当发现气管异物时,如儿童可以呼吸,家长应保持镇静,鼓励其用力咳嗽以争取将异物咳出。除非能看见异物,否则不要盲目用手指取异物。但是,气管、支气管异物自然咳出的概率很低,因此对未咳出异物者应立即送往医院急救处理。在向当地紧急医疗服务机构求助的同时或在送往医院的途中,对呼吸困难患儿应立即进行紧急救护,通常采用"海姆立克"急救法。

预防措施:由于4岁以内儿童咀嚼功能低下,注意避免进食较小、较硬且光滑的食物,如花生、瓜子等;幼儿不宜吃口香糖及果冻;不要让儿童玩耍和打闹时进食,教导儿童在说话或大笑前咀嚼并咽下食物;选择玩具时应注意玩具零部件的大小;将硬币、纽扣、安全别针、糖果、饮料罐拉环和气球等物品放在婴幼儿接触不到的地方,防止误食、误吸。

2. 中毒

不宜把可能会对孩子造成伤害的物品,如药物、洗涤用品、杀虫剂等放在孩子能接触到的地方,以防误食、误伤或中毒;房间内使用煤油炉、煤气炉、煤炉、炭盆取暖时,要注意通风,避免一氧化碳中毒。

3.烧烫伤及跌伤

(1)烧烫伤　给孩子准备洗澡水时,应先放凉水,后加热水。避免碰倒装热水的容器;使用热水袋给新生儿取暖时,要将塞子塞紧,并用毛巾或厚布包裹起来,不宜让新生儿的皮肤接触到热水袋;孩子会爬会走后,应注意将热的水、汤、粥等放在远离孩子的地方,饭菜晾凉后再喂,不应放在桌边,特别是不能放在有桌布的桌子上,以免被孩子碰翻;蚊香、热水瓶应放在离孩子较远的地方;6岁以下孩子不宜进厨房。

(2)跌伤　家中台面与窗台距离应考虑预防孩子跌落;孩子独自在床上时,应有床栏;住楼房的家庭,窗户应安装护栏。

4.溺水与交通事故

(1)溺水　习惯用浴缸的家庭,应及时将浴缸里的水放干,浴室门关好,以防孩子掉进装满水的浴缸;家庭中有水缸或水井,应加盖;屋外有水沟、池塘等,要装护栏,若实在无法安装,应照看好孩子,以免落水。

(2)交通事故　乘坐小型汽车时,应给孩子准备专用的汽车儿童安全坐椅;任何时候都不宜将孩子单独留在汽车里;坐自行车后座时防止脚插入自行车后轮,引起自行车辐条伤。

5.教会孩子自救

教会孩子拨打急救电话,家中发生火灾拨打119,遭受外来人的侵犯拨打110,意外伤害急救拨打120。

三、学龄前期儿童保健指导

(一)健全制度

学龄前儿童大部分进入托幼机构开始集体生活,他们的心理问题、传染病、食物中毒、意外伤害等发生率较散居儿童高。建立健全卫生制度是托幼机构儿童保健管理工作的重点,根据儿童生长发育特点、保健需求及《托儿所幼儿园卫生保健管理办法》,建立并严格执行托幼机构儿童卫生保健的各项制度,具体包括以下制度。

1.建立生活制度

根据不同年龄儿童的生理特点,结合季节变化和机构实际情况,合理安排一日的生活内容,保证其在机构内生活的规律性、稳定性,促进集居儿童身心健康。

2.建立膳食制度

根据不同年龄儿童的特点、营养需要和配餐原则制订每周膳食计划;由受过专门培训的炊事人员根据膳食计划进行膳食制作,并严格执行《食品卫生法》,注意食品卫生无毒、均衡营养、花样更新、供量适中;注重培养儿童良好的饮食习惯。

3.建立体格锻炼制度

根据儿童年龄及生理特点,在卫生保健人员的参与下,每日有组织地开展各种形式的体格锻炼,保证儿童适宜的运动量和运动密度,提高儿童身体素质。

4. 建立健康检查制度

①出入托幼机构健康检查;②定期健康检查,1~2 岁儿童每半年健康检查 1 次,3 岁以上儿童每年健康检查 1 次;③晨午检及全日健康观察。

5. 建立卫生消毒制度

①卫生保健人员定期接受有关消毒隔离技术知识的培训,负责对托幼机构内消毒、隔离工作和检查、指导;②建立室内、外环境卫生清扫和检查制度;③儿童日常生活用品专人专用,保持清洁。

6. 建立疾病预防控制制度

儿童入托幼机构体检中发现疑似传染病者应当暂缓入园,及时确诊治疗;督促家长按免疫规划程序和要求完成儿童免疫接种;建立传染病管理制度,按照《传染病防治法》及其配套法规要求做好传染病疫情报告工作。

7. 建立安全制度

注意房屋、场地、家具、玩具、用具使用的安全,建立大型游乐玩具的定期维修制度;避免触电、砸伤、摔伤、烫(烧)伤等事故的发生;药物必须妥善保管,吃药时要仔细核对,有毒药品要有专人管理,并严禁放在班上。药物保管和服用应由保健人员负责。

除建立各项制度外,保教人员也应有较高的安全意识和对潜在事故的预见性,提高警惕,及时发现事故并加以处理;教师还应对幼儿进行必要的安全教育,帮助他们了解什么是危险、怎样避开危险及如何自救的知识与技能,逐步培养他们自我保护的意识和能力。

(二)疾病预防

1. 单纯性肥胖

肥胖(obesity)是由于长期能量摄入超过人体的消耗,造成体内脂肪积聚过多的一种营养障碍性疾病,表现为体重异常增加。诊断标准:(实测体重−标准体重)/标准体重>10% 为超重;>20% 为肥胖。不合理的喂养方式、运动过少、遗传因素、社会经济因素等增加了肥胖发生的概率。肥胖儿童容易发生心肺功能障碍,运动能力降低及心理问题。此外,儿童时期的肥胖与成人期代谢综合征的发生密切相关。预防措施:加强健康宣教,使家长认识到儿童肥胖的危害,并给儿童提供平衡膳食,固定家庭吃饭的地点和时间,吃饭时不要看电视;增加运动,限制看电视和玩网络游戏的时间;定期进行生长发育监测,及早发现超重,及时采取预防措施。

2. 龋齿

龋齿(dental caries)是儿童常见的疾病之一,龋齿患病率随年龄的增加而上升,6~7 岁时达高峰。龋齿的发生与口腔内的产酸细菌和菌斑、食物中的糖类、牙齿发育不良、食物嵌塞等有关。预防措施:帮助儿童养成早晚刷牙、饭后漱口的卫生习惯;可选择含氟牙膏并教会儿童正确刷牙的方法;限制零食、糖、饮料等食物的摄入;定期进行口腔检查;及时对六龄齿进行窝沟封闭。

3. 视力低常

视力低常(low vision)又称为视力不良或视力低下,是指裸眼远视力达不到该年龄期儿童正常远视力标准。儿童视力低常是遗传和环境因素共同作用的结果,是儿童视觉发育过程中的常见问题。近视、远视、散光、弱视、斜视、炎症及外伤等都会导致视力低常。预防措施:改善用眼环境,养成良好的用眼习惯,避免过度用眼;均衡饮食;尽量保证每天2 h 的户外活动时间;定期进行眼病筛查和视力评估,对筛查中发现的视力异常情况及时指导就诊;强调安全教育,预防眼外伤;开展健康宣教,教会家长识别视力异常的表现,以利于早期发现孩子视力问题,及时就医。

4.常见心理行为问题

吮拇指、咬指甲、攻击性行为、破坏性行为、遗尿等是此期儿童常见的心理行为问题。社区护士应指导家长和老师正确对待儿童的心理行为问题,帮助其寻找原因。对吮拇指、咬指甲的儿童应给予更多的关爱、呵护和安全感;对有攻击性行为和破坏性行为的儿童与之多讲道理,帮助反省;对遗尿儿童应提供充足的游戏机会,帮助树立自信心,避免责怪、讽刺,以免造成儿童心理障碍。

第三节　学龄期儿童保健指导

进入学校教育阶段的儿童和青少年,其体格、体质、心理和智力的发展是一生中的关键时期。社区护士应与学校和家长加强联系与沟通,关注儿童和青少年德、智、体、美的全面发展,共同促进身心健康,帮助其适应学校的学习和生活环境。

一、生长发育特征

6 岁儿童除生殖系统外,各器官外形均已接近成人,视觉发育完善,智能发育更成熟,能较好控制自己的注意力,并逐渐学会综合分析、分类比较等抽象思维方法,具有进一步独立思考能力,可接受系统的科学文化知识。6～12 岁乳牙逐个被同位恒牙替换。到了青春期,开始出现第二性征,体格生长出现婴儿期后的第二个高峰,自我意识发展突出,性意识发展迅速。一般情况下,女孩青春期开始的年龄和结束年龄均比男孩早 2 年左右。

二、营养与膳食

保证足够的营养摄入,膳食中各营养成分必须满足其生长发育的需要。食物应多样化,注意主副食、荤素及粗细的搭配,使营养成分作用互补。应养成定时定餐良好的饮食卫生习惯,纠正偏食、吃零食、暴食暴饮等不良习惯。同时,也要注意节制饮食,避免营养过剩,预防肥胖症。

三、良好行为习惯的培养

1.生活习惯

家长要教会孩子合理地安排学习、睡眠、游戏和运动时间。制订寒暑假计划表,避免

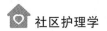

终日沉溺于电视、网络游戏中。注意孩子的个人卫生、饮食和口腔卫生,养成不吸烟、不饮酒、不随地吐痰的良好习惯。另外,儿童期是骨骼成长发育的重要阶段,长时间弯腰、歪头、歪肩等会影响孩子脊柱、骨骼的正常发育,甚至造成畸形。所以,培养良好的坐、立、走姿势和习惯尤为重要。

2.用眼卫生与习惯

读书写字要求孩子保持与书本的距离达 30 cm 以上,并保证良好的光线,避免不良用眼习惯,并教会儿童简单有效的视力保健方法,定期进行视力检查,以利于尽早发现弱视、斜视、近视等,并及时就诊。

四、心理卫生

家长和教师首先应该树立正确的教育观念,关心儿童青少年的心理成长,建立良好的亲子关系和师生关系,激发他们的学习兴趣,培养良好的学习态度、心理品质及广泛的兴趣爱好。家庭和学校都应给予儿童青少年足够的信任、鼓励和尊重,让他们相信自己的能力。其次,应该引导孩子形成正确的世界观、人生观和价值观,培养沟通交流能力,使其热爱生活与社会。另外,还应对他们进行道德、法制和死亡教育,使其有责任感、懂法律、珍惜自己的生命,指导他们将精力放在学习、文体活动和劳动上,发展健康的男女同学关系,正确对待压力和挫折。社区护士还应关注问题家庭,警惕虐待儿童事件的发生。

五、性教育

社区护士应配合学校对青少年进行有关性生理、性心理、性道德、性美学等方面的教育,使其了解生殖器官的解剖与生理、第二性征的发育、遗精、月经来潮等现象,正确对待青春期的各种现象,解除其对性发育的神秘感和对遗精、月经来潮的恐惧,明确自己的性别角色,帮助其建立对性问题的正确态度。

六、青春期特殊行为问题的预防

青少年由于好奇心强、同伴劝诱或受电视网络等影响,吸烟、饮酒、吸毒及不当性行为等有逐年增加的趋势,而手淫也是青少年常见的行为问题。手淫(masturbation)是指用手摩擦自己的外生殖器,满足性快感的一种自慰行为。男女青少年均可发生,以男性多见。适度手淫对身体健康无害,但传统观念认为手淫是不道德的异常行为,使青少年产生自责、自罪等不良心理状态,进而造成不必要的心理损伤。但是,如果青少年形成一种无法自我控制的过度手淫习惯可造成神经疲劳,使日常工作和学习受到影响,进而导致心理异常和性功能障碍,因此必须及时矫治。故在对青少年的健康教育中,应使其认识到适度手淫不是可耻行为,以及过度手淫的危害等;鼓励他们把精力放在学习上,多参加课余活动,尽量缩短在床上入睡的时间;避免阅读和观看黄色书刊和影视;注意内裤不要过紧,睡眠时尽量采取侧卧位;保持外生殖器清洁,防止因局部炎症刺激而诱发的性冲动,控制手淫的频繁发生。

七、意外伤害预防

由于儿童、青少年与外界接触的范围不断扩大,且喜欢冒险、易冲动、常过高估计自己的能力,故易发生车祸、溺水、自杀及运动外伤等意外伤害。因此,应对青少年进行安全教育,训练其预防和处理意外事故的能力,教育他们互相友爱,遇到意外事故要互相帮助,共同克服困难。还应加强吸烟、吸毒的警示教育,使青少年远离毒品,避免不良行为的发生。

第四节 计划免疫

一、计划免疫与预防接种的概念

(一)计划免疫

计划免疫(planed immunization)是根据某些特定传染病的疫情监测和人群免疫状况分析,按照规定的免疫程序,有计划、有组织地利用疫苗进行免疫接种,以提高人群的免疫水平,达到预防、控制乃至最终消灭相应传染病的目的。目前我国计划免疫的主要内容是儿童基础免疫,即对 7 周岁及 7 周岁以下儿童进行卡介苗、脊髓灰质炎三价疫苗、百白破混合制剂、麻疹疫苗和乙型肝炎疫苗等 5 种疫苗的免疫接种,以及以后适时地加强免疫,使儿童获得对结核、脊髓灰质炎(小儿麻痹症)、百日咳、白喉、破伤风、麻疹和乙型肝炎 7 种疾病的免疫力,预防相应疾病的发生,即所谓"五苗防七病"。

(二)预防接种

预防接种(preventive inoculation)是指利用人工制备的抗原或者抗体,通过适宜的途径对机体进行接种,使机体获得对某种传染病的特异免疫力,以提高个体或者群体的免疫水平,预防和控制某种传染病的发生和流行。它包括使用含有已知抗原成分的疫苗接种于机体,以抵御所针对病原微生物的侵袭,起到防病作用,如注射麻疹疫苗、口服脊髓灰质炎疫苗预防脊髓灰质炎的发病;也包括使用含有已知抗体成分的免疫球蛋白(或抗血清)注射于机体,使机体被动的获得免疫力,预防传染病的发生,如注射乙肝免疫球蛋白、白喉抗毒素,预防乙型肝炎、白喉的发生。

二、儿童免疫规划疫苗

目前儿童免疫疫苗分为一类免疫疫苗和二类自费疫苗。国家卫生计生委推荐的儿童免疫程序见表 5-2 所示。

1. 一类免疫疫苗

此类是由政府购买,免费为适龄儿童提供进行预防接种的疫苗,不收取任何费用(包括注射费和空针费用)。

表 5-2 国家儿童计划免疫程序表

疫苗种类		接种年（月）龄														
名称	缩写	出生时	1月	2月	3月	4月	5月	6月	8月	9月	18月	2岁	3岁	4岁	5岁	6岁
乙肝疫苗	HepB	1	2					3								
卡介苗	BCG	1														
脊灰灭活疫苗	IPV			1												
脊灰减毒活疫苗	OPV				1	2								3		
百白破疫苗	DTaP				1	2	3				4					
白破疫苗	DT															1
麻-风疫苗	MR								1							
麻腮风疫苗	MMR										1					
乙脑减毒活疫苗	JE-L								1			2				
或乙脑灭活疫苗	JE-I								1、2			3				4
A群流脑多糖疫苗	MPSV-A							1		2						
A群C群流脑多糖疫苗	MPSV-AC												1			2
甲肝减毒活疫苗	HepA-L										1					
或甲肝灭活疫苗	HepA-I										1	2				

注：①起始免疫年（月）龄：免疫程序表所列各疫苗剂次的接种时间，是指可以接种该剂次疫苗的最小接种年（月）龄。②儿童年（月）龄达到相应疫苗的起始接种年（月）龄时，应尽早接种。③选择乙脑减毒活疫苗接种时，采用两剂次接种程序。选择乙脑灭活疫苗接种时，采用4剂次接种程序；乙脑灭活疫苗第1、2剂间隔7～10 d。④选择甲肝减毒活疫苗接种时，采用一剂次接种程序。选择甲肝灭活疫苗接种时，采用两剂次接种程序。

来源：《国家基本公共卫生服务规范（第三版）》，预防接种服务规范

2. 二类自费疫苗

此类是由公民自愿并自费接种的疫苗。主要包括肺炎球菌疫苗、流感嗜血杆菌 b 多糖疫苗、流感疫苗、轮状病毒活疫苗、水痘疫苗等。

三、预防接种

（一）预防接种管理

1. 建立预防接种档案

社区护士应及时为辖区内所有居住满 3 个月的 0 ~ 6 岁儿童建立预防接种证和预防接种卡等儿童预防接种档案。

2. 主动及时进行接种

社区护士可采取预约、通知单、电话、手机短信、网络、广播通知等适宜方式，通知儿童监护人，告知接种疫苗的种类、时间、地点和相关要求。在边远山区、海岛、牧区等交通不便的地区，可采取入户巡回的方式进行预防接种。

3. 查缺补漏及时补种

社区护士须注意每半年对责任区内儿童的预防接种卡（薄）进行 1 次核查和整理，查缺补漏，并及时进行补种。

（二）预防接种的禁忌

1. 一般禁忌证

发热、活动性肺结核、肝病、急性传染病等患儿，不宜进行预防接种，待症状消失或恢复后即可接种。

2. 特殊禁忌证

结核菌素试验阳性、湿疹、化脓性皮肤病、中耳炎及水痘患儿不宜接种卡介苗。患有自身免疫性疾病、恶性肿瘤、血液病、中枢神经系统疾病及严重心肝肾疾病的小儿，不能进行任何生物制品的接种。

（三）预防接种程序

根据国家免疫规划疫苗免疫程序，对适龄儿童进行常规接种。在部分省份对重点人群接种出血热疫苗。在重点地区对高危人群实施炭疽疫苗、钩端螺旋体疫苗应急接种。根据传染病控制需要，开展乙肝、麻疹、脊灰等疫苗强化免疫、群体性接种工作和应急接种工作。预防接种服务流程见图 5-4。

1. 接种前准备

（1）接种环境准备　接种场所应光线充足、明亮，空气流通，冬季室内温暖。

（2）接种者准备　社区护士作为接种者应该做到：①严格查对制度，注意接种时间、间隔及次数，一般接种活菌苗需要间隔 4 周，接种死菌苗需间隔 2 周；②衣帽整洁，洗手，戴口罩；③对家长和懂事的儿童交代在接种过程中及接种后可能出现的反应及相应的处理措施，消除其紧张感、恐惧感，争取配合；④认真细致地询问病史及传染病接触史，以发现禁忌证。

（3）接种用物的准备　接种所用疫苗、口服或注射所用物品、急救药物及登记本等，应有序地放在规定和方便的地方；疫苗应保管在 2 ~ 8 ℃温度中；过期或变质药物应根据规定及时妥当处理。严格按照口服给药法或注射法的要求准备疫苗；接种前应再次检查药物有无异常。

（4）受种者的准备 ①受种小儿应有熟悉的人陪伴；②携带儿童免疫接种手册(卡、证)；③接种前一天应洗澡或清洁接种部位，换上清洁衣物。

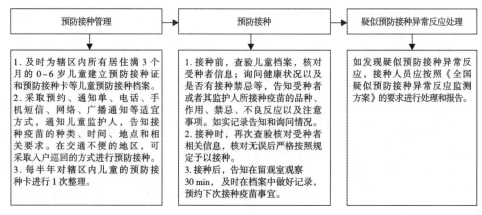

预防接种管理	预防接种	疑似预防接种异常反应处理
1.及时为辖区内所有居住满3个月的0~6岁儿童建立预防接种证和预防接种卡等儿童预防接种档案。 2.采取预约、通知单、电话、手机短信、网络、广播通知等适宜方式，通知儿童监护人，告知接种疫苗的种类、时间、地点和相关要求。在交通不便的地区，可采取入户巡回的方式进行预防接种。 3.每半年对辖区内儿童的预防接种卡进行1次整理。	1.接种前，查验儿童档案，核对受种者信息；询问健康状况以及是否有接种禁忌等，告知受种者或者其监护人所接种疫苗的品种、作用、禁忌、不良反应以及注意事项。如实记录告知和询问情况。 2.接种时，再次查验核对受种者相关信息，核对无误后严格按照规定予以接种。 3.接种后，告知在留观室观察30 min，及时在档案中做好记录，预约下次接种疫苗事宜。	如发现疑似预防接种异常反应，接种人员应按照《全国疑似预防接种异常反应监测方案》的要求进行处理和报告。

图 5-4　预防接种服务流程

2. 现场接种要求

（1）维持接种秩序 保证工作有条不紊地进行。

（2）核实接种对象 热情接待儿童及家长，回收接种通知单；检查接种证、卡，核对姓名、性别、出生年月日及接种记录，确认是否为本次接种对象，接种何种疫苗。

（3）询问健康状况 询问其近期的健康状况及过敏史、疾病史、接种史及接种不良反应史，进行必要的体格检查，确认本次能否接种；有禁忌证的对象不予接种或暂缓接种，并在接种证、卡上做好记录。

（4）确认疫苗无误 核对疫苗品种，检查外观质量，过期、变色、污染、有凝块或异物、无标签、安瓿有裂纹、受过冻结的液体疫苗一律不得使用。

（5）正确使用疫苗 安瓿开启后按规定温度存放，活疫苗 0.5 h 内用完，死疫苗 1 h 内用完。百白破、乙肝疫苗应充分摇匀后使用。

（6）正确接种 严格执行无菌操作，在接种操作时再次进行"三查七对"，无误后予以预防接种。三查：检查受种者健康状况和接种禁忌证，检查预防接种卡(簿)与儿童预防接种证，检查疫苗、注射器外观与批号、有效期。七对：核对受种对象姓名、年龄、疫苗品名、规格、剂量、接种部位、接种途径。口服脊髓灰质炎疫苗时，要当面观察其服下。

3. 接种后的工作

（1）注意观察受种者的反应 接种后应在留观室观察 30 min，无反应后方可离去。

（2）整理用物 按操作规程进行。

（3）疫苗处理 对已开启但未使用完的疫苗应焚烧处理；对未打开的疫苗应放入冰箱冷藏，并在有效期内使用。

（4）登记 在接种手册上登记接种日期及疫苗名称等。

（5）交代注意事项　交代家属接种当日不洗澡，但接种部位应保持清洁，防止感染；接种后2 d内避免剧烈活动；接种后如出现高热、痉挛时应与社区医务人员联系，及时处理；并与儿童监护人预约下次接种疫苗的种类、时间和地点。

（四）预防接种的反应及处理

预防接种使用的活菌苗、活疫苗对人体是一种轻度感染，而死菌苗、死疫苗对人体是一种异物刺激，因此，接种后可能会有不同程度的全身或局部反应。如发现疑似预防接种异常反应，接种人员应按照《全国疑似预防接种异常反应监测方案》的要求进行处理和报告。

1. 一般反应及处理

预防接种一般反应是正常的免疫反应，是指在预防接种后发生的，由疫苗本身所固有的特性引起的，会对机体造成一过性生理功能障碍的反应。主要有发热和局部红肿，同时可能伴有全身不适、倦怠、食欲减退、乏力等综合症状。

（1）全身反应　主要是发热，一般发生于接种后24 h内，若是活疫苗则有一定的潜伏期后，出现体温升高，有时伴有头痛、头晕、恶心、呕吐、腹泻等反应。个别儿童在接种麻疹疫苗后6～12 d出现散在皮疹。若反应较轻微，可以不作处理，注意多休息，多饮水，或对症处理。若高热不退或症状较重时，应及时就诊。

（2）局部反应　发生于接种后数小时至24 h，注射局部出现红、肿、热、痛，或伴有局部淋巴结肿大或淋巴管炎，这些症状可持续2～3 d。局部反应较轻微时无须处理，若较重时可用毛巾多次热敷，但卡介苗的局部反应不能用热敷。

2. 异常反应及处理

指合格的疫苗在实施规范接种过程中或者实施规范接种后造成受种者机体组织器官、功能损害，相关各方均无过错的药品不良反应。异常反应是由疫苗本身所固有的特性引起的相对罕见、严重的不良反应，与疫苗的毒株、纯度、生产工艺、疫苗中的附加物如防腐剂、稳定剂、佐剂等因素有关。

（1）过敏性休克　发生于注射后数秒钟或数分钟内，即可出现血压下降、脉细速、呼吸困难、出冷汗、四肢冰冷、面色苍白、大小便失禁，甚至惊厥、昏迷等过敏性休克表现，如不及时抢救，会有生命危险，应立即让患儿平卧、头部放低，立即皮下注射1∶1 000肾上腺素0.5～1.0 mL，给予吸氧、保暖和其他抗过敏性休克的抢救措施。

（2）晕厥　由于儿童紧张、空腹、恐惧、疲劳等原因，在接种时或接种后数分钟即发生头晕、心慌、心跳加速、面色苍白、出冷汗、四肢冰凉等晕针表现，应立即让患儿平卧、头部放低，给予少量热水或糖水，并注意与过敏性休克鉴别。

练习题

（1）以下关于新生儿满月健康管理说法有误的是（　　　）

A. 管理时间是新生儿满15～28 d

B. 管理地点是乡镇卫生院、社区卫生服务中心

C. 体检项目包括测体重、身长、头围等

D. 指导内容包括喂养、发育、防病

E. 应询问和观察新生儿的睡眠、大小便、黄疸等情况

(2)下列哪种情况不需要及时转诊(　　)

A. 若出现中度黄疸(累及四肢者)或黄疸退而复现者

B. 出现特殊生理现象

C. 心率低于 100 次/min 或高于 160 次/min

D. 体温超过 38 ℃或低于 35.5 ℃

E. 呼吸频率低于 20 次/min 或超过 60 次/min

(3)新生儿首次访视在出院后____之内进行(　　)

A. 2 d

B. 3 d

C. 5 d

D. 7 d

E. 14 d

(4)关于新生儿沐浴时的注意事项说法正确的是(　　)

A. 爽身粉全身均可使用

B. 将沐浴露直接涂抹在新生儿身上

C. 室温以不冷为宜

D. 喂奶后立即进行沐浴

E. 沐浴过程中要观察新生儿的全身及脐部情况

(5)进行预防接种服务时要进行"三查七对",其中"七对"指的是(　　)

A. 核对受种对象姓名、性别、年龄、疫苗品名、规格、剂量、注射器外观与批号

B. 核对受种对象姓名、性别、年龄、预防接种卡、疫苗品名、规格、剂量

C. 核对受种对象姓名、年龄、疫苗品名、规格、剂量、接种部位、接种途径

D. 核对受种对象姓名、年龄、预防接种卡、疫苗品名、规格、剂量、接种部位

E. 核对受种对象姓名、年龄、疫苗品名、规格、剂量、注射器外观与批号、接种途径

(6)下列不属于预防接种流程步骤的是(　　)

A. 预约

B. 准备消毒液、注射器等

C. 留观 30 min

D. 领取疫苗

E. 注射疫苗

(7)如果 8 月龄儿童按免疫规划程序,应该接种哪种疫苗(　　)

A. 百白破三联疫苗

B. 乙肝疫苗

C. 脊髓灰质炎疫苗

D. 麻风疫苗

E. 甲肝疫苗

（裴慧丽）

第六章

社区妇女保健与护理

学习目标

（1）掌握妇女不同时期的保健指导。

（2）理解社区妇女保健的概念和工作任务。

（3）能运用本章所学知识，对孕产妇进行适宜的保健指导。

案例导学

张女士,30岁,已婚,孕2产1,现妊娠12周。平素身体健康,无不良嗜好,工作压力较大,作息不规律。两年前曾经分娩一先天性心脏病患儿,在出生后27 h死亡,夫妻家族中无先天性心脏病史,本次妊娠她和家属都非常紧张,现到社区卫生服务中心进行检查。

请思考

（1）社区妇女保健的工作任务有哪些？

（2）社区护士如何进行孕妇健康管理？

（3）社区护士应如何指导张女士进行产前检查？

（4）如果您是张女士,您希望得到哪些孕期保健指导？

第一节 概 述

妇女保健是我国社区护理的重要工作内容之一。成年女性是一个特殊群体,一方面其生殖系统变化复杂,易出现生理健康问题,另一方面妇女承担建设祖国和孕育下一代的双重任务,面临着社会和家庭的巨大压力。妇女身心健康是衡量一个国家或地区社会发展和文明进步的标志,关系家庭幸福以及后代成长,因此,应积极开展社区妇女保健工作。

一、社区妇女保健的含义

社区妇女保健(community women health)是面向社区妇女,以维护和促进妇女身心健康为目的的,采取预防为主、防治结合的措施,开展以基层为重点、保健为中心、临床为基础、生殖健康为核心的保健工作。

社区妇女保健是公共卫生事业的一个重要组成部分,做好妇女保健工作对于促进家庭幸福、社会稳定具有特殊和重要的意义。近年来,妇科疾病的发病率呈明显上升趋势,社会工作的压力及不当的生活习惯给女性身心健康带来很大的威胁。社区护士应通过积极的预防、普查、监护和保健措施,做好妇女各期保健,降低患病率,积极防治妇科恶性肿瘤及性传播疾病,提高妇女健康的意识,增强妇女身体素质,促进社区妇女的健康,维护家庭幸福和后代健康。

二、社区女性保健的工作任务

(一)女性各期保健

1. 青春期保健

青春期是由儿童期向性成熟期过渡的时期,是女性内分泌、生殖、体格、心理等逐渐发育成熟的过程。世界卫生组织(WHO)提出青春期为 10～19 岁。青春期保健(adolescence care)应重点引导形成健康的生活行为习惯,给予营养、个人卫生、心理卫生、健康行为指导及青春期性教育,并通过定期体格检查及学校保健,及早发现各种疾病和行为异常。

2. 围婚期保健

围婚期是指从确定婚配对象到结婚后受孕为止的阶段。围婚期保健(premarital period care)包括婚前医学检查、婚前卫生指导和婚前卫生咨询,是为保障婚配双方及下一代健康所进行的保健服务措施,可减少遗传疾病的延续,有利于促进家庭幸福和睦和提高人口素质。

3. 孕期保健

孕期保健(prenatal health care)是指从确定早孕开始历经孕中期、孕晚期至分娩这一阶段。此期保健为妊娠妇女提供相应的健康指导及保健服务,减少妊娠并发症,消除不利于胎儿发育的因素,促进孕妇及胎儿的健康。

4. 产褥期保健

产褥期是指从胎盘娩出至产妇全身各器官(除乳腺外)恢复至正常非孕状态所需时间,约为 6 周。在产褥期内,产妇一般有很大的心理变化及一系列的情绪和心态的适应过程,是产妇身体和心理恢复的关键时期。针对产褥期保健(puerperium health care),社区护士可通过产后家庭访视、健康宣教等给予妇女保健指导,积极实施心理疏导,减少产后抑郁的发生,促进产妇身心康复。同时,应鼓励母乳喂养,定期监测新生儿健康状况。

5. 围绝经期保健

围绝经期是指从女性卵巢功能开始衰退到完全停止(绝经后 1 年)的阶段,即绝经前后一段时期。围绝经期妇女由于性激素减少而出现一系列躯体及精神心理症状。围绝经期保健(perimenopausal period care)应在提供对症保健服务的同时,积极做好围绝经期常见病的普查与防治工作,促进其身心健康,提高围绝经期妇女的生活质量。

(二)计划生育指导

积极向育龄期女性宣传我国计划生育相关政策,提供节育方法或技术的指导,使其

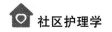 社区护理学

了解各种节育方法的安全性和有效性,防治节育手术并发症,减少人工流产对女性健康的影响。开展围产期系统管理,降低孕产妇和围生儿的死亡率。

(三)女性常见病及恶性肿瘤的普查与防治

对已婚妇女进行定期系统的妇科普查,是妇科保健工作的一项主要内容,每1~2年普查一次,可使女性常见病、多发病和恶性肿瘤得到早发现、早诊断、早治疗,还可提高女性的自我保健意识,促进其在日常生活中自觉规避不良行为,养成良好的卫生习惯,从而有效地降低某些妇科常见病的发生率。

(四)妇女劳动保护的贯彻与落实

女性在参加生产劳动过程中,由于女性解剖生理特点,劳动条件对女性的生殖功能及身体健康可能产生影响,甚至可影响到胎儿及婴儿的健康。因此,提高女性自我保健意识,为其做好劳动保护是非常必要的。

第二节　妇女不同时期的保健指导

一、青春期保健

(一)养成健康饮食习惯和良好生活方式

青春期少女由于生长发育迅速,必须从食物中吸收足够的营养素,保证身体需要。节食、吸烟等不良行为会对生长发育产生负面影响。这一时期应引导青春期少女理解自身的体格生长发育状况,合理膳食,均衡营养,保证充足的睡眠,形成健康规律的生活方式。

(二)青春期性教育

青春期是对性的迷茫时期,也是个体观念形成的关键时期和快速发展期,有必要对青春期少女实施恰当的性教育。这一时期应按不同年龄针对学生的生理、心理状态及理解能力,略早或同步于身心发育,循序地进行不同内容的性教育。性教育应掌握适时、适度、适当的原则,需要家长、教师与学生保持良好的沟通,必要时请专业人员进行心理干预。

(三)心理卫生指导

青春期是生长发育的高峰期,也是心理发展的重大转折期。青春期少女自主意识逐渐增强,同时又对家长有较大的依赖性,很容易形成反叛心理。家长、学校和社会都应该特别关注青春期少女的心理活动,有计划地进行系统教育,引导其正确对待家庭、学习、交友、恋爱等问题。

(四)经期保健指导

指导青春期少女了解月经的生理现象,并注意经期卫生和休息,避免剧烈的体育运动和重体力劳动,保持充足的睡眠。经期身体抵抗力下降、盆腔充血,应注意保暖,避免

淋雨、涉水、游泳,夏天不宜喝过多的冷饮等。同时,做好月经周期的记录,通过记录观察自己月经是否规律,做好经前的准备。如月经没按日期来潮,应当及时就诊。

(五)培养能力和完善人格

青春期是自我意识完善,独立人格形成的时期。家庭和学校要让青春期少女与社会有适度的接触,培养其学习能力、社会实践能力等,并逐渐形成良好的道德标准和价值体系,顺利完成从自然人到社会人的过渡。

二、围婚期保健

(一)配偶的选择

配偶的选择,除了要有感情基础、认真的态度,还要防止各种疾病,如遗传性和传染性疾病的传播,避免有血缘关系的近亲结合。《婚姻法》规定:直系血亲和三代以内的旁系血亲禁止结婚。夫妻双方的健康是优生的根本条件,有些疾病是不宜结婚后生育的,如遗传性精神病;有些疾病在治愈前是不应结婚的,如肝炎、肾炎、心脏病、活动性肺结核等严重的慢性疾病。

(二)婚前医学检查

1994 年颁布的《中华人民共和国母婴保健法》将婚前医学检查列为依法服务,婚前医学检查(premarriage examination)对生殖健康有重要意义。一是通过婚前医学检查能够控制许多遗传性疾病,避免缺陷儿的出生,提高人口素质;二是能控制传染性疾病的传播如乙型肝炎、性传播疾病等;三是能够检出生殖系统疾病,促进婚姻幸福。

1. 婚前检查的主要内容

①询问病史:了解双方的既往病史,重点关注双方和婚育有密切关系的病史如女方月经史、婚育史、与遗传有关的家族史、泌尿生殖系统疾病、智力障碍等。②体格检查:包括一般检查(如体重、身高等)、生殖器及第二性征检查。③辅助检查:包括常规检查项目如胸部透视、血尿常规、乙型肝炎抗原检测、女性阴道滴虫和霉菌检查等,根据需要还可做染色体核型分析、精液常规及梅毒筛查等检查。

2. 婚前检查的注意事项

①检查女性生殖器官时应做肛门腹壁双合诊,如需做阴道检查,须征得本人或家属同意后进行;②对双方有关隐私方面的情况应当保密;③特殊检查应根据需要或自愿原则进行;④发现有影响婚育的疾病时应向受检者说明情况,指导其暂缓或禁止结婚,并对患病者提出预防、治疗或采取其他医学措施的意见。

(三)生育保健指导

1. 选择最佳生育年龄

我国婚姻法规定的结婚年龄,男性 22 岁,女性 20 岁,依据法律规定结婚后即可怀孕。但从生理学角度看,女性生殖器一般在 20 岁以后逐渐发育成熟,23 岁左右骨盆才能发育成熟。因此,女性最佳生育年龄为 21~29 周岁,男性一般为 23~35 周岁。

2. 选择最佳受孕时机

受孕要考虑夫妻双方的心理因素、工作状况、家庭经济条件等,应安排在双方工作或学习轻松,生理、心理都处于最佳状态的时期。新婚夫妇最好延缓到婚后 3～6 个月受孕。受孕前,应加强营养,遵医嘱补充维生素和叶酸等,同时要劳逸结合,保持身心健康。此外,受孕的最佳季节是夏末秋初即 7～9 月份。一方面,此时期是蔬菜、瓜果的收获季节,有利于孕妇摄取足够的营养物质;另一方面,在第 2 年 4～6 月份分娩,正值春末夏初,气候温和,有利于产妇顺利度过产褥期和早期康复。

3. 避免危险因素

①某些理化因素的影响,如高温环境、放射线、噪声、铅、汞、农药等。如有接触,应与有害物质隔离一段时间后再受孕。②生物因素的影响,如风疹病毒、流感病毒等。注射风疹病毒是有效的免疫接种,但在受孕前 3 个月内及受孕期间停止注射。③致畸或致突变的药物。若服用避孕药物者,应先停服药物,改用工具避孕半年后再受孕为宜。④烟酒的不良影响。计划受孕前应戒烟戒酒。

(四)计划生育指导

计划生育是我国的一项基本国策,措施主要包括避孕、绝育及避孕失败的补救措施。夫妇双方可根据自身情况选择适宜且不影响生育能力的避孕方法。

1. 避孕方法的选择

(1)婚后短期内避孕者,首选阴茎套或外用避孕栓;月经周期规律者可选择安全期避孕。

(2)婚后较长时间内避孕者,可选择外用避孕药具、安全期避孕法、口服短效避孕药等,注意应停药后 3～6 个月才能受孕。

(3)婚后要求长时间避孕或不生育者,首选宫内节育器。

(4)终生不生育者,可采取一方绝育措施。绝育是指利用手术或药物的方法,达到永久避孕的目的。女性绝育方法主要有经腹或腹腔镜输卵管结扎术,男性主要是输精管结扎术。

(5)紧急避孕者,可采用毓婷或米非司酮等紧急避孕药,在性交 3 d 内使用,越早效果越好,不作为常规使用。也可放置宫内节育器,在性生活后 5 d 内放入,有效率达 95% 以上。

(6)避孕失败的补救措施一般是采用人工方法终止妊娠。方法有药物流产和手术流产。药物流产是终止早期妊娠的常用方法。手术流产主要终止中期妊娠。

2. 常用的避孕方法

(1)激素避孕　我国应用比较广泛的是人工合成的甾体类激素,药物避孕是一种安全、可靠、经济、实用的避孕措施,一般健康育龄妇女均可使用。用药前应了解女性年龄、生育史、月经史是否正常,采用过何种避孕措施;详细询问既往和近期是否患有生殖器官急性疾病、严重心血管疾病、急慢性肝肾疾病、血液病、肿瘤及严重精神病等病史。月经期间隔时间偏长或 45 岁以上的妇女不宜服药,以避免卵巢功能早衰;有计划生育者应于停药 6 个月后再受孕为宜;哺乳期妇女不宜服用避孕药,以免影响乳汁分泌的量及营养成分。注意观察用药后的情况,发现问题应及时解决,并对使用避孕药者做出恰当的评价,做好登记随访工作。长期用药者每年随访 1 次,遇有异常情况应随时就诊。

(2)避孕套 ①男用避孕套:又称阴茎套,是一种男用的避孕工具。避孕套的避孕效率较高,只要坚持使用,并掌握正确的使用方法,其避孕有效率可达 93% 以上。②女用避孕套:由聚氨酯所制成的宽松、柔软的带状物,长 15 ~ 17 cm,开口处连接直径 7 cm 的柔韧的"外套",套内游离直径 6.5 cm 的内环,也具有防止性传播疾病的作用。

(3)安全期避孕 排卵期一般为下次月经前 14 d,卵子自卵巢排出后可以存活 1 ~ 2 d,其受精能力最强的时间是排卵后 24 h 内,精子进入女性生殖道内可以存活 2 ~ 3 d。故排卵后 4 ~ 5 d 内易受孕,其余时间视为安全期。在相对安全期内进行性交而达到避孕的目的,称为安全期避孕法。使用安全期避孕法,应根据妇女的基础体温测定、宫颈黏液检查或月经规律确定排卵日期。但由于其排卵过程可受情绪、健康状况及外界环境等因素的影响而推迟或提前,所以安全期避孕法并不十分可靠。

(4)皮下埋植剂 是一种安全、可靠的长效避孕剂,一次植入可避孕 5 年。皮下埋植剂是在局部麻醉下,将软管植入手臂皮下,让其缓慢地释放出合成黄体酮(孕酮)的一种避孕方法。40 岁以上的妇女不宜使用,因为皮下埋植剂的副作用是月经紊乱,而不少 40 岁以上的妇女已经出现了月经紊乱,两者很容易混淆。

(5)紧急避孕法 适用于性生活时未使用任何避孕措施者或避孕失败者,如阴茎套滑脱、破裂,节育器脱落,漏服避孕药,安全期计算错误,遭遇性暴力者等。口服避孕药是最流行的紧急避孕措施,此法只能对一次性无防护性生活起作用,不能作为常规避孕法。

3. 常用的节育技术

(1)输卵管结扎 这是针对女性的一种比较安全、永久的节育措施。优点是长效,不影响女性机体的生理功能,不影响性生活的过程;缺点是有创伤,需医生帮助完成,具有一定的不可逆性。

(2)输精管结扎 这是针对男性的一种比较简单的手术,与输卵管结扎拥有相同的功效和优劣,结扎输精管后精子向体外运行的通道被切断从而实现节育。

(3)宫内节育器 是一种放置在子宫内的避孕工具,通常以不锈钢、塑料或硅橡胶等材料制成,具有安全、有效、简便、经济的特点。放置一次可以使用多年,取器后不影响生育,是我国育龄妇女的主要避孕措施。

三、孕期保健

(一)孕期妇女的变化

1. 生理变化

妊娠期为适应胎儿生长发育的需要,在神经内分泌调节和胎盘产生的激素作用下,母体全身各系统会发生一系列适应性、生理性的变化,表现为以下几方面。

(1)生殖系统和乳房 子宫体明显增大变软,妊娠 12 周后超出盆腔,妊娠晚期由于盆腔左侧乙状结肠地占据,子宫略右旋。从妊娠 12 ~ 14 周起,开始出现不规则的无痛性宫缩。卵巢略增大,停止排卵。阴道分泌物增多呈白色糊状,阴道内乳酸含量多,pH 降低。外阴充血,皮肤增厚,大小阴唇色素沉着。妊娠期乳房增大充血,乳头及乳晕着色,出现蒙氏结节,接近分娩时挤压乳房可有少量淡黄色稀薄液体溢出。

(2)血液循环系统　孕期血容量开始增多,到第32～34周时达到高峰,血浆容量的增加比红细胞增加得多,使血液稀释,容易出现生理性贫血。孕7周白细胞数开始增多。此外,孕妇血液处于高凝状态,心脏也略有增大;心率增加10～15次/min。

(3)消化系统　孕早期会出现食欲改变,喜食咸、酸食物和水果;孕晚期肠蠕动减慢,食物在消化道滞留时间延长,容易发生便秘。

(4)泌尿系统　妊娠早期增大的子宫压迫膀胱,引起尿频,妊娠12周以后子宫超出盆腔,尿频消失。至妊娠末期,由于胎先露入盆,孕妇再次出现尿频,甚至腹压稍增加即出现尿液外溢现象。受雌、孕激素影响,肾功能负担增加,体内水分潴留增加,孕妇易发生肾盂肾炎、下肢水肿等。

(5)内分泌系统　雌二醇、黄体酮(孕酮)等激素大量增加,刺激子宫、胎盘、乳腺增长;孕妇体重随妊娠月份而增加,健康孕妇平均增重12～15 kg,肥胖妇女增重也不应小于6 kg。

2.心理变化

随着新生命即将来临,家庭各成员之间的角色要重新定位和认同,原有的家庭生活形态和互动情形也要发生改变,一系列变化会使孕妇产生不同程度的心理压力和焦虑。孕早期心理反应有惊讶以及身体不适带来的焦虑烦躁。孕中期,孕妇自觉胎动,开始接受,关心宝宝及分娩有关的信息。孕晚期,临近分娩孕妇心理压力较大。社区护士应根据不同时期的心理状态,给予孕妇适时的指导,使其积极调整心理,顺利安全地度过孕期。

(二)孕期健康管理

孕期妇女是迫切需要进行健康管理的人群,对孕期妇女进行健康管理可提高孕妇健康认知,降低剖宫产的发生率,减少巨大儿和低体重儿的出生,降低妊娠期高血压、产后抑郁症等的发病率。具体社区服务流程见图6-1。

1.孕早期健康管理

(1)建立孕产妇保健手册　我国现在普遍实行孕产期保健的三级管理,一般在孕13周前由孕妇居住地的乡镇卫生院、社区卫生服务中心为其建立《孕产妇保健手册》。社区护士应做好孕妇登记,并进行早孕咨询、检查和健康指导,对高危妊娠者进行筛查、监护和重点管理。孕13周前为孕妇建立《母子健康手册》,并进行第1次产前检查。

(2)产前检查　旨在明确孕妇及胎儿的健康状况,及早发现异常妊娠及胎儿发育异常。社区护士应根据情况提供相应的健康指导和保健服务措施。孕期应至少坚持5次,首次产前检查的时间在孕13周前,未发现异常者,定期复查时间为孕13周后每4周1次,孕28周后每2周查1次,孕36周后每周查1次,具体内容见附录5和附录6。高危孕妇遵医嘱增加产前检查次数。

产前检查的主要内容有:①首次产前检查。询问健康史,并进行一般体格检查、妇科检查和实验室常规检查(血尿常规、血型、肝肾功能、乙型肝炎检查等);根据检查结果提供健康促进服务,对具有妊娠高危因素的孕妇,及时转诊到上级医疗卫生机构,并在2周内随访转诊结果。②复诊产前检查。通过询问健康状况、一般体格检查、实验室检查、产科检查(胎位、胎心、宫高及腹围的测量等),对孕妇和胎儿的健康状况进行评估,根据结果提供相应的保健服务措施,并预约下次复诊时间。

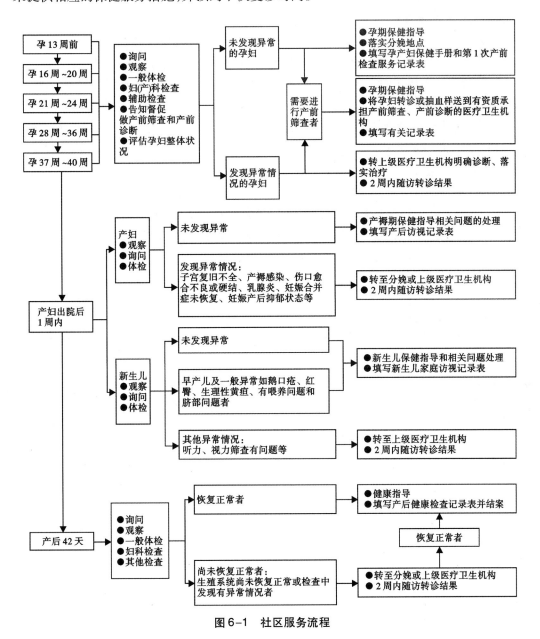

图6-1 社区服务流程

2.孕中期健康管理

孕16~20周、21~24周各进行1次健康教育和指导。通过询问、观察、一般体格检查、产科检查、实验室检查对孕妇健康和胎儿的生长发育状况进行评估,识别需要做产前诊断和需要转诊的高危重点孕妇。未发现异常的孕妇,除了进行孕期的生活方式、心理、运动和营养指导外,还应告知和督促孕妇进行预防出生缺陷的产前筛查和产前诊断。发现有异常的孕妇,要及时转至上级医疗卫生机构。出现危急征象的孕妇,要立即转上级医疗卫生机构,并在 2 周内随访转诊结果。

3. 孕晚期健康管理

孕 28～36 周、37～40 周各进行 1 次健康教育和指导。开展孕产妇自我监护方法、促进自然分娩、母乳喂养以及孕期并发症、合并症防治指导。对随访中发现的高危孕妇应根据就诊医疗卫生机构的建议督促其酌情增加随访次数。随访中若发现有高危情况,建议其及时转诊。

(三)孕期保健指导

社区护士根据产检和评估的结果,通过各种形式,针对性地向孕妇宣传孕期保健知识、育婴常识,提高她们自我照顾的主动性,促进孕期妇女和胎儿健康。

(1)营养与饮食 孕期要加强营养以满足胎儿成长发育的需要。社区护士应指导孕妇平衡膳食结构,注意食物的多样化搭配,保证营养的全面合理。饮食原则一般为高蛋白、高维生素、高矿物质,适量脂肪及糖、低盐饮食。禁止或尽量少喝含乙醇等的刺激性饮料;如有水肿,应限制盐的摄入,一般每日 ≤4 g 为宜。同时也要注意避免营养过剩。

(2)个人卫生 妊娠期应保持良好的口腔卫生,用软毛刷刷牙。经常洗澡促进血液循环。妊娠 28 周以后及有阴道出血者禁盆浴。经常更换内裤,保持会阴清洁。应选择宽松、柔软、舒适的衣服,避免穿高跟鞋,以防摔倒及腰背痛,还应注意防滑。

(3)活动与休息 妊娠期应避免重体力劳动、长时间站立、攀高或举重物,避免压力过大工作。保持充足睡眠,夜间睡眠保证 8 h,午休 1～2 h。睡眠时宜采取左侧卧位,可增加胎盘血供,减轻下肢水肿。坚持适量运动可促进睡眠及食欲。

(4)乳房护理 孕妇应选择宽松舒适、棉质、罩杯大小能覆盖整个乳房的胸罩,保证乳房血液循环通畅。妊娠 24 周后孕妇可每日用温水毛巾清洁乳头和乳晕,禁用肥皂等刺激性洗涤物;若乳头平坦或内陷,一般无须做特殊处理,孕妇可自行做乳头伸展和牵拉练习进行矫正。

(5)性生活指导 怀孕期间并不绝对禁止性生活,但是妊娠前 3 个月及后 3 个月,应尽量避免性生活,防止早产、胎膜早破、宫内感染甚至流产的发生。

(6)孕期用药指导 许多药物能通过胎盘进入胎儿体内,导致胎儿畸形或胚胎停止发育。孕早期是药物的致畸期,因此,必须在医师指导下合理用药。此外,妊娠并发症与合并症也可影响母儿健康,此时社区护士应帮助孕妇正确对待治疗性用药,以免延误治疗,造成不良后果。

(7)孕妇自我监护的指导 孕妇自测胎动和胎心音计数是自我监护的重要手段,教会家属听胎心音,孕妇计数胎动,了解胎儿宫内情况。指导孕妇每天早、中、晚各数 1 h 胎动,将 3 次的胎动计数之和乘以 4,作为 12 h 的胎动数。若 12 h 的胎动小于 10 次,提示胎儿缺氧,应及时就诊。

(8)常见不适及异常症状 许多孕妇在妊娠 6 周左右出现恶心、呕吐等早孕反应,妊娠 3 个月后消失。在此期间应指导孕妇避免空腹,起床动作缓慢,避免突然起身;少量多餐,饮食宜清淡易消化,少食油炸、刺激的食物。教会孕妇判断异常症状,一旦出现阴道流血、腹痛、胸闷、心悸、胎动突然减少等情况,应立即就诊。

(9)心理调适 及时评估孕妇在妊娠不同时期的心理变化,给予适当的支持,使其逐渐进行自我调适,适应角色转变,学会奉献,最终能愉快地接受宝宝的来临,顺利安全地度过孕期。

(四)分娩指导

1. 选择分娩地点

合适的分娩地点可以使孕妇获得良好的休养环境和放松的心情,社区护士应在产前协助孕妇选定适宜的分娩地点,提前联系并熟悉环境。

2. 完善分娩前准备

充分的物质、心理准备是保证顺利分娩的必要条件。社区护士应鼓励产妇及家属做好迎接新生儿的心理准备,向其介绍新生儿喂养及护理知识。同时,指导其准备新生儿和产妇用物,包括:医保卡、夫妻双方的身份证;新生儿的用品,如数套柔软、宽松的衣服、奶瓶、尿布、奶粉、被褥等;产妇用品,如大小毛巾、卫生巾、卫生纸、内裤等。另外,通过多种形式向产妇介绍分娩相关知识,如产程的划分、胎先露的下降、分娩时的呼吸技巧等,使孕妇对分娩有正确认识,促进顺利分娩。

3. 识别先兆临产

随着预产期的临近,嘱孕妇不要外出旅行,并学会识别临床先兆:如果出现不规则宫缩,阴道有少量血性分泌物,为见红,是先兆临产的可靠征象;若阴道大量流液,可能为胎膜早破,应保持外阴清洁、平卧,由家属迅速送往医院;若孕妇出现有规律且逐渐增强的子宫收缩,持续 30 s 或以上,间歇 5~6 min,则为临产,应马上住院分娩。

四、产褥期保健

(一)产褥期妇女的变化

1. 生理变化

产褥期妇女身体变化最明显的是子宫,产后 10 d 子宫降至骨盆腔内,产后 6 周恢复正常;乳房的主要变化是泌乳;产后 3 d,由于产妇子宫缩复,体循环血量增加15% ~ 25%,心脏负担明显加重,应警惕心力衰竭的发生;产后 24 h 内体温略升高,不超过38 ℃;产后恶露分为血性恶露、浆液性恶露、白色恶露,正常恶露有腥味、无臭味。

2. 心理变化

产褥期妇女心理变化有个体差异,与年龄、学历、性格特征及妊娠分娩的经历有关。有些产妇表现为兴奋、满足、幸福感,有些表现为焦虑、失望、抑郁等,也有些产妇因为家庭注意力转移到孩子身上而有失落感。产后 6 周易出现产后抑郁症,产妇可表现为情绪低落、快感缺乏、时常悲伤哭泣、多虑、悲观等,产后 10 d 内通常是产后抑郁症发生的危险期。

(二)产后家庭访视

产后访视是妇女保健的重要工作内容,是孕产妇系统管理的重要组成部分。产后家庭访视旨在通过社区护士的全面、细致的检查,评估产妇恢复情况,及早发现存在问题并及时处理;还应做好健康指导,促进母亲和婴儿的健康。

(1)访视时间　产后1个月内至少要进行3次家庭访视,分别是出院后1周内、产后14 d和产后28 d,有异常情况者应酌情增加访视次数。

(2)访视前准备　访视前社区护士利用电话或邮件等形式了解产妇的一般状况、确切的休养住址及到达路线,确定适宜访视时间;准备访视用物。

(3)访视内容　包括产妇访视和新生儿访视两部分。

1)产妇访视:①了解产妇分娩情况、孕产期有无异常以及诊治过程。②询问睡眠、饮食和大小便等一般情况,观察精神状态、面色和恶露情况。③测量生命体征,检查子宫复旧情况、恶露情况、腹部及会阴部伤口的愈合情况。乳房有无肿胀及乳汁分泌情况,如发现异常及时处理。④提供喂养、营养、心理、卫生及避孕方法指导。

2)新生儿访视:①了解新生儿出生情况和居家环境。②询问睡眠、喂养、大小便、精神状态、活动等一般情况。③检查有无湿疹、黄疸、脓疱,脐带有无出血、分泌物等。④测量新生儿体温,记录体重、身长,进行体格检查。

(4)健康指导　教会产妇对新生儿进行正确的母乳喂养及口腔、脐带、臀部皮肤护理,并指导其对新生儿进行抚触。嘱产妇产后6周携新生儿到分娩医院做健康体检,了解自身身体情况及婴儿生长发育状况。每次访视后均填写访视记录表,认真填写评估内容及保健方案,并存档管理。

(三)产褥期保健指导

1. 生活指导

(1)卫生指导　产后居室要做到安静、舒适,室温保持在18~20 ℃,室内适当通风,避免产妇直吹风。产后会排出大量褥汗,应保持个人清洁卫生,每日坚持用温水漱口、软毛刷刷牙。每日清洗外阴,使用会阴垫,勤换内裤,保持会阴清洁。会阴伤口肿胀明显的,可用50%硫酸镁湿敷。产褥期禁止性生活。

(2)饮食指导　指导产妇制订科学合理的饮食计划,保证营养全面均衡。哺乳的产妇应注意补充富含优质蛋白、足够热量、丰富维生素和矿物质的饮食,少食多餐,饮食应易消化;注意多进食蔬菜、水果,增进食欲,刺激胃肠蠕动。避免进食熏腌及刺激性食物。多喝汤类,如鱼汤、排骨汤等,有利于乳汁分泌。

(3)休息与活动　社区护士嘱产妇学会与婴儿同步休息,保证充足睡眠,促进产后体力恢复及组织修复。但要避免因长时间仰卧造成子宫后倾。经阴道分娩产妇产后24 h即可下床活动,行剖宫产产妇48 h后可下床活动,活动范围和时间逐渐增加,以促进排便通畅,并防止深静脉血栓形成。

(4)产后保健操　保健操可促进产妇腹壁盆底肌张力恢复,社区护士应指导产妇坚持做产后保健操,运动量循序渐进,每1~2 d增加1节,每节重复8~16次。基本内容包括增强腹壁力量的抬腿、仰卧起坐和能锻炼盆底肌及筋膜的缩肛动作。

2. 心理指导

产褥期妇女心理不稳定,有的还会出现产后抑郁症,表现为焦虑、抑郁、悲观等情绪。

社区护士应注意评估产妇心理社会状况及影响因素,并提供常见问题的解决方案。同时增加来自丈夫及家庭的社会支持,关心产妇,帮助其建立与婴儿之间的亲子依附关系。鼓励丈夫及其他家庭成员参与照护新生儿,多承担家务,尽快适应新的家庭角色转变,促进家庭内部和谐发展。

3. 乳房护理指导

指导产妇保持乳房卫生,每次哺乳前温水擦拭乳头、乳晕,禁用肥皂水或酒精等擦洗。每次哺乳时都应让新生儿吸空乳汁,孩子吸不完时,用吸乳器吸空乳汁。哺乳后佩戴合适乳罩,避免过松或过紧。若乳房出现胀痛,可指导产妇用多种方法缓解,如尽早开乳、哺乳前热敷、按摩乳房、佩戴乳罩等。一旦乳房表面出现红、肿、热、痛,常伴发热,提示乳腺炎,患侧应停止哺乳,但应排空乳汁,病情严重者遵医嘱使用抗生素治疗。

4. 母乳喂养指导

母乳是婴儿成长最安全、最全面、最易消化吸收的天然食物,它含有婴儿成长所需的所有营养;还可增进母子感情,促进子宫复旧,降低患乳腺癌和卵巢癌的风险。因此,社区护士应积极宣传母乳喂养的益处,支持、促进母乳喂养。

(1)开奶时间 新生儿出生断脐后即可送至母亲怀中吸吮双侧乳头,最迟不超过1 h。早吸吮可刺激母亲催乳素的分泌,使其尽快分泌乳汁,是母乳喂养成功的关键措施之一。

(2)哺乳频率 原则为按需哺乳。产妇产后24 h内至少哺乳10余次,母子间相互协调后逐渐形成固定喂哺模式,一般每2~3 h喂哺1次,逐渐延长至3~4 h喂哺1次,3个月后可减少夜间喂哺次数,不要让婴儿养成含着乳头睡觉的习惯。

(3)哺乳方法 哺乳前指导产妇采用母亲和新生儿最舒适的姿势,怀抱婴儿,使婴儿贴近母亲胸部,并将乳头和大部分乳晕放入新生儿口中,用手扶托乳房,避免哺乳影响婴儿呼吸。两侧乳房交替哺乳,每次都应吸空乳汁。哺乳后应将新生儿抱起轻拍背部1~2 min,排出胃内空气,防止溢奶。

(4)注意事项 ①哺乳期用药应谨慎,指导产妇避免使用药物避孕。②乳汁分泌不足时,指导产妇调节饮食,规律睡眠,正确哺乳,并且进行心理调节,同时鼓励产妇树立信心;还可结合中药或针刺合谷、外关等穴位进行催乳。③当母亲有传染病或精神病及身体严重疾病时,不宜哺乳应退奶;当患急性传染病、乳腺炎时暂停哺乳,可把乳房定时挤空以保证泌乳,待痊愈后继续哺乳。

五、围绝经期保健

(一)围绝经期妇女的变化

1. 生理变化

(1)月经紊乱 常是最早出现的症状,表现为月经稀发(>35 d)或频发(<21 d)、经血增多或减少。

(2)心血管系统 由于雌激素水平下降,绝经后妇女动脉硬化、冠心病发生率较绝经前明显增加。

（3）生殖器官及第二性征改变　乳房变小、阴道萎缩、阴毛脱落、阴道分泌物减少、性欲减退和反复发作的阴道炎及尿道炎等。

（4）骨质疏松　绝经后妇女骨质吸收速度增加，导致骨质脱钙出现骨质疏松。好发生于椎体，导致椎体压缩，身高变矮，还易发生骨折。

（5）其他　此期由于血管舒缩紊乱易出现面部潮热、多汗，汗后畏寒等症状，还有心悸、头痛、头晕、耳鸣等自主神经功能失调表现，严重者可影响妇女的情绪、生活、睡眠。

2. 心理变化

此期妇女由于雌激素下降、自主神经失调导致的一系列身体变化，常感觉悲观、多疑、焦虑抑郁，记忆力下降等，工作、家庭、社会环境变化可加重上述症状。

（二）围绝经期妇女的保健指导

1. 健康宣教

通过宣传册、讲座等使妇女了解围绝经期的身心特点，正确面对围绝经期；指导其掌握减轻相关症状的方法，如遵医嘱适当补钙和维生素 D，可预防骨质疏松；适当的活动可促进血液循环，增强体质，减少心血管疾病的发生率。

2. 生活指导

指导妇女合理膳食、均衡营养，多摄入豆制品，因其含有类雌激素物质；多吃奶制品，补充钙质。避免高脂肪、高胆固醇及高糖食物，以减少心血管疾病发生率。帮助妇女选择促进睡眠的方法，如安静环境、泡脚等。嘱其保持外阴卫生，预防感染。

3. 用药指导

对于使用药物缓解围绝经期症状的，社区护士应帮助患者了解药物的适应证、禁忌证及可能出现的不良反应，如孕激素可导致乳腺肿痛和水肿。服用性激素制剂者，须在医师指导下用药，严密观察不良反应，定期随访。

4. 心理指导

提供围绝经期相关信息，使妇女正确面对自身变化。社区护士应倾听妇女的倾诉，了解其困惑，给予支持和帮助，并动员其家庭成员，增强社会支持程度。鼓励妇女多参加集体活动，增加人际交往，培养多种兴趣爱好，以保持身心愉悦，提高生活质量。

5. 性生活指导

最常见的问题是阴道干燥、润滑度不够，出现性交痛，造成性生活困难，社区护士根据妇女的身心状态，指导其适当频度且次日不觉疲劳的性生活，利于保持生殖器官的良好状态。

6. 定期进行以防癌为主的健康体检

随着年龄的增大及围绝经期的内分泌变化，导致心血管疾病、骨质疏松及某些恶性肿瘤的发生率增高，社区护士应积极宣教，帮助妇女建立健康的生活行为方式，同时指导其每年进行一次体检。体检内容包括血压、血糖、血脂检查、妇科检查、乳腺检查、骨密度检查及心、肺、肾功能检查等。还应进行乳腺癌、宫颈癌等女性常见恶性肿瘤的普查，发现异常者，需做进一步检查如阴道镜、宫颈活检等进行确诊。因乳腺癌的早期表现是偶然发现的无痛性肿块，因此，乳房自查是早期发现乳腺癌的关键措施。对于乳腺癌高危人群,社区护士应教会妇女乳房自我检查的方法,月经规律者一般选择在月经结束后 4 ～ 7 d 进行,绝经后的女性应每月固定一天检查。

第三节　妇女疾病普查和保健指导

妇女疾病普查是保障妇女生殖健康、提高广大妇女健康水平的有效措施。定期开展妇女疾病普查,有利于妇女常见病的防治,防止性病传播和蔓延,还可以早期发现女性较多见的癌症和癌前病变,如宫颈癌、乳腺癌等,做到早诊断、早治疗,提高患者的治愈率和存活率,提高妇女生活质量。

妇女疾病普查贯彻预防为主的方针,一般将已婚至老年期范围的妇女作为普查对象。根据疾病发病年龄不同对不同年龄段妇女分别进行针对性的疾病普查。如:阴道炎、宫颈糜烂、附件炎多发于 24 ～ 45 岁已婚妇女;子宫肌瘤多发于 30 ～ 50 岁育龄妇女;子宫颈癌多发于 40 ～ 55 岁妇女;子宫内膜癌以老年女性多见;乳腺癌 20 岁以后发病率迅速上升,45 ～ 50 岁较高,绝经后发病率继续上升。

一、加强妇女卫生健康教育

在社区开展生殖健康知识讲座,纠正妇女对疾病的认知误区,增强妇女保健意识,为其提供及时的信息咨询,有条件的社区可建立健康网站或开通妇女健康热线等。同时,在社区提供灵活方便、形式多样的健康咨询,帮助妇女掌握疾病预防知识,做到无病早防、有病早治。

二、加强妇女疾病普查力度

妇女疾病的普查普治是一项长期性、连续性的工作。宣传教育是保证妇女疾病普查工作顺利开展、提高普查率、促进妇女健康的关键。每年一次的普查,可联合社区计划生育等部门或通过媒体等途径广泛宣传妇女疾病普查的重要性和必要性,增强妇女自我保健意识,使更多妇女自觉参加普查,从而有效地预防生殖道疾病,将生殖道疾病控制在疾病初期。

三、提高妇女普查质量

社区医护人员应重视自身素质建设,加强业务培训,提高诊疗水平,并具有较强的人际沟通能力和咨询指导能力等。妇女普查工作中,注意将预防保健与医疗工作相结合,对患病妇女做到及时治疗、定期随访、有效指导、提高普治率,进而提高妇女生活质量和健康水平。

四、妇女健康信息管理

妇女疾病普查对宫颈癌和乳腺癌的早期筛查具有重要意义。普查服务机构应对查出疾病的妇女进行跟踪随访登记,记录疾病治疗进展情况,对未及时接受进一步检查和

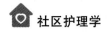

治疗的妇女进行电话督促其及时治疗。同时,社区护士应对具有高危因素的妇女进行重点干预,建立健康档案,定期复查和随访。

第四节　妇女劳动保护

随着社会的进步和科技的发展,众多女性参与到职业活动中,成为社会经济发展的重要组成部分。因为女性有其特殊的生理功能与生殖需求,接触某些职业有害因素不仅影响女性自身身心健康,而且影响其生殖功能,并可通过妊娠、哺乳等影响胎儿及婴幼儿的生长发育,最终关系到整个国民健康素质水平。因此,根据女性生理特点,做好妇女劳动保护是社区护理工作的重要内容之一。

一、职业因素对妇女健康的影响

(一)重体力劳动对女性一般健康的影响

长期从事重体力劳动的女性,由于腹压增高,盆腔内生殖器受压易发生移位,可导致子宫后倾、子宫下垂,严重者甚至发生子宫脱垂等问题,还可引起月经失调和慢性肌肉关节退化等。未成年女性若长期参加重体力劳动或自幼参加运动员体育训练,可能影响女性骨盆的正常发育引起骨盆狭窄或扁平骨盆。孕妇从事较重的体力劳动,容易导致流产、早产、胎儿发育迟缓、胎儿或新生儿死亡率增高等现象发生。

(二)职业性有害因素对女性生殖功能的影响

环境中的有害物质可能对女性生殖功能造成很大影响,主要包括以下几方面。①对月经功能的影响:目前已知90多种职业性有害因素(包括噪声、振动、重体力劳动,以及多种化学物质如铅、汞、二硫化碳、苯系化合物、汽油、TNT等)可引起女性月经异常,表现为痛经、月经量异常、月经不规则等。②对生育和妊娠的影响:包括对性腺、胚胎、胎盘的影响,干扰受精、受精卵发育、胚胎发育等过程,进而对妊娠母体造成影响,促使妊娠及分娩并发症等的发生。③对胎儿和新生儿的影响:孕期及产后接触有害因素,可对胎儿的生长发育及新生儿的残疾率、死亡率造成一定影响,导致新生儿及乳儿发生中毒等危害。

二、妇女劳动保护的主要措施

(一)合理安排妇女劳动

我国规定妇女不宜从事:①矿山井下作业;②森林伐木、归楞及流放作业;③体力劳动强度分级标准中第Ⅵ级体力劳动强度的作业;④建筑业脚手架的组装及拆除作业,以及电力、电信业的高处架线作业;⑤连续负重每次超过20 kg,间断负重每次超过25 kg的作业。

(二)妇女特殊生理期劳动保护

做好妇女在月经期、孕期、围生期、哺乳期和更年期的五期保护,其中前四期在我国的法规中已有明确规定,需要劳动保护和劳动卫生的专业人员、医务人员共同协作贯彻执行。

(三)改善生产环境的劳动条件

通过提高安全技术管理水平和技术改革,改善劳动条件,建立安全作业环境,防止工伤事故,消除职业病和职业中毒危害,从而保护女性职工在生产过程中的安全与健康。

(四)贯彻执行妇女劳动保护法规

我国对妇女劳动保护非常重视,新中国成立以来颁布了一系列与女职工劳动保护有关的法规和条例,如《女职工劳动保护规定》《女职工禁忌劳动范围的规定》《中华人民共和国妇女权益保障法》《中华人民共和国职业病防治法》《中华人民共和国母婴保健法》等,贯彻执行国家保护妇女的法律、法规、法令,是做好妇女劳动保护工作的重要保证。

(五)普及妇女劳动卫生知识

通过社区宣传教育,普及劳动卫生基础知识和女性接触职业有害因素的防护知识,提高妇女职业安全防护意识,保护女职工健康及孕育健康的下一代。

练习题

(1)产妇进行产后访视的时间是(　　　)

A.产后即刻

B.产后 3~7 d

C.产妇出院后 1 周内

D.产后 42 d

E.产妇出院后 1 个月内

(2)关于计划生育指导,以下说法错误的是(　　　)

A.宫内节育器放置一次可以使用多年,取器后不影响生育

B.哺乳结束后无禁忌证者可以应用药物避孕

C.产后一旦恢复性生活,要采取可靠的避孕措施

D.45 岁以上者不宜口服药物避孕

E.安全期避孕法是哺乳期可靠的避孕措施

(3)孕妇应该何时领取《母子健康手册》(　　　)

A.随时可以

B.孩子出生之前

C.怀孕 16 周之前

D.怀孕 13 周之前

E.以上都不是

(4)关于母乳喂养错误的指导是(　　　)

A.多吸、频吸会减少母乳分泌

B. 两侧乳房交替哺乳,每次都应吸空乳汁

C. 新生儿断脐后即可送至母亲怀中吸吮双侧乳房

D. 患乳腺炎时可定时排空乳房以保证泌乳,待痊愈后继续哺乳

E. 哺乳频率遵循按需哺乳

(5)产前检查的时间应是(　　　)

A. 孕 28 周后每周 1 次

B. 孕 36 周后每周 1 次

C. 孕 36 周后每 2 周 1 次

D. 孕 13 周后每 2 周 1 次

E. 孕 28 周后每 4 周 1 次

(郑艳楠)

第七章

社区老年人保健与护理

学习目标

(1)掌握社区老年人常见的健康问题及护理措施。

(2)熟悉老年人生理、心理、社会生活改变及患病特点,老年人健康需求及健康管理。

(3)了解人口老龄化相关概念、现状与趋势,老年人社区护理的服务形式。

(4)能运用所学知识对老年人进行全方位的保健指导。

(5)能运用所学知识对跌倒、老年期抑郁、阿尔茨海默病患者提供社区护理干预。

案例导学

李爷爷65岁,退休后独居,子女都在外地。李爷爷患有高血压,喜欢吃腌制食物,每周都要出去买咸鸭蛋、酱菜等食用。没有定期监测血压,感觉头晕了就吃1粒药,平时老是想不起来吃药。

请思考

(1)社区护生如何对李爷爷的饮食习惯进行评估?

(2)社区护士如何对李爷爷进行饮食指导?

随着社会经济的持续发展和医疗保健水平的不断提高,人类平均寿命逐渐延长,人口老龄化已是世界人口发展的普遍趋势,也成为当今世界一个重要的社会问题,对社会养老保障及老年人医疗、长期照护等提出了严峻的挑战。老年人大多生活在社区家庭中,社区是对老年人实施预防、保健、医疗、康复和健康教育的主要场所。所以研究社区老年人群的健康问题,满足老年人的健康需求,维持和促进老年人的健康,提高老年人的生活质量,是社区护理的重要任务。

第一节 概 述

一、老年人及人口老龄化

(一)基本概念

1. 老年人

人的老化受遗传、环境和社会生活诸方面的影响而有较大的个体差异,目前对老年人年龄的划分世界各国尚无统一标准。世界卫生组织（WHO）对老年人的划分有两个标准：发达国家将 65 岁以上的人群定义为老年人，而发展中国家（特别是亚太地区）则将 60 岁以上人群称为老年人。根据现代人生理、心理结构变化，2000 年 WHO 对老年人的划分标准确定为：60~74 岁为年轻老年人，75~89 岁为老老年人，90 岁及以上为非常老的老年人或长寿老年人。随着社会经济水平的不断发展和人们期望寿命的不断延长，老年人年龄标准应是不断变化的。一般来说，发达国家老年人年龄的起点应高于发展中国家。

2. 人口老龄化

人口老龄化又称为人口老化，是指老年人占社会总人口的比例（老年人口系数）不断增长的发展趋势。导致世界人口趋向人口老龄化的主要原因有：出生率和死亡率的下降，平均预期寿命延长。反映人口老龄化的主要指标是老年人口系数，又称老年人口比例，即在某国家或地区的总人口构成中，老年人口数占总人口的比例，计算公式为：老年人口系数（%）=（60 或 65 岁以上人口数/总人口数）×100%。

3. 老龄化社会

老龄化社会是指老年人口占总人口达到或超过一定比例的人口结构模型。WHO 对老龄化社会的划分有两个标准：发达国家将 65 岁以上人口占总人口的 7% 以上定义为老龄化社会（老龄化国家或地区）；发展中国家将 60 岁以上人口占总人口的 10% 以上定义为老龄化社会（老龄化国家或地区）。中国已于 1999 年进入老龄化社会，是较早进入老龄化社会的发展中国家之一。《中华人民共和国 2019 年国民经济和社会发展统计公报》显示，中国 60 岁及以上人口 2.54 亿人，占全国总人口 18.1%；其中 65 岁及以上人口 1.76 亿人，占全国总人口 12.6%。据预测到 2050 年，我国 60 岁以上老年人数量将达到 4.34 亿，占全国总人口的 1/3；65 岁以上老年人比例将达到 1/4，相当于日本现在的水平。

4. 健康老龄化

健康老龄化是 20 世纪 80 年代后期，由于世界人口老龄化的发展而产生的一个新概念，包括以下 3 项内容。

（1）老年人个体健康　老年人生理和心理健康和良好的社会适应能力。

（2）老年人口群体的整体健康　健康预期寿命的延长及与社会整体相协调。

（3）人文环境健康　人口老龄化社会的社会氛围良好与发展持续、有序、合规律。健康老龄化，一方面是指老年人个体和群体的健康，另一方面是指老年人生活在一个良好的社会环境中。

（二）人口老龄化现状

1. 世界人口老龄化现状

人口老龄化是当今世界人口发展的普遍趋势。国际经验表明，随着人口老龄化的进展，养老金、医疗保险金支出增加，社会负担显著增加。由于未富先老，发展中国家所面对的老龄化问题更为严峻。世界人口老龄化发展的现状与趋势有以下 4 个特征。

（1）人口老龄化速度加快　2019 年联合国发布的《世界人口展望》报告强调了未来全球人口老龄化加剧问题。整体来看，在 2019 年至 2050 年期间，预计全球 65 岁或以上的人数将增加 1 倍，达到近 15 亿人。

（2）人类平均预期寿命延长　2019 年联合国发布的《世界人口展望》中显示，从 1990 年到 2019 年，全球人口出生时平均预期寿命已从 64.2 岁增至 72.6 岁，2050 年有望增至 77.1 岁（表 7-1）。

表 7-1　1990 年、2019 年和 2050 年世界范围按性别分列的出生时预期寿命

区域	1990			2019			2050		
	男性	女性	两性	男性	女性	两性	男性	女性	两性
世界	61.9	66.5	64.2	70.2	75.0	72.6	74.8	79.4	77.1
撒哈拉以南非洲	47.7	51.1	49.4	59.3	62.9	61.1	66.3	70.8	68.5
北非和西亚	62.8	67.6	65.1	71.6	76.0	73.8	76.6	80.6	78.5
中亚和南亚	57.9	59.2	58.6	68.5	71.3	69.9	73.3	77.1	75.2
东亚和东南亚	66.7	71.0	68.8	74.0	79.2	76.5	78.8	82.9	80.8
拉丁美洲和加勒比地区	65.0	71.3	68.1	72.3	78.7	75.5	78.5	83.2	80.9
澳大利亚/新西兰	73.6	79.7	76.7	81.3	85.2	83.2	85.4	88.7	87.1
大洋洲	58.0	61.1	59.5	65.1	68.2	66.6	69.3	73.4	71.3
欧洲和北美洲	69.6	77.3	73.5	75.7	81.7	78.7	80.9	85.5	83.2
最不发达国家	49.8	52.5	51.1	63.3	67.0	65.2	69.5	74.2	71.8
内陆发展中国家	50.0	54.2	52.1	63.5	67.9	65.7	69.7	74.7	72.2
小岛屿发展中国家	63.4	67.8	65.5	70.1	74.8	72.4	74.7	79.4	77.0

数据来源：2019 年联合国发布的《世界人口展望》

（3）人口老龄化的区域分布不均衡　人口老龄化问题最早始于发达国家。目前老龄化程度最严重的国家依次为日本、意大利和德国，老年人口占比分别为 27%、26% 和 25%。但是在老年人口增长率上，目前发展中国家是发达国家的 2 倍，预计 2050 年，世界老年人口约 82%（16.1 亿）生活在发展中国家和地区（表 7-2）。

表 7-2　2019 年、2030 年、2050 年和 2100 年 65 岁或以上人口的百分比

区域	2019	2030	2050	2100
世界	9.1	11.7	15.9	22.6
撒哈拉以南非洲	3.0	3.3	4.8	13.0
北非和西亚	5.7	7.6	12.7	22.4
中亚和南亚	6.0	8.0	13.1	25.7
东亚和东南亚	11.2	15.8	23.7	30.4
拉丁美洲和加勒比地区	8.7	12.0	19.0	31.3

续表 7-2

区域	2019	2030	2050	2100
澳大利亚/新西兰	15.9	19.5	22.9	28.6
大洋洲	4.2	5.3	7.7	15.4
欧洲和北美洲	18.0	22.1	26.1	29.3
最不发达国家	3.6	4.2	6.4	15.3
内陆发展中国家	3.7	4.5	6.4	16.8
小岛屿发展中国家	8.7	11.9	16.1	23.7

数据来源:2019 年联合国发布的《世界人口展望》

(4)高龄老年人增长速度快 按照联合国人口司的规定,年满 80 岁的老年人称为高龄老人。联合国 2019 年发布的《世界人口展望》报告显示,从 2019 年至 2050 年,80 岁以上人口的数量将从 1.43 亿增加至 4.26 亿。据美国研究报告,截至 2020 年,全球 13 个国家将成为"超高龄"国,即已步入"超老龄社会",而到 2030 年,"超老龄"国家数量将升至 34 个。

2. 我国人口老龄化现状

目前,中国已经成为世界上老年人口最多的国家。我国统计局公布数据显示,截至 2019 年底,我国 60 岁及以上人口 2.54 亿人,占总人口的 18.1%,其中 65 岁及以上人口 1.76 亿人,占总人口的 12.6%。而中国的老龄化问题与世界其他国家相比,有其独特之处。

(1)老龄化增速快 据统计,许多发达国家 65 岁以上人口比例从 7% 提升到 14%,大多用了 45 年以上的时间,而中国只用了 27 年就完成了这个历程,并且在今后很长的一段时期内都保持着很高的递增速度,属于老龄化速度最快的国家之一。

(2)老年人口规模大 根据联合国预测,21 世纪上半叶,中国一直是世界上老年人口最多的国家,占世界老年人口总数量的 1/5,约等于欧洲各国全部老年人口的总数,占亚洲老年人口数量的 1/2。21 世纪下半叶,中国将是仅次于印度的第二老年人口大国。

(3)地区发展不平衡 由于东部沿海地区经济发达程度明显高于西部欠发达地区,中国人口老龄化发展具有明显的由东向西的区域梯次特征。一般情况是东部沿海老龄化程度高于西部边远地区。例如,上海于 1982 年老年人口系数即已达 11.5%,是我国最早进入老龄化社会的地区,与最迟进入老龄化城市行列的宁夏(2012 年)比较,时间跨度长达 30 年。

(4)老龄化超前于现代化 中国是在人均收入水平较低、综合国力有限、社会保障体系不健全的条件下提前进入老龄化社会的,人口老龄化超前于经济社会的现代化,"未富先老"和"未备先老"的特征日益凸显,这与发达国家形成了明显的反差。发达国家在进入老龄化社会时,人均国民生产总值基本上在 5 000 ~ 10 000 美元,目前平均达到 20 000 美元左右,而我国进入老龄化社会时人均国民生产总值不足 1 000 美元。因此,我国老年人的供养、保健、照护等均将面临诸多挑战。

（5）城乡倒置显著　在中国,60 岁及以上老年人多数生活在农村地区,农村在老年人总数、老龄化水平和老年抚养比 3 个重要指标上都高于城市。我国农村将于 2028 年进入重度老龄化时期,早于城市 20 年,届时平均每 3 位村民中就有 1 位老年人,这种城乡倒置的状况将一直持续到 2040 年。中国人口老龄化城乡严重倒置的格局是世界少有的。人口的城乡流动使得农村地区人口老龄化问题更为严峻,到 2030 年,中国农村和城市地区 60 岁及以上人口的比例将分别达到21.8% 和 14.8%。城乡老年人的主要经济来源存在明显差异,城市老年人主要靠自己的收入（如退休金）来生活,农村老年人的供养主要由家庭承担,总体收入普遍偏低,面临的困难更为严峻。

（6）女性老年人比例高　由于女性平均寿命长于男性,老年人口中女性多于男性,随着年龄的增长,女性老年人比例不断上升。中国老年女性的平均期望寿命比老年男性高3.4 岁。21 世纪下半叶,女性老年人口基本稳定在 1 700 万 ~ 1 900 万人;80 岁以上的高龄老人中,女性老年人占 63%;百岁老年人中,女性比例高达 77%。

（7）高龄化趋势明显　根据北京协和医学院和中国老年保健协会（CAWA）最近发布的一份报告,从 2025 年到 2050 年,中国 80 岁及以上的人口数量可能会迅速增长。截至2017 年底,中国 80 岁及以上人口已达 2 600 万人,占全国总人口的 1.8%。到 2025 年,这一比例可能会上升到 2%;到 2050 年,该比例将增至 8%。

知识链接

中国人口四大危机:老龄化/失能化/空巢化/少子化

据全国老龄委预测,2015—2035 年将是我国老龄化急速发展阶段,老年人口年均增长 1 000 万左右,到 2035 年我国老年人口比例将占总人口的28.7%。报告指出,中国的人口老龄化与失能化、空巢化、少子化“四化并发”,给应对人口老龄化增加了新难度。2014 年,我国有失能、半失能老年人 4 000 万,占老年人总数的 19%,其中完全失能达到 6.4%。目前我国老年空巢家庭率已达 50%以上,大中城市高达 70%;80 岁及以上老年人口达 9.7%,截至 2020 年将上升至老年人口的 12.37%。此外,中国的老龄化发展还存在不平衡的问题,出现“农村比城市先老”“东部比西部先老”“老龄化进程出现阶段性不均衡”的问题,这给照料护理带来了巨大压力。

来源:全国老龄工作委员会

二、老年人特点及健康需求

（一）老年人的特点

老化或衰老是生命过程的自然规律,指人体达到成熟期后,随着年龄的增长,出现全身性、进行性、衰退性变化,主要表现为生理、心理和社会生活改变的特点。

1. 老年人的生理特点

(1)形体变化 身高下降,体重减轻;皮下脂肪和弹力纤维减少,皮肤变薄、松弛,皱纹加深,眼球凹陷,眼睑下垂;须发变白、脱落稀疏;皮肤色素沉着,出现老年斑;牙龈萎缩,牙齿松动脱落;关节僵硬、活动不灵活。

(2)生理功能变化 主要表现为各系统、器官功能的下降。表现为:①记忆力减退、注意力不集中,甚至发生老年性痴呆;视力下降,出现老花眼,易患白内障等眼科疾病;听力减退;嗅觉、味觉迟钝;触觉、痛觉、温觉等皮肤敏感性降低。②血管弹性调节作用降低,动脉粥样硬化程度逐渐加重,心排出量减少。③胃肠功能减弱,易消化吸收不良、便秘等。④肾脏清除功能减弱、膀胱功能降低,出现尿液稀释、尿频或尿失禁现象;性激素分泌减少,性功能减退。⑤呼吸功能减弱,易发生肺部感染。⑥内分泌系统功能降低,易患老年性糖尿病等慢性、进行性疾病。⑦骨质增生或疏松、骨脆性增加,易发生骨质增生或疏松症、骨折等。

2. 老年人的心理特点

(1)记忆与思维的改变 ①记忆力减退,特点为回忆、机械记忆能力下降,逻辑记忆能力无明显下降。②思维退化,主要变现为思维的敏捷性、灵活性、流畅性、创造性明显下降。

(2)情绪和情感 由于老年人社会角色的改变和一些生活事件的发生,加上老年人神经系统老化引起的大脑功能减退,导致情绪控制能力减弱且易受到外界环境的影响,常表现位易兴奋、激惹、多变等。老年人较多地表现出消极情绪和情感,如失落、孤独、怀旧、焦虑等。老年人的情绪和情感因社会地位、生活环境、文化因素等不同而有较大差异。

(3)意志 意志是为了达到确定的目的而表现出的毅力和精力。老年人的意志因生活环境、社会地位、文化素质的不同而表现出较大差异。部分老年人因体力和精力不足,或社会活动、人际关系变化等原因表现出小心谨慎、重视准确,不会轻易冒险,比较注意避免犯错。

(4)人格 老年人的人格较为稳定。人格改变主要表现为不同性质的行为障碍,如因各种原因引起的孤独感、焦虑不安、怀旧和发牢骚;过于谨慎、保守、固执、多疑。

3. 老年人社会生活改变的特点

(1)生活方式的改变 老年人离退休后,家庭成为老年人活动的主要场所,工作内容减少,这就使老年人感到不适应,易引起老年人一系列的健康问题。

(2)不幸生活事件 老年人总会经历一些不幸生活事件,如丧偶、晚年丧子(女)、再婚阻力、家庭不和睦、经济困窘等。这些生活中的变故给老年人带来烦恼、忧愁与痛苦,不仅给老年人留下心灵创伤,也可诱发一些躯体疾病,甚至在精神创伤的折磨下,加速老年人的衰老和死亡。

(二)健康需求

进入老年期后,老年人的健康意识逐渐增强,对生活环境、养老保障、精神文化和疾病防治等都更为重视,希望能早期发现、早期治疗疾病,能获得相关的预防保健知识以及家庭护理照顾。老年人的健康需求主要集中在以下几个方面。

（1）老年常见疾病的治疗与护理需求　如老年糖尿病、高血压、冠心病等。

（2）居住、衣着、营养等方面的需求　老年人因生理功能减退而产生这些方面的特殊需求。

（3）生活自理能力障碍方面的帮助与照顾　老年人因老化衰退，生理功能不断下降，生活自理能力也逐渐降低。随着"4-2-1"家庭结构逐渐增多，家庭养老功能减弱，越来越多的家庭不能满足高龄老年人，尤其是患病的高龄老年人身体健康照顾的需求。

（4）因心理特点的改变和社会生活改变所带来的一系列心理反应的护理需求。

三、养老及社区养老模式

（一）养老及社区养老概念

1. 养老

养老是指奉养老人，指经济供养、生活照顾和精神慰藉3个方面的结合。

2. 养老模式

养老模式是指一切有利于老年人生活和满足老年人需求的方法、途径、形式和手段。目前，家庭养老、机构养老和社区居家养老是我国3种最基本的养老模式。

3. 社区养老

社区居家养老是指老年人住在自己家中或长期生活的社区里，在继续得到家人照顾的同时，由社区的养老机构或相关组织提供服务的一种养老方式。它是介于家庭养老和机构养老之间，利用社区资源开展养老照顾，由正规服务机构、社区志愿者及社会支持网络共同支撑，为有需要的老人提供帮助和支援，使他们能在熟悉的环境中维持自己的生活。社区是城市老年人生活和日常活动的主要场所，社区居家养老作为一种新型的养老方式，保留了传统在家养老的形式，利用个人、家庭、社区以及社会的力量和资源，向老年人提供就近而又便利的服务，满足老年人养老的心理和物质需求，让老年人拥有稳定、良好的生活状态，减轻其子女的日常照料负担，弥补社会养老机构的不足，能较好地解决老年居民的实际问题，顺应了人口老龄化的客观要求。

（二）常见社区养老服务机构

常见社区养老服务机构包括托老所、养老院、敬老院、老年社会福利院、老年公寓、老年护养院、老年人服务中心等。

1. 托老所

为短期接待老年人托管服务的社区养老服务场所，设有生活起居、文化娱乐、康复训练、医疗保健等多项服务设施，分为日托、全托、临时托等。该养老机构既可满足老年人与同龄人交流的需要，又能让老年人得到家人照料，因此托老所服务容易被老人及其子女接受。

2. 养老院

养老院主要是为老年人提供集体居住，并具有相对完整的配套服务设施。它是专为接待自理老人或综合接待自理老人、介助老人、介护老人安度晚年而设置的养老服务机构，设有生活起居、文化娱乐、康复训练、医疗保健等多项服务设施。

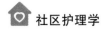

3. 敬老院

城市街道、农村乡镇设置的主要供养"五保"(保吃、穿、住、医、葬)老人的社会养老服务机构,为非营利性组织。机构设有生活起居、文化娱乐、康复训练、医疗保健等多项服务设施。敬老院贯彻集体事业集体办的原则,每日入院老人的生活费、医疗费和丧葬费等的供给均由集体承担,统筹解决。

4. 老年社会福利院

这种类型的养老机构多由国家出资兴建与管理,主要接纳"三无"老人、自理老人、介助老人、介护老人安度晚年,为非营利性组织。机构常设有生活起居、文化娱乐、康复训练、医疗保健等多项服务设施。

5. 老年公寓

这是专供老年人集中居住,符合老年人体能心态特征的公寓式老年住宅,具备餐饮、清洁卫生、文化娱乐、医疗保健等多项服务设施,是综合管理的住宅类型。

6. 老年人服务中心

这是为老年人提供各种综合性服务的社区服务场所,设有文化娱乐、康复训练、医疗保健等多项或单项服务设施和上门服务项目。

知识链接

未来养老机构发展将呈现五大趋势。

1. 民办民营养老机构将成养老机构发展主体

目前养老机构发展存在着"双轨制",破解养老机构发展的"双轨制",促进养老机构的市场化发展是必然趋势。一方面,要大力发展民营民办养老机构,老年人需要的高质量低价格的养老服务有赖于充分的市场竞争。另一方面,要改革目前的公办养老机构。

2. 机构养老服务将与居家、社区养老服务融合发展

养老机构作为养老服务体系的一部分,在近年来的发展过程中始终处于独立发展的状态,缺乏和社区养老以及居家养老的融合。但从老年人需求来看,老年人随着年龄的不断增长,身体健康状况不断下降,相较于集中居住的养老机构服务,老年人更希望在熟悉的社区获得连续性、综合性的服务。

3. 小型化、专业化、社区化、连锁化将成为养老机构发展主要态势

从我国老年人养老服务需求和国际养老机构发展趋势看,"就地养老"是大势所趋。另外,国际上许多国家经验表明,无论是从经营管理、专业化角度,还是老年人宜居舒适角度,养老机构规模不是越大越好,床位不是越多越好,养老机构最佳规模应在300张床位左右。

4. 养老机构养医结合发展趋势将更加紧密

未来,养医结合服务将成为养老机构发展的主要方向。养医结合之所以成

为养老机构发展的重要方向,一是养医结合服务符合老年人服务需求的特点。二是缓解医疗卫生服务的护理压力。此外,养医结合服务也有利于老年人防范和化解健康风险能力的提高。

5. 养老机构服务更加向亲情化、人性化发展

随着我国政府对养老服务业的不断重视,民间力量对养老服务业的不断介入,养老服务市场竞争的不断加剧,养老机构发展的模式将逐步走向"集约型",养老机构会更加注重服务的质量,注重服务的人性化和亲情化发展,通过服务质量占领市场,通过亲情化、人性化的服务树立品牌。

来源:《中国养老机构发展研究报告》

第二节　社区老年人群保健与护理

一、社区居家老年人保健指导

老年人因身体老化而导致健康受损和患各种慢性病的比例增高,社区护士要指导老年人进行自我保健,延缓老年人体功能的减退,提高生活质量;同时,老年人照料问题也成为当前的重大社会问题。因此,加强社区老年人健康管理不仅有利于维护老年人的健康,也有利于降低医疗费用,减轻国家和家庭的负担。根据老年人的特点和需求,社区护士尤其要注意满足老年人在营养与饮食、睡眠、安全、活动等方面的需要,促进老年人健康,提高老年人生活质量。

(一)老年人营养与饮食的健康指导

饮食与营养是人类赖以生存的物质基础,老年人的各种生理功能随着年龄增长而逐渐减退,饮食营养的好坏直接关系到他们的身体健康。70岁以后,老年人味蕾数量急剧减少,甜、咸味感觉阈值升高,这势必会增加糖、盐的摄入量。另外,胃酸分泌减少、营养吸收障碍等原因导致老年人消化吸收功能低下,常引起消瘦、贫血等疾病的发生。进食、进水困难易引起老年人误吸、窒息等危险情况的发生。因此,社区护士应该在了解老年人生理功能下降情况的前提下,结合老年人活动量减少的情况,指导老年人选择合理的膳食,改善其营养状态,又避免因饮食结构不合理等造成高血压、糖尿病、肥胖症等的发生。

1. 老年人饮食原则

老年人饮食保健应遵循以下原则:①食物选择要合理,食物的选择应适合老年人的特点,种类应多样化,营养丰富;②老年人由于消化功能减弱,咀嚼能力也因牙齿松动或脱落而受到一定影响,因此食物加工应做到细、软、松,便于咀嚼和消化;③食量合理分配,老年人保持理想的体重很重要,应适当限制热量的摄入,食量分配上提倡"早餐吃好,中午吃饱,晚上吃少"的原则;④老年人消化道对食物的温度较为敏感,饮食宜偏温热。

2. 营养平衡与膳食搭配

老年人由于基础代谢率降低，活动量逐渐减少，能量消耗降低，体内脂肪组织增加，每天应适当控制热量摄入，避免高糖、高脂肪食物的摄入，应多食蔬菜、水果，同时，老年人由于年龄的增加，对蛋白质的利用率下降，易引起负氮平衡。因此，应在条件允许的情况下给予优质蛋白质，如瘦肉、蛋、鱼、奶等。提倡低盐、低脂饮食。由于内分泌功能明显改变，老年人容易发生骨质疏松，骨折的发生率也明显增加。因此，应适当增加钙质丰富食物的摄入，如奶类及奶制品、豆类、核桃、花生等。鼓励老年人多饮水，每天饮水量在1 500 mL 左右为宜，对于稀释血液、降低血液黏度、降低血液循环阻力、预防脑血管意外和便秘的发生均有好处。

3. 饮食烹调

烹调的时间不宜过长，以减少食物中对人体有益的维生素的损失。在烹调上可将食物加工成菜汁、菜泥、肉末、糕、羹等，既可以避免老年人因咀嚼困难而影响进食，还可以促进营养物质的吸收；适当添加酸味的香辛调味品以刺激胃酸分泌，提高食欲。烹调过程中注意食物色泽的搭配，从视觉上激发老年人的食欲；尽量避免油炸、过黏、过于油腻的食物。

4. 进食准备

进食前应保证空气新鲜，老年人的居室宜定时通风换气，提醒老年人"准备就餐"，使其在精神上做好准备，提高食欲。选择合适的体位，根据老年人的体质情况，尽量取坐位或半坐位。

5. 进食方式

有自理能力的老年人，应鼓励其自己进食；进食有困难可用一些特殊餐具，尽量维持老年人进餐的能力；自己不能进餐者，应喂食。喂食速度不可过快，注意与老年人的配合。不能经口进食者，可在专业人员指导下通过鼻饲、肠道高营养等方法为老年人输送食物和营养。

6. 注意事项

注意饮食卫生，防止病从口入。不吃烟熏、烧焦或发霉的食物。适当多食含纤维素丰富的食物，可预防便秘，减少结肠癌的发生。强调饮食宜定时定量、少食多餐，饮食要有规律、不偏食、细嚼慢咽、不暴饮暴食，不食过冷、过热和辛辣刺激性食物。一般早餐多食含蛋白质丰富的食物，如牛奶、豆浆、鸡蛋等；午餐食物种类宜丰富；晚餐以清淡食物为宜，不宜过饱。鼓励老年人和家人或亲友共同进餐，这样可以使老年人充分享受进餐的乐趣。

知识链接

老年人健康膳食指导："一二三四五，红黄绿白黑"

"一"是每天喝1袋牛奶。

"二"是250～350 g的碳水化合物。

"三"是3份高蛋白。1份就是一两(一两为50 g)瘦肉,或1个鸡蛋,或二两豆腐,或二两鱼虾,或二两鸡鸭,或半两黄豆。

"四"是四句话,即"有粗有细,不甜不咸,三四五顿,七八分饱"。

"五"是500 g蔬菜和水果,少吃或不吃腌菜。

红:一天1～2个番茄,适量喝红葡萄酒,吃红辣椒(改善情绪)。

黄:胡萝卜、红薯、老玉米等,富含维生素A,改善视力,减少夜盲症。

绿:绿茶含有多种抗氧自由基的物质,可延缓衰老,防止动脉硬化。

白:燕麦粉、燕麦片,不但降低胆固醇,降甘油三酯,还对糖尿病控制、减肥效果好,具有通便作用。

黑:黑木耳俗称"血管的清道夫",可降低血液黏稠度,预防心脑血管疾病的发生。

来源:《中国老年人膳食指南》

(二)老年人活动指导

老年人机体运动能力逐渐衰退,如果活动量减少或长期不活动,机体新陈代谢会减弱并加速组织器官的退行性变化。科学地进行体育锻炼不仅可以促进老年人血液循环、改善呼吸功能、增加胃肠蠕动、增加脑细胞供养、提高机体抵抗力和免疫力等,而且可调节老年人的心理状态,提高老年生活质量,促进老年人健康与长寿。

1.运动种类

日常的生活活动是最基本的活动,可促进老年人各系统保持良好的功能状态,同时也可提高老年人的自信心和自我认同感。除了基础活动外,可根据其个人兴趣和自身状况,鼓励有运动能力的老年人适当参加锻炼,如散步、慢跑、太极拳、棋类、门球、做操、书画等文体活动。

2.运动时间和场所

老年人运动的时间宜选择在清晨或傍晚,一般在饭后1～2 h进行,时间为半小时左右,1 d运动时间不超过2 h为宜。运动场所一般选在污染和噪声较少,空气清新,安静的公园或操场。

3.运动量

适宜的运动量对老年人的健康非常重要。若老年人运动结束后3 min心率恢复到运动前水平,表明运动量较小;3～5 min恢复到运动前水平,表明运动量适宜;10 min以上才恢复,表明运动量大,应减少运动量。一般认为活动消耗热量超过4 180 kJ(约1 000 kcal),可起到预防某些疾病和强身健体的作用。

(三)老年人的休息与睡眠

良好的休息和睡眠可缓解人体疲劳,减少精神压力,使人重新感到精力充沛,达到精神与身体活动的平衡。随着人体的老化,老年人的睡眠时间及质量也在逐渐地下降,因此对老年人休息和睡眠进行指导是促进健康及提高生活质量的重要途径之一。

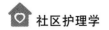

1. 适当休息

老年人在一天中应适当安排休息时间,从事某一活动的时间不可太长。休息时注意经常变换体位。起床时应先在床上休息片刻,活动肢体后再起床,改变体位时应防止直立性低血压或跌倒的发生。总之,良好的休息对于促进老年人健康有着关键作用。

2. 合理睡眠

睡眠需要有规律,掌握好一定的时间和次数,每天总的睡眠时间应保持 7 ~ 8 h。一般老年人晚间 9 ~ 10 时入睡,早晨 5 ~ 6 时起床。在保证充足睡眠的同时,应当尽量多活动、勤锻炼。睡前可进食有助于睡眠的食物,如温牛奶、大枣等,不宜饮浓茶、咖啡、大量水等;睡前可进行温水浴、温水泡脚等有助于入睡;保持床单的清洁、干燥、无异味,最好选择舒适的棉质床单,避免对老年人皮肤产生刺激。

(四)老年人用药指导

由于老年人的肝、肾功能减退,药物的代谢速度减慢,药物在体内易蓄积而产生毒性作用。同时,伴随着机体逐渐老化,老年人罹患慢性病和器质性疾病导致用药的可能性会随之增加。老年人服用药物的种类较多,药物不良反应发生率也较高,因此,老年人的用药安全是社区护士重点关注的问题。除一般的药物护理外,社区护士应勤家访、多沟通,全面了解老年人的服药情况,重点观察某些容易导致机体损伤的药物服用情况。针对老年人服药过程中容易出现的特殊问题给予个别指导,加强用药监督,保证用药安全。

1. 严格按医嘱服药

勿滥用药,宜先就医后用药;掌握正确的服药时间和方法,不要擅自改变药量和服药时间,也不要擅自停服或加服药物;用药种类宜少不宜多,严格控制抗生素及滋补药的使用;用药剂量宜小不宜大;用药时间宜短不宜长;对长期服药者,要坚持服用,并注意观察不良反应。在用药过程中,如出现异常状症状,应高度警惕,首先考虑是否为药物不良反应,必要时停药。如有不良反应发生,应及时就医。

2. 详细注明

根据具体情况,用老年人能够理解的语言将服药方法、时间和剂量在药物的包装上注明,不宜使用抽象的剂量单位,如克、毫克等,以防发生药物服用过量、误服等意外。并且书写字应大,使老年人能看清。

3. 正确服药

服药时尽量避免取平卧位,而应取坐位或半卧位,以免发生呛咳,并有利于药物顺利进入胃内以尽快发挥作用。镇静类药物最好上床后服用,以防药物在老年人上床前发挥药效而引起跌倒;用温水服药后,再多饮几口水,使药片能顺利咽下,避免因药片粘在食管壁而刺激局部黏膜,影响药物的吸收。

4. 定期检查

社区护士要定期检查老年人服药的情况,并指导家属协助监督老年人准确合理用药,必要时做到定时服药提醒和记录,以避免漏服和重复服药,保证安全用药。

5. 药物的储存与保管

药物要分类放置,内服药与外用药、常用药与急救药均要分开放置;经常服用的药物和急救药物应分别置于老年人易于取放的位置,急救药品可随身携带;根据药物说明书的要求对药物进行妥善保管。大部分药物应在干燥、常温、避光的条件下存放,生物制剂应冷藏。要经常检查药物的有效期,过期变质的药物应妥善处理。

二、社区老年人常见健康问题及护理

(一)跌倒

跌倒是指突发、不自主的、非故意的体位改变,倒在地上或更低的平面上。按照国际疾病分类(ICD-10)对跌倒的分类,跌倒包括以下两类:从一个平面至另一个平面的跌落;同一平面的跌倒。跌倒在我国65岁以上老年人死因中居首位,老年人跌倒死亡率随年龄的增加急剧上升。老年人跌倒可致残疾,影响身心健康。跌倒后的恐惧心理可降低老年人的活动能力,使其活动范围受限,生活质量下降,严重威胁着老年人的身心健康、日常活动及独立生活能力,也增加了家庭和社会的负担。

1.跌倒的危险因素

(1)内在因素

1)生理因素。随着年龄的增长,步态的稳定性下降和平衡功能受损是引发老年人跌倒的主要原因。前庭及本体感觉减退,中枢神经系统的退行性变影响智力、肌力、肌张力、感觉、反应能力、平衡能力、步态及协同运动能力,使跌倒的危险性增加。骨骼、关节、韧带及肌肉的结构、功能损害和退化是引发跌倒的常见原因。

2)病理因素。凡是能导致老年人步态不稳、平衡功能失调、虚弱、眩晕、视觉或意识障碍的急慢性疾病均可能诱发跌倒。①心血管疾病,如椎基底动脉供血不足、体位性低血压、高血压等。②神经系统疾病,如痴呆症、帕金森病等。③骨、关节疾病,如颈椎病、骨质疏松症等。④感官系统疾病,如白内障、青光眼、梅尼埃病等。⑤其他,如昏厥、眩晕、惊厥、偏瘫、足部疾病及足或脚趾的畸形等。这些均可增加老年人跌倒的危险性。

3)药物因素。很多药物可以影响人的神志、精神、视觉、步态、平衡等引起跌倒。①精神药物:抗抑郁药、抗焦虑药、镇静催眠药、抗惊厥药等。②心血管药物:抗高血压药、利尿剂、血管扩张药等。③其他:降糖药、非甾体抗炎药、镇痛剂、多巴胺类药物、抗帕金森病药等。

4)心理因素。沮丧、抑郁、焦虑、情绪不佳及其导致的与社会的隔离,均增加跌倒的危险。沮丧可能会削弱老年人的注意力,导致对环境危险因素的感知和反应能力下降。另外,害怕跌倒也使行为能力降低,行动受到限制,从而影响步态和平衡能力而增加跌倒的危险。

(2)外在因素

1)环境因素。①地面:潮湿、不平、过道有障碍物等。②家具及设施:室内光线过暗或过强,楼梯缺少扶手,台阶高度不合适、边界不清晰,座椅过高或过低,睡床高度不合适或床垫过于松软,坐便器过低、无扶手,家具不稳、摆放不当等。③着装:鞋的尺寸不合适,鞋底不防滑,裤腿或睡裙下摆过长等。④其他:如拐杖等辅助用具不合适。

2)社会因素。老年人的教育和收入水平、卫生保健水平、享受社会服务和卫生服务途径、室外环境的安全设计,以及老年人是否独居、与社会的交往和联系程度都是跌倒影响因素。

3)与老年人活动状态有关的因素。大多数老年人跌倒发生于行走或变换体位时,少数发生于从事重体力劳动或较大危险性活动(如爬梯子、骑车)时。

2. 安全与防护

(1)光线充足　老年人居住环境应有足够的采光,夜间室内有照明,特别是卧室和卫生间有良好的夜间照明设施且电源开关容易触及,光线宜分散柔和,避免灯光直射。

(2)居室应布局合理、安全　布局应适合老年人生活习惯和生活需要,物品应摆放有序,通道无障碍物;地面应平坦、防湿、防滑。各居室间尽量不设门槛;走廊、楼梯、厕所及浴室要设扶手,洗手间门宜为开放式,以便发生意外时可以入室救助;浴池不宜过高,浴池要垫防滑垫,防止老年人滑倒;沙发勿过度松软、塌陷,座椅应调高,便于站立。

(3)着装应合体　避免衣裤过长、过肥,裤腿过长会影响行走,甚至容易导致跌倒。鞋不宜过大,穿合适的布鞋,不穿拖鞋。

(4)生活起居安全　对于行动不便的老年人,日常活动如起床、散步、如厕及洗澡等需要随时有人照顾,以防跌倒。洗澡时间不宜过长,水温不宜过高,老年人提倡坐式淋浴;在变换体位时动作不宜过快,以防止直立性低血压,行走前应先站稳,再起步;行动不便者,应有人搀扶或使用拐杖。

(5)注意外出安全　老年人外出,应避开上下班高峰,并鼓励老年人穿戴色彩鲜艳的衣帽,以便引起路人和驾驶员的注意,减少意外伤害的危险,行动不便者外出时应有家人陪伴。

(6)保健指导　在社区面向老年人开展各种形式的健康教育,普及保健知识。向高危人群讲授跌倒的不良后果及预防跌倒的措施,提醒其上下楼梯要抓紧扶手,转身动作要慢,如厕最好用坐式马桶,夜间在床旁用便器小便。嘱老年人结合自己的具体情况,坚持体育锻炼和适量活动,保持骨关节的灵活性,预防肌肉萎缩无力和骨质疏松,特别是要加强下肢肌肉、关节的锻炼。运动前做好热身是防止运动中跌倒的保护措施之一。对高龄体弱、独居老人提供充分的社区支持和家庭保健服务,使老年人保持较好的健康状况和较高的生活质量,避免跌倒等伤害的发生。

(二)老年期抑郁症

老年期抑郁症是指首发于老年期,以持续至少2周的抑郁心境为主要临床特征的一组精神障碍。我国老年期抑郁症的患病率为7%～10%,患高血压病、冠心病、糖尿病甚至癌症等疾病的老年人中,抑郁症发病率高达50%。相关研究发现,老年人出现自杀和自杀企图有50%～70%,多继发于抑郁症。老年期抑郁症已成为全球性的重要精神卫生保健问题,被世界卫生组织列为各国的防治目标之一。

1. 病因

本病病因错综复杂,迄今尚不能确定。引起老年期抑郁症的易感因素如下。

(1)遗传因素　早年发病的抑郁症老年人,有明确的家族遗传倾向。

(2)生活代谢异常　因为中枢系统递质改变,如5-羟色胺和去甲肾上腺素功能不足以及单胺氧化酶活性增高,影响情绪的调节。

(3)神经内分泌功能失调 下丘脑-垂体-肾上腺皮质轴功能失调导致其昼夜周期波动规律紊乱。

(4)人格特征 患本病者具有突出的回避和依赖性人格特征,常常有明显的被动、孤僻、依赖和固执等人格特点。

2. 临床表现

老年期抑郁以心情低落为主,其主要表现有兴趣丧失、缺乏愉快感、精力减退及疲乏感、自我评价低、联想困难、精神运动性迟滞、消极念头、睡眠障碍、食欲下降、体重减轻、内疚自责、对前途失去信心等。患者常以躯体不适症状就诊,且不能归同于躯体疾病和脑器质性病变。

3. 预防与护理

(1)心理护理 减轻老人心理压力,正确评估导致老年人抑郁的不良生活事件,帮助其正确认识和对待;设法改善老人的消极状态,鼓励和支持其重树生活的信心;建立良好的护患沟通,鼓励其抒发内心的感受,给予老年人足够反应和思考的时间,并耐心倾听。

(2)日常生活护理 改善睡眠障碍,睡眠障碍是抑郁症患者最常见的症状之一,尽量减少白天睡眠时间,晚上入睡前给予温热牛奶、温水泡脚等,创造一个安静、舒适的睡眠环境;加强老年人营养,有些老年人因厌食或自罪观念而拒食,加之老年人体质较差,睡眠不好,容易出现营养缺乏,故应保证营养摄入;督促自理,抑郁症患者常无力照料自己的日常生活,护理人员应督促、协助其完成自理,并使之养成良好的卫生习惯。

(3)安全护理 抑郁症患者易出现自杀观念与行为。尤其是病情较重、情绪消极、悲观失望、有厌世情绪者,往往会事先计划,行动隐蔽,甚至伪装病情好转来逃避医护人员及家属的注意,并采取各种方法,来达到自杀目的,故护理人员应加强责任心,严防老人自杀。如严格执行护理巡视制度、严密观察有无自杀先兆症状和提供安全的环境等。

(4)用药护理 服药后要注意观察药物的不良反应,服用抗抑郁药后如出现头晕、乏力、双手颤动、恶心、视物模糊等,甚至出现心悸、呕吐、腹痛、双手粗大震颤、嗜睡或昏迷等,应警惕药物中毒,及时通知医生。用药期间应避免驾驶或进行其他危险性的运动。清晨给药可避免药物兴奋所引起的失眠。由于抗抑郁药物可增加酒精的作用,故用药期间应忌酒。

(5)健康指导 应向老年人及家属介绍抑郁症的相关知识与预防复发的常识,说明坚持用药、定期门诊复查的重要性;指导家庭应对技巧,给予老人更多的关心和照顾;进行日常生活指导,如适当降低生活目标,扬长避短,争取达到现实的目标,以增强患者的自信心。

(三)阿尔茨海默病

阿尔茨海默病又称老年性痴呆,是一种中枢神经系统原发性退行性疾病,起病隐匿,病程呈慢性进行性,是老年期痴呆最常见的一种类型。《世界阿尔茨海默病2015年报告》指出全球每年约有990万例新发痴呆患者被诊断(每3秒就有1例)。随着世界人口老龄化程度加快,老年痴呆症患者人数成倍增长。到2050年,全球患有老年痴呆症的人数将从目前的 4 600 万人增加到 1 亿 3 150 万人。

1. 危险因素

(1)年龄 年龄是常见型阿尔茨海默病的主要诱发因素。阿尔茨海默病极少见于 30 岁以下人群。

(2)遗传因素 双胞胎的阿尔茨海默病的遗传性作用为 70% ~ 80% 。迅速进展性家族型阿尔茨海默病会在一个相对较早的年龄段发病,也就是说患者可能会在 30 ~ 50 岁时发病。

(3)神经生化改变 神经递质如乙酰胆碱、去甲肾上腺素等减少,影响记忆和认知功能。

(4)疾病因素 研究发现阿尔茨海默病与脑血管供血不足、甲状腺功能减退等有关。脑外伤、叶酸和维生素 B 缺乏、酒精中毒、一氧化碳中毒、金属铝中毒等对脑功能也有一定的损害和影响。

(5)心理社会因素 包括低学历、丧偶、独居、经济状况差等。

2. 临床表现

本病起病隐匿,老人及其家属均不能追溯到准确的起病日期;病程进展缓慢,整个病程经历 5 年以上,甚至达 7 ~ 11 年之久,难以缓解或终止进展。主要表现为渐进性记忆障碍,认知功能障碍、人格改变及语言障碍等神经精神症状,严重影响社交、职业与生活功能。

3. 护理措施

阿尔茨海默病迄今仅限于症状治疗,尚无有效的病因治疗。通过早期发现、早期诊断、早期治疗可延缓病情进展,改善认知功能。其具体的护理措施如下。

(1)日常生活护理 对患者进行日常生活的指导与帮助,注意患者的饮食与营养和日常清洁卫生,鼓励患者完成力所能及的日常活动;训练其自我照顾能力,尽可能给予自我照顾的机会,进行日常生活技能训练;加强重症患者的护理,如预防走失、跌倒等意外事件,长期卧床者给予悉心照顾。

(2)认知功能训练 对患者尤为重要,照护者要利用一切机会帮助患者用脑、健脑,以延缓症状加重。①保证其居住环境的稳定、规律,尽量减少变化:如少变换家具的位置或更换新家具等。②增强患者的识别能力:可以将居室不同房间加上鲜明的标识,以强化患者识别方向、分辨事物的能力。③提高患者的语言和记忆能力:分类物品、排列数字顺序、简单的计算等思维训练都可以达到目的。④强化患者的时间感:将挂历、时钟挂在居室内明显的地方,最好每个房间都有钟表,以增加患者的时间感。

(3)安全管理 居室地面不宜过于光滑,必要时在盥洗室等处安装扶手,防止患者跌倒;行动困难患者如厕、洗浴要有人陪伴,以防意外发生;家中锐器物品、药品妥善放置,避免患者自伤或误服;易走失的患者,随身携带与家人联系的卡片,避免单独外出,防止丢失迷路。

(4)心理护理 阿尔茨海默病由于情感障碍引起的抑郁高达 70% ~ 90% 。首先要尊重患者,掌握接触患者的技巧,态度和蔼,语调要平缓,措辞要简单易懂;应鼓励家人和亲友多与患者沟通与交流,以减少患者的孤独感。也可采用非语言沟通技巧,如微笑、触摸、握手等,使患者的身心处于最佳的自然状态。

(5)照顾者的支持与护理 由于阿尔茨海默病患者住院治疗是短暂的,出院后居家治疗和护理更为重要,因此,家庭成员的精心护理对于巩固疗效、延缓病程具有重要意义。由于我国照顾阿尔茨海默病患者的医疗保健服务体系不健全,长期繁重的日常生活护理给照料者身心带来极大影响。因此,应做好照料者健康教育及保健指导,每日可以下棋、读报、聊天、体育锻炼等。有条件的可以通过社区将患者集中活动,切勿将患者关在家里拒绝人际交往。

(6)健康指导 应早期预防痴呆,从中年开始做起,合理用脑,培养广泛的兴趣爱好,保持乐观的情绪;还应及早发现痴呆,加强对全社会的健康指导,提高对痴呆症的认识,普及有关老年期痴呆的预防知识和痴呆早期症状,重视对痴呆前期的及时发现,鼓励有记忆减退主诉的老人及早就医,以利于及时发现介于正常老化和早期痴呆之间的轻度认知障碍,做到早期发现、早期诊断、早期治疗。

 练习题

一、名词解释

(1)老年人口系数
(2)老龄化社会

二、填空题

(1)____、____和____是我国 3 种最基本的养老模式。
(2)阿尔茨海默病的主要临床表现为____、____、____和____等症状。

三、选择题

(1)WHO 建议老年人口型国家的评价标准为( )
A.60 岁及以上的老年人占总人口的 10% 以上
B.60 岁及以上的老年人占总人口的 7% 以上
C.60 岁及以上的老年人占总人口的 8% 以上
D.65 岁及以上的老年人占总人口的 10% 以上
E.65 岁及以上的老年人占总人口的 4% 以上
(2)发达国家对老年人年龄划分标准为( )
A.55 岁
B.60 岁
C.65 岁
D.70 岁

E. 75 岁

(3)衡量人口老化最直接、最常用的指标是(　　)

A. 年龄中位数

B. 老年人口系数

C. 少年儿童系数

D. 老人负担系数

E. 人均预期寿命

四、阐述题

阐述我国主要的养老模式及各种养老机构的区别。

（李　焕）

第八章

社区慢性病患者的管理与护理

◀ 学习目标

(1)掌握慢性病概念及危险因素,高血压、糖尿病的社区预防与管理以及临终关怀的社区护理工作内容。

(2)熟悉慢性病社区管理的概念及基本步骤;临终关怀的概念及意义;临终患者的生理、心理与行为改变。

(3)了解慢性病的流行病学。

(4)能够运用所学知识对社区高血压及糖尿病患者进行管理和护理。

(5)能够运所学知识对社区临终患者提供临终关怀护理服务。

◀ 案例导学

王某,男,63 岁,近 3 月出现多食、多饮、多尿伴体重下降而就诊。身高 170 cm,体重 55 kg。经医生诊断为 2 型糖尿病,治疗方案为饮食控制加磺脲类降糖药。王先生在机关工作,平日喜欢喝饮料、吃甜食,饮食生活不规律,不爱运动,有烟酒嗜好。

◀ 请思考

(1)该患者目前存在的危险因素有哪些?

(2)如何对该患者进行社区管理?

(3)社区护士如何对该患者进行自我管理指导?

随着社会经济的发展、人们生活方式的转变,我国居民慢性病患病率不断增加,呈现出高患病率、低治愈率的态势,严重影响患者的健康与生活,也给家庭和社会带来了巨大的经济负担。因此,在社区中开展慢性病的管理与护理,筛查慢性病的高危人群,控制危险因素,提高社区慢性病患者的自我管理能力,对降低慢性病的患病率、致残率与死亡率,提高患者的生活质量有着非常重要的意义。

第一节 概 述

一、慢性病的概念及其特点

(一)慢性病的概念

WHO 将慢性病定义为病情持续时间长、发展缓慢的疾病。原卫生部于 2011 年颁布的《全国慢性病预防控制工作规范》(试行)中指出:慢性病是慢性非传染性疾病的简称;是对一类起病隐匿、病程长且病情迁延不愈、非传染性、病因复杂或病因未完全确认的疾病的概括性总称;是一组发病率、致残率和死亡率高,严重耗费社会资源,危害人类健康的疾病,也是可预防、可控制的疾病。

(二)分类

1. 按国际疾病系统分类法(ICD-10)分类

按 ICD-10 标准将慢性病分为:①精神和行为障碍,老年痴呆、抑郁等;②呼吸系统疾病,慢性阻塞性肺疾病(COPD)等;③循环系统疾病,高血压、冠心病、脑血管病等;④消化系统疾病,脂肪肝等;⑤内分泌、营养代谢疾病,血脂异常、糖尿病等;⑥肌肉骨骼系统和结缔组织疾病,骨关节病、骨质疏松症等;⑦恶性肿瘤,肺癌等。

2. 按影响程度分类

根据慢性病对患者产生影响的程度不同,可将慢性病分为 3 类:致命性慢性病、可能威胁生命的慢性病、非致命性慢性病。每类慢性病又按起病情况分为急发性和渐发性两种。

(1)致命性慢性病 ①急发性致命性慢性病包括:急性白血病、胰腺癌、乳腺癌转移、恶性黑素瘤、肺癌、肝癌等。②渐发性致命性慢性病包括:肺癌转移中枢神经系统,后天免疫不全综合征,如骨髓衰竭、肌萎缩侧索硬化等。

(2)可能威胁生命的慢性病 ①急发性可能威胁生命的慢性病包括:血友病、镰刀细胞性贫血、中风、心肌梗死等。②渐发性可能威胁生命的慢性病包括:肺气肿、慢性酒精中毒、老年性痴呆、胰岛素依赖型成人糖尿病、硬皮病等。

(3)非致命性慢性病 ①急发性非致命性慢性病包括:痛风、支气管哮喘、偏头痛、胆结石、季节性过敏等。②渐发性非致命性慢性病包括:帕金森病、风湿性关节炎、慢性支气管炎、骨关节炎、胃溃疡、高血压、青光眼等。

(三)危险因素

慢性病的病因较为复杂,一种危险因素往往与多种疾病有关。在慢性病的发展过程中,往往存在多种危险因素的联合作用,这种联合作用可使其致病性增强。慢性病的危险因素种类很多,发生的原因也相当复杂。常见的慢性病危险因素有以下几个方面。

1. 行为因素

主要和不良的生活方式有关,包括不合理膳食、吸烟、酗酒以及缺乏运动。①不合理膳食:均衡饮食是机体健康的基石,而不合理膳食是慢性病的主要原因之一,尤其是胆固醇、脂肪、食盐、刺激性食物等,常常是导致高血压、冠心病、肿瘤等疾病的原因。②吸烟:烟草燃烧时释放的烟雾中含有尼古丁、一氧化碳、苯并芘、焦油等有害物质,可引发肺部疾病、心血管疾病、胃肠道疾病、糖尿病、阿尔茨海默病和肿瘤;孕妇吸烟还影响胎儿的正常发育。③酗酒:少量、适度饮酒能加速血液循环,对健康有一定益处,但过度饮酒能造成肝脏损害、心脑血管疾病、神经精神疾病、肿瘤等。酗酒和吸烟的协同作用可使心脑血管疾病和癌症的发病率明显增加。④缺乏运动:运动可以加快血液循环,增加肺活量,促进机体新陈代谢,增强心肌收缩力,维持各器官的健康。但由于现代生活节奏快和交通工具便利,人们出行常常以车代步,活动量小,运动量不足,使得超重和肥胖的人数增加,易导致高血压、冠心病、高脂血症等疾病。

2. 精神-心理因素

生活及工作压力会引起紧张、焦虑、恐惧、失眠甚至精神失常。长期处于精神压力下,可使血压升高、血中胆固醇增加,还会降低机体的免疫功能,增加慢性病发病的可能。

3. 环境因素

自然环境中空气污染、噪声污染、水源土壤污染等,都与癌症或肺部疾病的发生密切相关。社会环境中健全的社会组织、教育程度的普及、医疗保健服务体系等都会影响人们的健康水平。

4. 个体固有因素

慢性病可以发生于任何年龄,但发生的比例与年龄成正比。年龄越大器官功能老化越明显,发生慢性病的概率也越大。家庭对个体健康行为和生活方式的影响较大,许多慢性病如高血压、糖尿病、乳腺癌、消化性溃疡、精神分裂症、动脉粥样硬化性心脏病等都有家族倾向,这可能与遗传因素或家庭共同的生活习惯有关。

知识链接

导致常见慢性病的共同危险因素

危险因素	慢性病			
	心脑血管病	糖尿病	肿瘤	慢性呼吸道疾病
吸烟	√	√	√	√
不合理膳食	√	√	√	√
静坐生活方式	√	√	√	√
饮酒	√	√	√	
肥胖	√	√	√	√
高血压	√	√		
血糖异常	√	√	√	
血脂异常	√	√	√	

（四）慢性病的特点

慢性病之所以成为目前危害人类健康的主要疾病，与慢性病的特点有密切关系。慢性病的主要特点如下。

1. 发病隐匿、潜伏期长

大多数慢性病起病隐匿、病因尚未完全清楚，并且有较长的潜伏期。通常患者在体检或在出现典型症状后才意识到自己可能患病，而此时多数患者可能已经出现并发症或进入晚期。

2. 病因复杂、病程长

慢性病症状变化多样，往往是在多种致病因素的长期作用下，交互影响而逐渐形成的，常与环境因素、遗传因素、生活行为因素和卫生服务等因素有关。同时，慢性病一旦确诊则终身伴随，其治疗和康复也需要长时间甚至是通过终身治疗来控制或缓解症状。

3. 不易治愈，但可预防

慢性病因具有不可逆转的病理变化而不易治愈，但可以预防。慢性病的病理变化是长期不可逆的，因此这些疾病在目前的医疗条件下不能根治，但通过长期用药和治疗，可以控制和暂时中止疾病发展，缓解症状，延缓并发症的发生。

4. 需要长期的治疗和护理

由于慢性病难以治愈，通常需要终生的药物治疗和护理，以缓解和控制症状，最大限度地预防慢性病所带来的并发症或伤残。

二、慢性病患者的社区管理模式

（一）社区卫生服务机构开展慢性病管理的意义

1. 有利于利用慢性病的自身特点，提高治疗效果

慢性病多是由不健康的生活方式造成的，治疗方法以非药物治疗为主，药物治疗为辅。社区卫生服务机构对慢性病患者进行健康管理，可以有目的地改善患者的生活方式，改变导致慢性病的部分危险因素，可以提高慢性病的治疗效果。

2. 有利于降低成本，促进社区人群的健康

社区卫生服务机构在社区开展健康管理，可以利用慢性病的一些相同危险因素，对人群进行群体健康管理，针对全体人群和不同目标的高危人群，预防和控制一组慢性病的共同危险因素，是一种低投入、高效益的慢性病防治规划。

3. 有利于更好地利用卫生资源

在治疗慢性病方面，社区卫生服务机构有诸多优势，如：面对的是相对稳定的社区居民；慢性病患者居住距离卫生机构近；社区卫生服务机构价格较低廉；有相对完备的卫生人力资源等。这些一方面有利于慢性病持续、稳定的治疗，便于与居民之间的充分沟通，促进预防救治；另一方面也有利于分流患者，达到合理利用卫生资源的目的。

4. 有利于降低医疗费用

社区健康管理的投资小，效益高，在社区卫生服务机构开展慢性病健康管理以缓解国家不断增长的医疗费用,而且可以减轻慢性病患者及其家庭的经济负担。

(二)慢性病患者社区管理的工作任务与模式

慢性病患者社区管理的工作任务主要由 3 部分组成,即健康调查、健康评价和健康干预。健康调查即收集人群的健康资料;健康评价即根据所收集的健康信息对居民的健康状况及危险因素进行评估、分析;健康干预即针对居民的健康状况和危险因素,制订并实施合理的健康改善计划,以达到控制危险因素、促进健康的目的。

目前,社区卫生服务机构进行慢性病患者社区管理多采用全科团队模式,由全科医生、社区护士、公共卫生医师等组成专业团队,对一定数量的社区居民提供服务。这一管理模式可以充分发挥团队成员的优势和特长,相互协作,共同为社区居民提供服务。社区护理人员在慢性病管理中的作用如下。

(1)作为全科团队成员与其他卫生技术人员协同开展工作　社区护理人员在全科团队工作中,应发挥自己的专业特长与其他团队成员一起完成社区慢病管理工作任务,收集和分析人群的健康状况,解决人群的主要健康问题。

(2)利用全科的知识和技能延伸护理服务范围　社区护士是面向社区人群的复合型护理专业技术人员。由于影响人群健康的因素是多方面的,社区护士的服务除了预防疾病、促进健康、维护健康等基本内容外,还要从整体全面的观点出发,从卫生管理、社会支持、家庭和个人保护、咨询等方面对社区人群进行全面的健康服务。

(3)一专多能的综合服务能力满足社区群众多方面的需求　社区护理是一专多能的综合性服务,其目标是满足社区人群的健康需求。既要对重点患者进行身心整体护理,又能针对重点人群进行公共卫生指导;既要指导患者进行恢复期康复锻炼,又能开展健康教育;既要开展社区卫生防疫,又能协助管理慢性病患者。

(4)在社区卫生服务中心、社区居委会与社区人群中起到桥梁和纽带作用　与社区居委会建立良好的合作关系,定期深入每一个家庭,与他们进行有效的沟通,建立相互信任的人际关系,及时将各种信息进行传递和反馈,为社区卫生服务工作深入开展做好准备。

知识链接

《中国防治慢性病中长期规划(2017-2025 年)》
——慢性病筛查干预与健康管理项目

早期发现和干预:癌症早诊早治,脑卒中、心血管病、慢性呼吸系统疾病筛查干预,高血压、糖尿病高危人群健康干预,重点人群口腔疾病综合干预。

健康管理:居民健康档案、健康教育、慢性病(高血压、糖尿病等)患者健康管理、老年人健康管理、中医药健康管理。

第二节　常见慢性病患者的社区管理与护理

一、高血压患者的社区管理与护理

高血压病是以体循环动脉血压增高（收缩压≥140 mmHg 和/或舒张压≥90 mmHg）为主要临床表现的心血管综合征。高血压病是一种常见病、多发病，常与其他心血管疾病危险因素共存，是重要的心脑血管疾病危险因素，可损伤重要脏器，如心、脑、肾的结构和功能，最终导致这些器官功能的衰竭。

（一）高血压病的流行病学特点

1. 患病率逐年增高

中国高血压调查最新数据显示，2012—2015 年我国 18 岁及以上居民高血压患病粗率为 27.9%（标化率 23.2%），与 1958—1959 年、1979—1980 年，1991 年、2002 年和 2012 年进行过的 5 次全国范围内的高血压抽样调查相比，患病率总体呈增高的趋势（表 8-1）。

表 8-1　我国 6 次高血压患病率调查结果

年份 /年	调查地区	年龄 /岁	诊断标准	患病率 /%
1958—1959	13 个省、市	≥15	不统一	5.1
1979—1980	29 个省、市、自治区	≥15	≥160/95 mmHg 为确诊高血压，140～159/90～95 mmHg 为临界高血压	7.7
1991	29 个省、市、自治区	≥15	≥140/90 mmHg 和（或）2 周内服用降压药者	13.6
2002	29 个省、市、自治区	≥18	≥140/90 mmHg 和（或）2 周内服用降压药者	18.8
2012	31 个省、市、自治区	≥18	≥140/90 mmHg 和（或）2 周内服用降压药者	25.2
2015	31 个省、市、自治区	≥18	≥140/90 mmHg 和（或）2 周内服用降压药者	27.9

来源：《中国高血压防治指南（2018 年修订版）》

2. 知晓率、治疗率和控制率不高

高血压患者的知晓率、治疗率和控制率是反映高血压防治状况的重要评价指标，我国高血压患病率逐年升高，而知晓率、治疗率和控制率却不高，这势必引起我国高血压患者发生心脑血管疾病的比例增加（表 8-2）。

表8-2　我国四次高血压知晓率、治疗率和控制率(粗率)调查结果

年份	年龄/岁	知晓率/%	治疗率/%	控制率/%
1991	≥15	26.3	12.1	2.8
2002	≥18	30.2	24.7	6.1
2012	≥18	46.5	41.1	13.8
2015	≥18	51.6	45.8	16.8

来源:《中国高血压防治指南(2018年修订版)》

(二)我国人群高血压发病重要危险因素

高血压发病危险因素包括遗传因素、年龄以及多种不良生活方式等多方面。人群中普遍存在危险因素的聚集,随着高血压危险因素聚集的数目和严重程度增加,血压水平呈现升高的趋势,高血压患病风险增大。

1. 高钠、低钾膳食

高钠、低钾膳食是我国人群重要的高血压发病危险因素。现况调查发现2012年我国18岁及以上居民的平均烹调盐摄入量为10.5 g/d,虽低于1992年的12.9 g/d和2002年的12.0 g/d,但较推荐的盐摄入量水平依旧高75.0%,且中国人群普遍对钠敏感。

2. 超重和肥胖

超重和肥胖显著增加全球人群全因死亡的风险,同时也是高血压患病的重要危险因素。近年来,我国人群中超重和肥胖的比例明显增加,35~64岁中年人的超重率为38.8%,肥胖率为20.2%,超重和肥胖与高血压患病率有显著关联。内脏型肥胖与高血压的关系较为密切,随着内脏脂肪的增加,高血压患病风险增加。此外,内脏型肥胖与代谢综合征密切相关,可导致糖、脂代谢异常。

3. 过量饮酒

过量饮酒包括危险饮酒(男性41~60 g/d,女性21~40 g/d)和有害饮酒(男性日均60 g以上,女性日均40 g以上)。我国饮酒人数众多,18岁以上居民饮酒者中有害饮酒率为9.3%。限制饮酒与血压下降显著相关,酒精摄入量平均减少67%,收缩压下降3.31 mmHg,舒张压下降2.04 mmHg。

4. 长期精神紧张

长期精神紧张是高血压患病的危险因素,精神紧张可激活交感神经从而使血压升高。调查结果显示精神紧张者发生高血压的风险比正常人群高。

5. 其他危险因素

除了以上高血压发病危险因素外,其他危险因素还包括年龄、高血压家族史、缺乏体力活动,以及糖尿病、血脂异常等。近年来大气污染也备受关注。研究显示,长期暴露于PM2.5、PM10、SO_2和O_3等污染物中,高血压的发生风险和心血管疾病的死亡率增加。

(三)高血压病的诊断与评估

1. 高血压病的诊断

未使用降压药物的情况下,非同日 3 次测量血压,收缩压≥140 mmHg 和(或)舒张压≤90 mmHg,可诊断为高血压。收缩压≥140 mmHg 和舒张压<90 mmHg 为单纯收缩期高血压。患者既往有高血压史,目前正在使用降压药物,血压虽然低于 140/90 mmHg,仍应诊断为高血压。根据血压升高水平,又进一步将高血压分为 1 级、2 级和 3 级(表 8-3)。

表 8-3　血压水平分类和定义

分类	收缩压/mmHg	舒张压/mmHg
正常血压	<120 和	<80
正常高值	120～139 和(或)	80～89
高血压	≥140 和(或)	≥90
1 级高血压(轻度)	140～159 和(或)	90～99
2 级高血压(中度)	160～179 和(或)	100～109
3 级高血压(重度)	≥180 和(或)	≥110
单纯收缩期高血压	≥140 和	<90

注:当收缩压和舒张压分属于不同级别时,以较高的分级为准。

来源:《中国高血压防治指南(2018 年修订版)》

2. 高血压危险水平分层

高血压的危害性除与患者的血压水平相关外,还取决于同时存在的其他心血管病危险因素,靶器官损伤以及合并其他疾病的情况。因此,还应根据危险因素、靶器官损害和同时合并的其他疾病进行危险分层,见表 8-4。

表 8-4　高血压心血管危险水平分层

其他心血管因素和疾病史	血压分级		
	1 级	2 级	3 级
无危险因素	低危	中危	高危
1～2 个危险因素	中危	中/高危	很高危
≥3 危险因素,靶器官损害,或慢性肾脏疾病 3 期,无并发症的糖尿病	高危	高危	很高危
临床并发症,或慢性肾脏疾病≥4 期,有并发症的糖尿病	高/很高危	很高危	很高危

来源:《中国高血压防治指南(2018 年修订版)》

(四)高血压患者的社区管理

社区规范化的高血压管理方案可以提高患者的知晓率、治疗率和控制率。面对目前高血压控制率不高的问题,需要规范和合理化抗高血压药物的使用,以改善我国高血压常规药物治疗现状,进而提高高血压的控制率。

1. 社区高血压的筛查与登记

成人全科门诊首次就诊的患者和就诊的高血压患者应一律测量血压。新发现的高血压患者须登记列入管理范围。初诊高血压患者的筛查与管理分别见图8-1、表8-5。

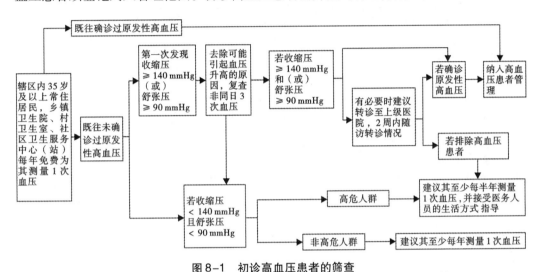

图8-1 初诊高血压患者的筛查

来源:《国家基本公共卫生服务规范(第三版)》

表8-5 初诊高血压患者的管理

初诊	随访
·判断是否有靶器官损害 ·判断是否有继发性高血压的可能 ·对高血压患者进行心血管综合危险度评估,确定是否要干预其他心血管危险因素 ·制定下一次随访日期 ·建议家庭血压监测 ·登记并加入高血压管理	·血压及有关的症状和体征,治疗的副作用 ·影响生活方式改变和药物治疗依从性的障碍,给予生活方式指导和药物治疗

来源:《中国高血压防治指南(2018年修订版)》

2. 高血压长期随访的分级管理和随访流程

(1)分级管理 根据基层卫生服务机构的条件和医师的情况,建议在基层高血压患者长期随访中,根据患者血压是否达标分为一、二级管理。随访的主要内容是观察血压、用药情况、不良反应,同时应关注心率、血脂、血糖等其他危险因素、靶器官损害和临床疾患。分级管理可有效地利用现有资源,重点管理未达标的高血压患者,提高血压控制率。

分级随访管理内容见表8-6。

表8-6 高血压分级随访管理内容

项目	一级管理	二级管理
管理对象	血压已达标患者	血压未达标患者
非药物治疗随访频率	长期坚持,3个月1次	强化生活方式干预并长期坚持2~4周1次
药物治疗	维持药物治疗保持血压达标	根据指南推荐,调整治疗方案

注:随访内容包括血压水平、治疗措施、不良反应、其他危险因素干预、临床情况处理等。高血压随访的方式以门诊随访和电话随访为主,有条件的特别是中青年人群可用网络随访。

来源:《中国高血压防治指南(2018年修订版)》

(2)高血压患者的随访　对原发性高血压患者,每年要提供至少4次面对面的随访。随访内容包括:①测量血压并评估是否存在危急情况,如出现收缩压≥180 mmHg(或)舒张压≥110 mmHg;意识改变、剧烈头痛或头晕、恶心、呕吐、视力模糊、眼痛、心悸、胸闷、喘憋不能平卧及处于妊娠期或哺乳期同时血压高于正常等危急情况之一,或存在不能处理的其他疾病时,须在初步处理后急诊转诊;对紧急转诊者,乡镇卫生院、村卫生室、社区卫生服务中心应在2周内主动随访转诊情况。②若不需要紧急转诊,询问上次随访到此次随访期间的症状。③测量体重、心率,计算体重指数。④询问患者疾病情况和生活方式,包括心脑血管疾病、糖尿病、吸烟、饮酒、运动、摄盐等情况。⑤了解患者服药情况。高血压患者随访流程见图8-2。

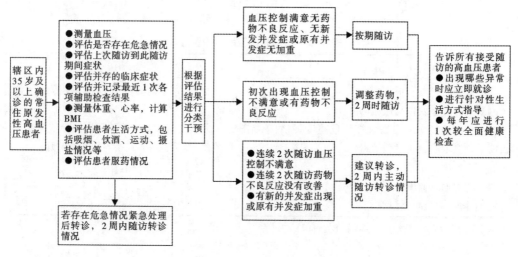

图8-2　高血压随访流程图
来源:《国家基本公共卫生服务规范(第三版)》

3.高血压患者的分类干预

干预内容主要包括:①对血压控制满意(收缩压<140 mmHg且舒张压<90 mmHg)、

无药物不良反应、无新发并发症或原有并发症无加重的患者,预约下一次随访时间;②对第一次出现血压控制不满意,即收缩压≥140 mmHg 和(或)舒张压≥90 mmHg,或出现药物不良反应的患者,结合其服药依从性,必要时增加现用药物剂量、更换或增加不同类型的降压药物,2 周内随访;③对连续两次出现血压控制不满意或药物不良反应难以控制,以及出现新的并发症或原有病情在加重的患者,建议其转诊到上级医院,2 周内主动随访转诊情况;④对所有的患者进行有针对性的健康教育,与患者一起制订生活方式改进目标并在下一次随访时评估进展,指导患者出现哪些异常时应立即就诊。

4.高血压患者的健康教育

由高血压管理团队共同负责高血压患者的健康教育,如表8-7。

表8-7　高血压患者的健康教育

正常人群	高血压危险人群	已确诊的高血压患者
·什么是高血压,高血压的危害,健康生活方式,定期监测血压 ·高血压是可以预防的	·什么是高血压,高血压的危害,健康生活方式,定期监测血压 ·高血压的危险因素,有针对性的行为纠正和生活方式指导	·什么是高血压,高血压的危害,健康生活方式,定期监测血压 ·高血压的危险因素,有针对性的行为纠正和生活方式指导 ·高血压的危险因素及综合管理 ·非药物治疗与长期随访的重要性和终身治疗的必要性 ·高血压是可以治疗的,正确认识高血压药物的疗效和不良反应 ·高血压自我管理的技能

来源:《中国高血压防治指南(2018 年修订版)》

5.高血压患者的自我管理

所有高血压患者都应该不同程度地参与自我管理。

(1)改善依从性　全科医生应该利用自己的知识和技能、资源及患者喜欢的方式来帮助患者增强防治高血压的主动性及降压药物治疗的依从性。

(2)患者自我管理小组　与居委会或村委会结合,开展高血压患者的教育。

(3)家庭血压测量　指导患者开展家庭自我测量血压,建议有条件的患者使用经过国际标准认证合格的上臂式自动血压计自测血压。指导患者掌握测量技术和规范操作,如实记录血压测量结果,随访时提供给医务人员作为治疗参考。

(五)高血压患者的社区护理

1.生活方式指导

对正常人群、高危人群、处于血压正常高值以及所有高血压患者,不论是否接受药物治疗,均须针对危险因素进行改变不良行为和生活方式的指导。高血压患者的食盐摄入量应低于健康人群,建议每日低于 5 g。超重者应注意限制热量和脂类的摄入,并增加体育锻炼。有饮酒习惯的高血压患者最好戒酒,特别是超重的高血压患者更应戒酒。此外,高血压患者生活方式指导的内容还包括合理膳食、戒烟、平衡心理、预防便秘、提高服药依从性、规范监测血压等,并持之以恒,以达到预防和控制高血压及其他心血管疾病发病危险的目的。

2. 家庭用药指导

社区护士通过健康教育,提高患者和家属的遵医行为,提高患者对药物治疗的依从性,将血压控制在理想水平、防止血压大范围波动。社区护士应指导患者遵医嘱用药,不要随意增减剂量或更换药物,更不要随意停药。用药期间定期测量血压,观察药物的疗效和不良反应。

3. 血压监测指导

指导内容主要包括监测频率、血压的控制目标、血压测量方法和注意事项。患者在家中监测血压应注意:①上午 6 ~ 10 时和下午 4 ~ 8 时的血压值为一天中最高值,测量该时段的血压可以了解血压的高峰,特别是每日清晨睡醒时,此时的血压水平可以反映服用的降压药物的降压作用能否持续到次日清晨。②服药后,在药物的降压作用达到高峰时测量。短效制剂一般在服药后 2 h 测量;中效制剂一般在服药后 2 ~ 4 h 测量;长效制剂一般在服药后 3 ~ 6 h 测量。③血压不稳定或更换治疗方案时,应连续测 2 ~ 4 周,掌握自身血压规律,了解新方案的疗效。

高血压患者的降压目标:①普通患者血压降至收缩压<140 mmHg;②年轻患者、糖尿病患者及肾病患者血压降至 130/80 mmHg;③老年人收缩压降至<150 mmHg。

4. 指导患者预防和处理体位性低血压

通过健康教育让患者了解体位性低血压的表现,以及在联合用药、服首剂药物或加量时应特别注意。指导患者预防体位性低血压的方法:避免长时间站立,尤其在服药后最初几个小时;改变姿势时动作宜缓慢;服药时间可选在平静休息时,服药后继续休息一段时间再下床活动;如在睡前服药,夜间起床排尿时应注意安全;避免用过热的水洗澡,更不宜大量饮酒;指导患者在发生体位性低血压时,应立即采取头低足高位平卧,以利于增加回心血量和脑部供血。

5. 家庭随访

定期对社区高血压患者进行家庭随访,及时评价高血压患者健康状况及护理后的效果,建立健康档案,并定期复查以便及时发现问题及时处理。

知识链接

如有以下 6 项指标中的任一项高危因素,建议每半年至少测量 1 次血压,并接受医务人员的生活方式指导。

(1)血压高值(收缩压 130 ~ 139 mmHg 和/或舒张压 85 ~ 89 mmHg)。

(2)超重或肥胖,和(或)腹型肥胖。超重:28 kg/m² >BMI≥24 kg/m²。肥胖:BMI≥28 kg/m²。腰围:男 ≥90 cm(2.7 尺),女 ≥85 cm(2.6 尺)为腹型肥胖。

（3）高血压家族史（一、二级亲属）。

（4）长期膳食高盐。

（5）长期过量饮酒（每日饮白酒≥100 mL）。

（6）年龄≥55 岁。

来源：《国家基本公共卫生服务规范（第三版）》

二、糖尿病患者的社区管理与护理

糖尿病是由于胰岛素分泌绝对或相对不足而引起的一种代谢紊乱综合征，临床以高血糖为主要特点，是一种慢性、终身性疾病。如病情控制不好，可引起酮症酸中毒、高渗性昏迷等急性代谢紊乱，也可导致眼、肾、神经、血管、心脏等器官的损害，重者可致残、致死，给患者及其家属带来了巨大的痛苦。糖尿病是社区常见病、多发病，糖尿病的防治及其管理是社区卫生服务面临的重要任务。2009 年卫生部颁发了《国家基本公共卫生服务规范》，并多次进行了修订，该规范能够进一步帮助基层医护人员提高社区糖尿病防治水平，指导和规范糖尿病的社区综合防治与管理。

（一）糖尿病的流行病学特点

糖尿病已成为发达国家继心血管病和肿瘤之后的第三大慢性病。据国际糖尿病联盟的最新统计显示，目前全世界有 2.46 亿人患糖尿病，预计到 2025 年将达到 3.8 亿。我国糖尿病发病率也正在以惊人的速度上升。2007 年全国糖尿病患病人数为 4 000 万，预计 2025 年糖尿病患者总数将接近 1 亿，成为世界上糖尿病患者数仅次于印度的第二大国。我国糖尿病的发病特点：城市高于农村；患病率随年龄增长而升高，女性发病高峰在 60 岁，男性发病高峰则在 70 岁。但近些年发病有年轻化的趋势，中年人糖尿病的发病率增长最为迅速，可能与不健康的生活方式有关。

（二）糖尿病的危险因素

1. 不可改变的危险因素

包括遗传因素、年龄、先天的子宫内营养环境不良等。

（1）遗传因素 国内外报道普遍认为糖尿病具有遗传倾向性，表现为糖尿病有明显的家族聚集现象。有糖尿病家族史者的患病率比无糖尿病家族史者高，其中 2 型糖尿病的遗传倾向更为明显。

（2）年龄 由于身体各组织老化，功能下降，胰岛素分泌不足，加之运动、饮食、健康问题积累等，糖尿病的发病率随着年龄增长而逐渐增加。

（3）先天的子宫内营养环境不良 子宫内营养不良可致胎儿体重不足，而低体重儿在成年后肥胖则发生糖尿病及胰岛素抵抗的机会增加。

2. 可改变的危险因素

包括不良生活方式、生物源和化学因素等。

（1）不良生活方式 不合理饮食，包括高热量、高脂肪、高胆固醇、高蛋白、高糖、低纤维素食物；静坐生活方式；酗酒；心境不良等。

（2）生物源和化学因素　病毒感染，如1型糖尿病与柯萨奇病毒、腮腺炎病毒、风疹病毒、脑心肌炎病毒有关。有专家指出，持续性病毒感染可引起自身免疫反应，T淋巴细胞亚群的改变与2型糖尿病自身免疫致病有关。化学毒物和某些药物可影响糖代谢并引起葡萄糖不耐受，对这类药物敏感者可导致糖尿病。

（三）糖尿病的诊断与评估

1. 糖尿病的诊断标准

根据糖尿病症状和血糖情况可做出糖尿病的诊断。1999年10月我国糖尿病学会采纳WHO专家委员会公布的新的诊断标准。糖尿病诊断标准为：糖尿病症状加任意时间血浆葡萄糖水平≥11.1 mmol/L；或空腹血浆葡萄糖≥7.0 mmol/L；或口服葡萄糖耐量试验中2 h葡萄糖水平≥11.1 mmol/L。

2. 糖尿病的症状与并发症

糖尿病的典型症状是"三多一少"，即多食、多饮、多尿和体重减轻。其并发症分为以低血糖与酮症酸中毒为代表的急性并发症，和包括血管病变所致的心、脑、肾、视网膜病变等重要脏器的损害和周围血管损伤。糖尿病对人们健康的影响主要在于其慢性并发症，它们是患者死亡的主要原因。下肢坏疽会造成残疾，糖尿病引起的视网膜病变和白内障会导致患者失明。

（四）糖尿病的社区管理与护理

1. 糖尿病患者的社区管理

（1）筛查　对工作中发现的2型糖尿病高危人群进行有针对性的健康教育，建议其每年至少测量1次空腹血糖，并接受医务人员的健康指导。

（2）随访评估　对确诊的2型糖尿病患者，每年提供4次免费空腹血糖检测，至少进行4次面对面随访。随访内容包括：①测量空腹血糖和血压，并评估是否存在危急情况，如出现血糖≥16.7 mmol/L或血糖≤3.9 mmol/L；收缩压≥180 mmHg和/或舒张压≥110 mmHg；意识或行为改变、呼气有烂苹果样丙酮味、心悸、出汗、食欲减退、恶心、呕吐、多饮、多尿、腹痛、呼吸深大、皮肤潮红；持续性心动过速（心率超过100次/min）；体温超过39 ℃或有其他的突发异常情况，如视力骤降、妊娠期及哺乳期血糖高于正常值等危险情况之一，或存在不能处理的其他疾病时，须在处理后紧急转诊。对于紧急转诊者，乡镇卫生院、村卫生室、社区卫生服务中心（站）应在2周内主动随访转诊情况。②若无须紧急转诊，询问上次随访到此次随访期间的症状。③测量体重，计算体质指数（BMI），检查足背动脉搏动。④询问患者疾病情况和生活方式，包括心脑血管疾病、吸烟、饮酒、运动、主食摄入情况等。⑤了解患者服药情况。

（3）分类干预　①对血糖控制满意（空腹血糖值<7.0 mmol/L），无药物不良反应、无新发并发症或原有并发症无加重的患者，预约下一次随访。②对第一次出现空腹血糖控制不满意（空腹血糖值≥7.0 mmol/L）或药物不良反应的患者，结合其服药依从情况进行指导，必要时增加现有药物剂量、更换或增加不同类的降糖药物，2周时随访。③对连续两次出现空腹血糖控制不满意或药物不良反应难以控制以及出现新的并发症或原有并发症加重的患者，建议其转诊到上级医院，2周内主动随访转诊情况。④对所有的患者进

行针对性的健康教育,与患者一起制定生活方式改进目标并在下一次随访时评估进展。告诉患者出现哪些异常时应立即就诊。

(4)健康体检　对确诊的 2 型糖尿病患者,每年进行 1 次较全面的健康体检,体检可与随访相结合。内容包括体温、脉搏、呼吸、血压、空腹血糖、身高、体重、腰围、皮肤、浅表淋巴结、心脏、肺部、腹部等常规体格检查,并对口腔、视力、听力和运动功能等进行判断。具体内容参照《居民健康档案管理服务规范》健康体检表。

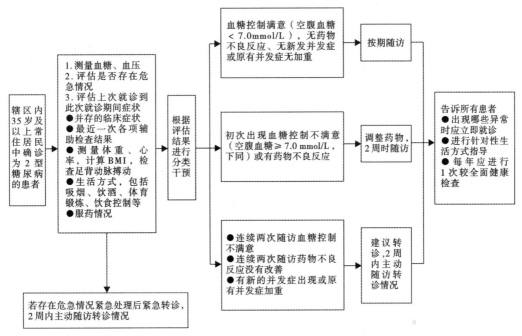

图 8-3　糖尿病患者社区管理流程图

来源:《国家基本公共卫生服务规范(第三版)》

2. 糖尿病患者的社区护理

(1)饮食指导　合理饮食是糖尿病治疗的一项基础措施,无论糖尿病的类型、病情轻重、是否用药物治疗,都必须持之以恒,严格执行饮食控制。饮食指导的原则包括:①根据患者的实际需求(体重、劳动强度等)合理控制总热量,以维持理想体重为原则;②蛋白质、脂肪、糖类的比例合理,帮助患者均衡各种营养素的摄入;③合理配餐,定时定量,少食多餐,以减少单次餐后胰岛 B 细胞负担;④对于使用胰岛素治疗者,可在两餐间或睡前加餐,以防低血糖的发生。

(2)运动指导　运动疗法可以提高胰岛素的敏感性,减轻胰岛素抵抗,有利于控制血糖。糖尿病患者的运动指导主要包括:①在运动前需要对血糖、糖化血红蛋白、血酮、心电图、肺活量、血压、下肢血管彩超、负荷后心率变化等进行全面的体检,对于空腹血糖≥14 mmol/L 且出现酮体者应避免运动,运动前血糖<5.6 mmol/L 应摄入额外的糖类后再运动;②运动应选择强度较低、持续时间长、有节奏的有氧运动,从而使心肺功能得到充分锻炼;③运动不在于一次锻炼很久,而在于持之以恒,每天坚持,但需要遵循因人而异、

量力而行的原则;④对于合并各种急性感染、严重糖尿病慢性并发症、有明显酮症或酮症酸中毒倾向、有较严重的周围神经病变、频发低血糖、血糖波动较大者,禁忌使用运动疗法;⑤运动时须预防低血糖的发生,并注意随身携带包括个人联系方式、糖尿病病情说明等信息的病情说明卡。

(3)药物治疗指导　糖尿病药物治疗包括口服降糖药物治疗和胰岛素治疗。口服降糖药物治疗主要用于2型糖尿病患者,或1型糖尿病患者由于肥胖等存在胰岛素抵抗的情况。针对口服降糖药物治疗的患者,社区护士应指导患者遵医嘱服药,根据所服用药物的特点,掌握正确服药的方法,同时熟悉药物可能引起的不良反应,并做好应对。忘记服药是社区糖尿病管理中常见的一个问题。对于忘记服药,一旦想起来应该立即补服,还需要留意服用的药物种类。对于磺脲类药物,若在接近下一餐次前才想起来,则补服须考虑到发生低血糖的可能;而葡萄糖苷酶抑制剂要求餐前服用,若餐前忘记服用,则餐后不用补服。

知识链接

常用胰岛素及其作用特点

胰岛素制剂	起效时间	峰值时间/h	作用持续时间/h
短效胰岛素(RI)	15~60 min	2~4	5~8
中效胰岛素(NPH)	2.5~3.0 h	5~7	13~16
长效胰岛素(PZI)	3~4 h	8~10	20
预混胰岛素(HI 30R,HI 70/30)	30 min	2~12	14~24
预混胰岛素(50R)	30 min	2~3	10~24

来源:《国家基层糖尿病防治管理指南(2018)》

(4)自我监测　患者在多个时间点进行血糖监测,可以随时了解血糖控制变化趋势,对于控制糖尿病病情、预防慢性并发症均具有重要意义。对于血糖平稳的患者,使用胰岛素治疗者建议每日自我监测至少3次,非胰岛素治疗者建议自我监测频率应适应治疗方案的需要。对于糖尿病孕妇,建议每周中1~2 d全天进行自我监测。对于老年糖尿病患者要教会他们正确使用简易血糖仪,并告知进行自我血糖监测记录,不能完成自我监测血糖者,可请家属或其他人员协助完成。

(5)足部护理　糖尿病足是糖尿病最严重和治疗费用最高的慢性并发症之一,重者可导致截肢。糖尿病患者下肢截肢的相对风险是非糖尿病患者的40倍。近年的调查显示,我国三甲医院非创伤性截肢患者中约有1/3为糖尿病所致。大约85%的截肢是由于足部溃疡引发的,15%左右的糖尿病患者会在其一生中发生足溃疡。因此,对糖尿病患者应加强糖尿病足的预防教育,定期检查患者是否存在糖尿病足的危险因素,教育患者及其家属做好足部的保护。

1)足部的卫生与护理:每天检查双足,特别是足趾间;有时需要有经验的他人来帮助检查足部;定期洗脚,用干布擦干,尤其是擦干足趾间;洗脚时的水温要合适,低于40 ℃,不宜用热水袋、电热器等物品直接保暖足部;避免赤足行走;避免自行修剪胼胝或用化学制剂来处理胼胝或趾甲;穿鞋前先检查鞋内有无异物或异常;不穿过紧的或有毛边的袜子或鞋;足部皮肤干燥可使用油膏类护肤品;每天换袜子;不穿高过膝盖的袜子;水平地剪趾甲;由专业人员修除胼胝或过度角化的组织;一旦有问题,及时找到专科医师或护士诊治。

2)穿着合适的鞋袜:不合适的鞋袜可引起足溃疡。让患者学会选择合适的鞋袜。这类鞋子鞋内应该是有足够的空间,透气良好,鞋底较厚硬而鞋内较柔软,能够使足底压力分布更合理。

(6)急性并发症护理 ①低血糖的处理原则。低血糖是糖尿病治疗过程中常见的并发症。预防低血糖应注意以下几点:药物治疗逐渐加量,谨慎进行调整;定时、定量进食;在体力活动前监测血糖,必要时吃一些糖类食物;不饮酒过量。如果出现低血糖症状,意识清醒的患者应尽快口服含糖饮料或吃一些糖果、点心等;意识不清的患者应立即送医院治疗。②糖尿病酮症酸中毒的处理原则。怀疑糖尿病酮症酸中毒患者应立即检测血糖、尿酮体。呼叫急救中心,及时转运患者。

(7)心理护理指导 糖尿病患者由于要长期注意饮食、运动和药物治疗,患者容易产生厌倦、烦躁、痛苦的心理,尤其是治疗效果不佳或病情反复时。因此,应指导患者及家属了解疾病的性质、防治和保健,教育患者戒怒、戒躁、戒忧、戒悲,喜要适度,知足常乐,自得其乐,自我调节,自我放松,避免紧张超负荷。保持积极乐观的心理状态,解除不必要的思想负担,增强战胜病魔的信心,主动配合治疗,争取早日康复。

第三节 社区临终关怀与护理

人生都要经历出生、成长、死亡的自然过程。死亡是一种不可避免的客观存在,临终是人生必然的发展阶段。帮助临终患者坦然面对死亡,尽可能地减轻患者临终前的生理、心理反应,使之有尊严、安详地度过人生最后阶段。临终关怀是近代医学领域中新兴的一门边缘性交叉学科。

一、临终关怀概述

临终关怀指的是由医生、护士、社会工作者、志愿者,以及政府人员等多学科、多层次人员组成的团队对临终患者及其家属提供全面的支持与照料。临终关怀的宗旨是提高临终患者的生活质量,使其舒适、无痛苦、有尊严地走完人生最后的旅程,同时使临终患者家属的身心健康得到维护和增强。

临终关怀的服务对象是诊断明确且病情不断恶化、现代医学手段不能治愈、不可逆转的疾病终末期、预期生存期3~6个月者。常见的临终关怀对象包括晚期癌症患者、严重心肺疾病临终患者等。此外,临终关怀的对象除了临终患者外,还包括了临终患者的家庭。临终关怀在时限上始于确诊患者预期生存期 3～6 个月时,止于患者死亡后的居丧期。

二、临终患者需求

临终患者的需求主要表现在生理、心理和社会方面。

(一)生理需求

1. 控制疼痛

各期癌症患者均伴有不同程度的疼痛,疼痛本身及其伴随而来的恐惧感,使患者身心备受煎熬,严重影响其生活质量。医护人员应注意收集资料,保证患者正确服药,及时评估疼痛缓解情况,把缓解临终患者的疼痛作为临终关怀的护理目标。

2. 保持安全舒适

安全是患者的基本需要,医护人员要有良好的职业道德、高度的责任感、同情心及良好的医疗护理操作技术,生活上多照顾、多关心体贴患者,做好基础护理,加强护患交流。

3. 合理营养

临终患者常出现厌食、疲乏、吞咽困难等不适,因此,不能强迫患者饮食。根据临终患者具体情况,制定合理营养膳食计划。

(二)心理需求

1. 满足求知心理

知晓真实病情是患者的权利,医护人员应尽量满足患者的求知心理。对身患绝症的患者,须因人而异、因人施护。对能承受者可告知病情,但应注意谈话技巧,使其易于接受、面对现实;对不能承受者,协调家属做好保护性措施。

2. 被尊重、接纳的需求

临终患者容易产生焦虑、抑郁甚至被抛弃感、无用感等心理问题,渴望被他人尊重、接纳。

3. 坚强精神支持

临终患者怀有强烈的求生欲望,期望得到有效救治。护理人员应给予鼓励支持,帮助患者树立战胜疾病的信心,缓解心理痛苦。

4. 死亡准备教育

个体对死亡的态度受年龄、家庭环境、教育程度、人生经历、宗教信仰及社会背景等影响。护理人员能正确对待死亡,加强对生死观的认识,培养自控能力,才能帮助临终患者从死亡恐惧与不安中解脱出来,面对并接受死亡。

(三)社会需求

临终患者有见亲朋好友最后一面的需求,亲朋好友也有探视临终患者的愿望。有领导同事看望临终患者,给予过去工作时的肯定、经济上的支持,以及给予后代的安排或交代,能给予临终患者不同程度的荣耀和满足。

三、临终关怀的内容

1. 临终患者及其家属的需求

临终患者的需求包括生理、心理及社会方面的需求。临终患者家属的需求包括家属对临终患者的治疗和护理的需求、心理需求及为其提供殡葬服务等。

2. 临终患者的全面照护

包括医疗护理、生活护理及心理护理,尤其是控制疼痛与不适,如恶心、呕吐、呼吸困难、意识障碍等。

3. 临终患者家属的照护

主要是进行心理疏导,提供情感支持。

4. 死亡教育

死亡教育的内容包括一切涉及濒死与死亡问题的知识。教育的对象包括临终患者及家属。通过死亡教育,使临终患者树立正确的生死观,正确对待和接受死亡,消除对死亡的恐惧;使临终患者家属适应患者病情变化和死亡,帮助他们顺利度过哀伤期。

5. 临终关怀模式

临终关怀模式是在医学模式基础上形成和发展起来的,是临终关怀工作对临终关怀的总体观点、态度以及提供照护的标准和形式。东西方文化的不同导致患者对死亡的态度存在很大差异,因此中国的临终关怀项目应具有中国特色。探讨适合我国国情的临终关怀模式成为临终关怀研究的重要内容之一。

6. 其他

包括临终关怀机构的管理、实施与实践的研究;临终关怀工作人员的构成与培训;临终关怀机构所采用的医疗体系;临终医疗护理原则;临终关怀与其他学科的关系;临终关怀与社会发展的关系等。

四、临终患者及家属护理

(一)临终患者护理

1. 有效控制疼痛的护理

帮助临终患者减轻疼痛,使其无痛苦的走完人生最后阶段,是临终护理的主要目的之一。

(1)观察与评估　了解临终患者疼痛的特点、部位、性质、诱发因素。

(2)判断分级　对疼痛进行判断分级。

(3)采取有效措施减轻患者痛苦　可采用非药物治疗,如音乐疗法、针灸疗法、放松疗法、冷热敷、按摩、转移注意力等,无效时采用药物镇痛。对于患癌症的临终患者,护士应按照癌性疼痛的三阶梯治疗原则使用,并给予安慰,做好解释工作,避免药物应用过量。

2. 基础护理

护士应做好临终患者的生理舒适安全的基础护理工作。

(1)居住环境　保持室内空气新鲜,光线适中,温湿度适宜。

(2)饮食护理　宜少量多餐,不应强迫患者进食。意识清醒者给予软质或流质饮食,必要时采用鼻饲法或肠外营养支持。

(3)维持水电解质平衡　可少量多次喂水,必要时静脉输液。

(4)口腔护理　能自理者早晚刷牙,饭前饭后漱口;不能自理或昏迷者,给予口腔护理,2次/d。张口呼吸者,视患者需要用棉棒沾水润湿口腔和嘴唇,避免口唇干燥;必要时用朵贝液漱口,预防口腔感染。若有活动性义齿,须取出放在盛有冷开水的容器中,患者临终时将义齿放回。

(5)预防压疮　至少每2 h翻身1次,检查受压部位,按摩骨隆突部位,热敷四肢。保持床单清洁干燥。

(6)皮肤护理　每天清洁临终患者面部、颈部、手脚,经常擦拭身体。若眼睛有分泌物,应及时清除,可用生理盐水冲洗,或用棉棒沾生理盐水轻轻拭去。眼睛不能闭合者,应予以湿纱布覆盖眼睛。

3. 密切观察及处理

密切观察临终患者神志、意识、生命体征、瞳孔、皮肤等变化,注意患者主诉。准确记录出入液量。对病情危重患者进行心电监护,如有病情变化,及时报告医生。

4. 心理护理

护士应了解临终患者所处的心理反应阶段,做好心理护理。

(1)否认期　"这不是真的!一定是搞错了"是患者常说的话。有些患者反复追问医生:"是不是诊断错了呢?"甚至到多家医院重复检查。表现为不安、急躁、多虑、失眠等。护士应耐心倾听、坦诚沟通,不揭穿也不欺骗患者,维持适当的希望感。耐心解释患者及其家属的疑问,注意医护人员对患者言语的一致性。

(2)愤怒期　"为何我这么倒霉?"患者往往把情绪发泄到医护人员或家属身上,对医护人员的治疗和护理工作百般挑剔,抱怨家人对其照顾不周。社区护士应创造舒适的病房环境,耐心照顾临终患者。理解患者的痛苦,正确对待患者愤怒、攻击及不合作的行为。允许患者宣泄,同时注意预防意外事件的发生。取得家属合作。

(3)协议期　"假如给我一年的时间,我会……"患者会做出许多承诺作为延长生命的交换条件。有些患者积极寻找名医生、名医院、偏方奇药或积极锻炼、做善事、烧香拜佛。此阶段的患者积极配合治疗。社区护士应帮助患者正确认识和善待生命,从对死亡的恐惧与不安中解脱出来,坦然面对并接受死亡事实。

(4)抑郁期　"好吧,那就是我!"患者会表现为情绪低落、悲伤、沉默、抑郁与绝望,时常哭泣。社区护士应允许患者表达情感。做好基础护理,减轻痛苦,增加舒适感。尽可能满足患者要求,鼓励家属及亲友多陪伴患者。医护人员根据患者需要随时出现在患者身边,增加其安全感。

(5)接受期　"我准备好了。"患者开始接受即将面临死亡的事实。此阶段患者不再抱怨命运,喜欢独处,睡眠时间增加,情感减退。社区护士应创造舒适安静的环境;尊重患者选择；协助临终患者完成未尽心愿；协助患者与亲朋好友道别；与患者保持沟通。

（二）临终患者家属护理

1. 满足家属照顾患者的需求

社区护士应让家属陪伴在患者身旁，为家属提供必要的信息和指导，满足家属照顾患者的需求。

2. 鼓励家属表达感情

社区护士在理解、同情家属的基础上，注意与家属沟通，建立良好的关系，取得家属信任。及时解除家属的疑虑。鼓励家属表达内心感受及遇到的困难，对家属过激的言行予以谅解和宽容，避免纠纷发生。

3. 指导家属照顾好患者

鼓励家属积极参与患者的照护活动。社区护士应帮助家属了解临终患者的生理、心理特征，耐心解释、指导家属掌握一些基础护理知识和技能，以便给予临终患者较好的照顾，同时使家属在照料亲人的过程中得到心理慰藉。

4. 满足家属本身生理、心理和社会方面的需求

社区护士应多关心体贴患者家属，帮助安排陪伴期间的生活，尽量帮助其解决实际困难。

5. 协助家属做好善后处理

患者去世后，社区护士应协助家属做好遗体护理，同时安慰家属，聆听家属哭诉，使其充分发泄内心悲痛。

 练习题

一、名词解释

（1）高血压
（2）临终关怀

二、填空题

（1）临终患者的心理可分为_____、_____、_____、_____和_____。
（2）慢性病患者社区管理的工作任务主要由3部分组成，____、____和____。

三、选择题

（1）下列哪项是诊断糖尿病的主要依据（　　　　）
A. 血糖测定
B. 糖化血红蛋白测定

C. 尿糖测定

D. 血浆胰岛素和 C-肽测定

E. 口服葡萄糖耐量实验

(2)老年人高血压的诊断标准是在未使用抗高血压药物的情况下,持续或非同日 3 次以上测血压为(　　)

A. 收缩压≥130 mmHg 和(或)舒张压≥80 mmHg

B. 收缩压≥140 mmHg 和(或)舒张压≥85 mmHg

C. 收缩压≥140 mmHg 和(或)舒张压≥90 mmHg

D. 收缩压≥160 mmHg 和(或)舒张压≥90 mmHg

E. 收缩压≥160 mmHg 和(或)舒张压≥95 mmHg

(3)糖尿病患者运动治疗的原则不包括(　　)

A. 宜在空腹时进行

B. 因人而异

C. 循序渐进

D. 量力而行

E. 防止低血糖等意外发生

四、论述题

如何对糖尿病患者进行社区管理?

(李　焕)

第九章

社区康复护理

学习目标

(1)能正确陈述康复、社区康复和社区康复护理的概念。
(2)能正确列举社区康复护理的服务对象、工作内容。
(3)能举例说明社区康复服务的目标、原则。
(4)能举例说明社区康复护理的服务特点、服务原则。
(5)能运用所学知识为社区脑血管意外患者、脊髓损伤患者等提供康复护理。

案例导学

赵女士,87岁,高血压史25年,糖尿病史19年。1个月前因晨起突发右侧肢体无力,无法行走,并伴有言语不清、口角歪斜、头晕等症状就诊。以"急性脑梗死"收入院治疗4周,今日出院回家。社区护士家访,发现赵女士目前右侧肢体偏瘫并伴有运动性失语,生活无法自理;赵女士丧偶多年,目前由女儿居家照顾,女儿今年63岁,患有高血压、糖尿病和腰椎间盘突出症多年,缺乏相应的康复护理知识,目前只能部分承担赵女士的后期康复护理工作。

请思考

(1)赵女士的功能障碍程度如何评定?
(2)社区护士可以给赵女士提供哪些康复护理服务?
(3)赵女士所在社区应采取何种措施以降低此类疾病的发生风险?

第一节　概　述

随着医学的迅速发展,康复医学已渗入到医学的各个学科,在提高患者生活质量方面起着重要作用。社区康复是一种在家庭和社区层面上为病、伤、残者提供康复服务的方法,它强调以社区为基础,多部门合作,实现资源整合、改善环境和协助人们正确对待残疾问题的目标,其根本宗旨在于满足病、伤、残者多方面的康复需求,确保病伤残者参与和融入社会,提高其生活质量。

1978年国际初级卫生保健大会及阿拉木图宣言之后,世界卫生组织提倡在发展中国家将社区康复作为一种促进病、伤、残者得到康复服务的策略。社区康复以其经济有效、

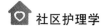

灵活多样、覆盖面广、社区及家庭主动参与等优点成为大多数病伤残者康复的最有效形式。

一、康复和社区康复

（一）基本概念

1. 康复

康复（rehabilitation）一词最早源于拉丁语，有"重新获得能力""恢复原来的权力、资格、地位、尊严"，以及"复原""恢复"的含义，我国内地翻译为"康复"，香港译为"复康"，台湾译为"复健"。1981年世界卫生组织医疗康复专家委员会把康复定义修改为："采取一切措施，减轻残疾带来的后果，提高其才能和功能，以便重返社会"。目前对康复的定义是："康复是指综合协调地应用各种措施，消除或减轻病、伤、残对个体身、心、社会功能的影响，使个体在生理、心理、社会功能等方面达到或保持最佳状态，从而改变病、伤、残者的生活，增强其能力，使其重返社会，提高生存质量"。有些病、伤、残导致个体的病理变化无法彻底消除，功能无法完全恢复，康复工作应尽早进行，以尽量减轻病、伤、残对个体的身、心和社会功能的影响，尽早、尽可能恢复、代偿或重建功能。康复工作不仅是训练病、伤、残者使其适应环境，而且也指调整病、伤、残者周围的环境和社会条件以利于他们重返社会。

2. 康复医学

康复医学（rehabilitation medicine）是医学的一个重要分支，是以研究病、伤、残者功能障碍的预防、评定和治疗为主要任务，以改善躯体功能、提高生活自理能力、改善生存质量为目的的医学学科，是促进病、伤、残者康复的医学。《康复医学辞典》（1983，美国）解释："康复医学是涉及医疗康复所有方面的医疗专业"。它以功能障碍的恢复为目标，以团队合作为基本工作模式，研究有关功能障碍的预防、评定和处理（治疗、训练）等问题，与保健、预防、临床共同组成综合医学（comprehensive medicine）。

3. 社区康复

社区康复（community-based rehabilitation，CBR）是康复的重要途径之一。2004年，国际劳工组织（ILO）、联合国教科文组织（UNESCO）、世界卫生组织（WHO）在《社区康复联合意见书》中对社区康复的界定是："社区康复是为社区内所有伤残者康复、机会均等、减少贫困及增加社会包容性的社区发展的一种战略。社区康复通过伤残者自己、家庭、残疾人组织、社区以及相关的政府和非政府的卫生、教育、职业、社会机构和其他服务机构的共同努力，以促进社区康复项目的完成"。社区康复被看作一个战略，致力于解决世界各国伤残者在其社区中的康复需要。

社区康复具有广泛多层面发展的策略，WHO于2004年创建了社区康复结构图（图9-1），为项目开展提供工作框架，建议从该框架中选择最适合当地需求和资源，最急需解决的问题作为社区康复的项目。

结合我国国情及社区康复实践，我国对社区康复的定义是：社区康复是社区建设和新农村建设的重要组成部分，是在政府领导下，相关部门密切配合，社会力量广泛支持，残疾人及其亲友积极参与,采取社会化方式,使广大残疾人得到全面康复服务,以实现机会均等、充分参与社会生活的目标。近些年,国家重视农村残疾人康复,"康复进农村,服务到家庭"是我国社区康复工作的一项重点。

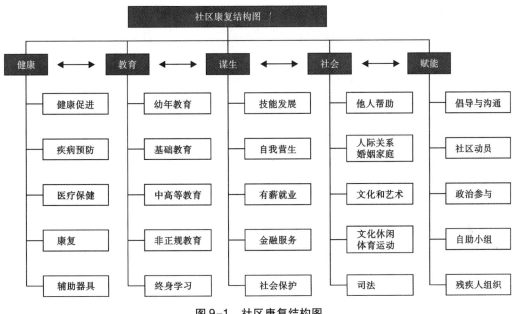

图9-1　社区康复结构图

(二)社区康复服务方式

根据所能提供的康复医疗服务,服务的层次分为机构内康复和社区康复。

1.机构内康复

机构康复(institution-based rehabilitation,IBR)包括综合医院中的康复医学科(部)、康复门诊、专科康复门诊、康复医院(中心)、专科医院(中心)以及特殊的康复机构等。有较完善的康复设备,有经过正规训练的专业人员,工种齐全,有较高专业技术水平,能解决病、伤、残者各种康复问题。机构康复服务水平高,但收费也较高,病、伤、残者必须到机构方能接受康复服务,降低了经济困难人群、行动困难人群获得康复服务的可能性。

2.社区康复

社区康复(community-based rehabiliation,CBR)依靠社区资源(人、财、物、技术)为本社区病、伤、残者就地服务,强调社区、家庭和个人的共同参与,以全面康复为目标,是使所有病、伤、残者得到康复,具有平等的机会和达到社会一体化的有效保障。优点是费用低、服务面广,有利于病、伤、残人员回归家庭和社会。不足之处是专业人员不够全面、治疗技术受到限制、设备往往比较简单。因此,促进社区康复是我国社区卫生服务的中心任务之一。尤其是社会康复的转诊系统的建设,可以使一些康复技术由上级机构下传,而一些难以在社区解决的困难问题,又可以向上面转送。这种上下转介系统,是建立"医院-社区-家庭"一体化康复网络体系的重要保证。

以上两类服务相辅相成,共同构筑完善的康复服务体系,为伤残者解决康复问题。

(三)社区康复的目标

1.确保病、伤、残者能够得到身心康复

通过康复训练技术及辅助用具的帮助,使病、伤、残者能够最大限度地恢复日常生活自理能力,能够独立或使用辅助用具(如拐杖或轮椅等)在住所周围活动,能够与他人沟通和交流。

2.确保病、伤、残者能够获得正常的社会服务与机会

依靠政府及社会的力量,确保病、伤、残者能与正常人群一样享受入学、就业等各种社会服务与机会。如开办残疾儿童特殊教育机构,帮助学龄病残儿童解决上学问题;为有一定劳动能力的、有就业潜力的青壮年病残人员提供咨询和培训,使他们能够从事能力范围内的工作。

3.确保病、伤、残者能够完全融入所在社区与社会

对社区群众、残疾人及家属进行宣传教育,使残疾人不受歧视、孤立与隔绝,并能得到医疗、交通、住房、教育、就业等方面必要的方便条件和支持,能够参与社会的各项活动。

(四)社区康复的原则

1.社会化原则

所谓社会化原则是相对于封闭、孤立、一家包揽的工作方式而提出的,指的是在政府的统一领导下,相关职能部门各司其职,密切合作,挖掘和利用社会资源,发动和组织社会力量,共同推进工作的原则。

2.社区为本原则

以社区为本,就是社区康复服务的生存与发展须从社区实际出发,立足社区内部的力量,使社区康复服务做到社区组织、社区参与、社区支持、社区受益。

3.低成本、广覆盖原则

低成本、广覆盖是我国卫生工作改革的原则之一,在社区康复服务中,以较少的人力、物力、财力投入,使大多数伤、病、残患者获得必要的康复服务,以保障康复对象的基本康复需求。

4.因地制宜原则

不论发达地区还是欠发达地区,社区康复的目的都是使大多数的康复对象享有全方位的康复服务。但是因为地区经济发展水平、文化习俗、康复技术及资源等的不同,康复对象的康复需求存在很大差异,因此只有根据实际情况,因地制宜地采取适合本地区的社区康复服务模式,才能解决当地的康复问题。

5.技术实用原则

要想使大多数康复对象享有康复服务,必须使大多数康复人员、康复对象本人及其亲友掌握康复技术,这就要求康复技术必须易懂、易学、易会,因此康复技术应注意向简单化、实用化方向转化。

6. 康复对象主动参与原则

康复对象角色的改变是社区康复与传统机构式康复的区别之一,康复对象由被动接受服务的角色,转为主动积极参与的角色,参与康复计划的制订、目标的确定、训练的开展以及回归社会等全部康复活动。

二、社区康复护理

社区康复护理的主要任务是预防慢性病,促进病、伤、残者康复,纠正不良行为,预防并发症和伤残的发生,最大限度发挥病、伤、残者的自理、自立能力以及生活应对能力。社区护士在工作中依靠社区力量,运用护理技术实施康复训练和家庭护理,与病、伤、残者保持良好的沟通与交流,保证他们得到必要的身体、心理和社会帮助。

(一)基本概念

1. 康复护理

康复护理(rehabilitation nursing)是康复医学的一个重要分支,也是护理学的重要分支。康复护理是在总体康复医疗计划下,为达到全面康复的目标,与其他康复专业人员共同协作,对残疾者、慢性病或伴功能障碍者进行适合康复医学要求的专门的护理和各种功能训练,以预防残疾的发生、发展及继发性残疾,减轻残疾的影响,最终使者达到最大限度的康复并重返社会。

2. 社区康复护理

社区康复护理(community-based rehabilitation nursing)将现代整体护理融入社区康复,在康复医师的指导下,在社区层次上,以家庭为单位,以健康为中心,以人的生命为过程,社区护士依靠社区内各种力量,即与残疾者家属、义务工作者和所在社区的卫生、教育、劳动就业及社会服务等部门的合作,对社区伤残者进行的护理。

(二)社区康复护理的特点

与专业机构康复护理相比较,社区康复护理具有其独特的优势。专业机构康复指在综合性医院的康复科、独立的康复专业机构内,为病、伤、残者提供康复服务。其优点是康复设备比较齐全先进,专业康复人员技术水平较高,适合解决较为复杂、难度高的康复问题。但因其收费较高、服务面窄、需要患者登门求医,降低了经济困难人群、行动困难人群获得康复护理的可能性。

社区康复护理具有以下特点。

(1)服务对象 涉及面广、受益面大,面向社区全体居民,各类残疾者为服务的主要对象。

(2)服务层面 依靠社区的人力、财力开展工作,体现了"社区所有、由社区的力量进行、为了社区"的原则。

(3)参与程度 强调康复对象积极主动参与,而不是被动等待。康复对象及其家庭应积极参与康复计划的制订、康复训练的实施过程,由"替代护理"转为"自我护理"。

(4)转介服务 社区康复护理除给予躯体、心理、教育、职业、社会生活等方面的康复训练外,还要协助实施转介服务。

（5）康复内容　社区康复护理技术简单易行,注重自理能力和日常生活活动训练。

（6）康复效益　有良好的社会效益和经济效益。特别是通过对伤残的有效控制和预防,减轻给家庭带来的巨大经济负担。

（三）社区康复护理的对象

1.残疾人

残疾人是指存在心理、生理、人体结构上以及某种组织功能异常或丧失,使得部分或全部失去以正常方式从事个人和社会生活能力的人。包括听力残疾、视力残疾、语言残疾、智力残疾、精神残疾和肢体残疾等。1992年10月14日,联合国第四十七届大会通过决议,确定每年12月3日为"国际残疾人日"。根据第六次全国人口普查及第二次全国残疾人抽样调查结果显示,我国残疾人数量巨大且有逐年增加的趋势。因此,社区康复护理对残疾人回归社会起到至关重要的作用。

世界卫生组织根据残疾的性质、程度和影响,把残疾分为3类。

（1）残损（又称结构功能缺损）　指身体结构或功能（生理、心理）有一定程度缺损,身体、精神与智力活动受到不同程度的限制,对独立生活或工作学习有一定程度的影响,但个人生活仍能自理,是生物器官系统水平上的残疾。

（2）残疾（又称个体能力障碍）　是指由于身体组织结构或功能缺损较严重,造成身体、精神或智力方面的明显障碍,以致不能以正常的方式和范围独立进行日常生活活动,是个体水平上的残疾。

（3）残障（又称社会能力障碍）　指由于残损或残疾,限制或阻碍完成正常情况下应能完成的社会工作,是社会水平的残疾。

2.慢性病患者

慢性病患者患病时间长,疾病不易根治,在病程缓慢进展过程中易反复发作,致使相应的脏器或器官出现功能障碍,进一步加重原发病的病情,形成恶性循环,需要长期的医疗指导。对这类患者采取各种社区康复护理手段,可帮助他们进行功能恢复等锻炼,同时也可防止原发病的恶化和并发症的发生。

3.老年人

进入老年期后,由于器官老化,老年人身体机能减退,日常生活活动能力和对周围环境适应力减退,需要根据身体机能及健康状态对行为活动进行一定的调整以适应老化状态;同时,老年人患病率增高且常同时患有多种慢性病,患病老人在出院后回归家庭,需要长期的康复护理指导。

（四）社区康复护理的内容

1.开展社区康复护理现状调查

社区护士应在社区范围进行调查,了解社区康复资源、康复护理对象数量、分布及康复护理需求,并做好登记,为社区康复计划的制订提供依据;对残疾人进行残疾功能评定,为制订个体化康复训练计划奠定基础,如指导选择适宜的康复训练项目、选用及制作训练器材和辅助器具、定期康复评定等。

2. 开展社区康复护理服务

(1)观察和记录　注意观察患者的残疾情况及康复训练过程中残疾程度的变化,与相关人员保持良好的沟通联系,记录并提供各类康复相关信息,做好协调工作,促进康复治疗的实施。

(2)预防继发性残疾和并发症　如注意纠正残疾者的姿势,对于偏瘫患者应预防压疮、肌肉萎缩、关节挛缩的发生。

(3)康复训练　指利用各种功能训练技术,配合康复医师及其他康复技术人员,在患者家庭或社区卫生服务中心的康复训练室对需要进行功能训练的残疾人开展必要的、可行的功能训练。康复训练是社区康复护理最基本的内容。

(4)训练患者"自我护理"能力　"自我护理"是鼓励患者自己参与某种活动,并在其中发挥主动性、创造性,使其更完美、更理想,以达到康复目的的一种方法。在病情允许的情况下,训练患者的日常生活活动能力,帮助其恢复自理。对残疾者及其家属要进行必要的康复知识教育,指导和帮助他们掌握技能,逐渐从部分自理到完全自理,增强信心,以适应生活,重返社会。

(5)辅助器材的使用指导　社区康复护士应掌握假肢、矫形器、自助器、步行器等各种辅助用具的性能、使用方法和注意事项,能指导功能障碍者选用合适的助具,并指导相应功能训练方法及其在日常生活活动中的使用方法。

(6)心理护理　残疾人和慢性病患者都有其特殊的、复杂的心理活动,甚至出现精神、心理障碍和行为异常。护理人员应理解患者,了解其心理动态,及时、耐心地做好心理护理,帮助他们树立信心,鼓励参与康复训练。

3. 协助社区康复转介服务

在康复服务的过程中,一些康复技术由上级机构下传,而一些难以在社区解决的问题则向上级机构转送,这种上下转介系统是社区康复的重要内容。社区护士应掌握社区转介服务的资源与信息,了解康复对象的需求,提供有针对性的转介服务。

4. 开展社区"伤残三级预防"工作

(1)一级预防　预防一切可能导致伤残疾病发生的原因。如进行婚前检查、遗传咨询、优生优育宣传,预防先天性残疾;进行新生儿筛查、预防接种,减少致残性疾病的发生;检测婴幼儿生长发育,及时发现发育迟缓儿童和脑瘫儿童;开展环境卫生、营养卫生、精神卫生、安全防护等宣传教育工作。

(2)二级预防　对疾病的早期发现、早期诊断、早期治疗,目的在于治愈疾病或减少疾病的影响。如早期发现高血压、糖尿病、精神障碍等疾病,对患者及时实施医疗干预和护理,预防残疾的发生。

(3)三级预防　限制或逆转已经存在的疾病或损伤的影响,包括对残疾人进行康复治疗、辅具的配备和技术指导,防治残疾变成残障。如对肢体功能障碍者进行运动功能、生活自理能力、社会适应方面的康复训练;对残疾人生活环境进行改造,充分实现残疾人回归家庭和社会等。

(五)社区康复护理的服务原则

(1)功能训练应贯穿全程　功能训练是康复护理的基本内容。早期功能训练能有效

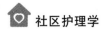

预防残疾的发生、发展及继发性残疾,后期功能训练能最大限度地保存并恢复机体的功能。社区康复护理人员应在总体康复治疗计划下,根据护理工作的特点,坚持对患者进行康复功能训练,促进其功能恢复。

(2)注重与实际生活相结合 康复护理训练应注重实用性,将训练内容与日常生活活动训练相结合,帮助患者最大程度恢复自理,最终实现"自我护理"。

(3)重视心理康复 患者由于自身缺陷的出现,常会出现悲观、失落、自卑、抑郁等消极情绪。在实施康复护理过程中,要注意观察患者的情绪变化,引导他们接受现实,通过积极的康复训练发挥残存功能,使其具备回归社会的能力,最大程度适应现在的生活,更好地融入社会。

(4)提倡协作精神 良好的协作关系是帮助患者取得最大康复疗效的关键,康复护理人员需要与康复团队的其他成员保持良好的人际关系,并进行有效的沟通交流,及时解决康复中遇到的问题。

第二节 社区康复护理常用的技术与方法

康复护理是为了适应康复治疗的需要,从基础护理中发展起来的一门专科护理技术,涉及护理与康复两个专业。因此,康复护理内容既体现了基础护理的内涵,又突出了康复护理的特色。社区康复护理技术包括基础护理技术和康复护理专业技术,基础护理是社区康复护理的基础。因此,社区康复护理必须体现基础护理的内容。例如:对患者进行基础护理中的一般评估(如营养状况、生命体征、面容与表情、压疮等);观察患者的病情并做好相应的记录;执行康复医生开出的相关临床诊疗的医嘱;完成基础护理中的健康教育(如合理饮食、出院后按时复诊)等。在基础护理的基础上,康复护理紧密围绕改善或提高功能这一核心实施护理。主要包括以下几方面:预防继发性功能障碍、协助实施相关的康复治疗、给予心理支持等内容。常见的康复护理技术有环境改造、体位摆放、体位转换、转移技术、放松训练、体位排痰技术、维持关节活动度训练、教会患者自我护理的方法,如帮助和训练患者独立完成日常生活活动,以及轮椅和拐杖的使用等。良好的康复环境和日常生活能力训练有利于患者的康复。

一、康复护理环境

良好的环境有利于康复对象恢复健康,无障碍设施则是良好康复环境的最基本要求。社区护理人员应重视康复环境的建立和选择,了解康复环境的要求和设施,为病伤残者提供良好的生活环境和活动场所。如厕所等的房门以轨道推拉式为宜;门把手、电灯开关、水龙头等设施的高度应低于一般常规高度;在厕所、楼道、走廊应设有扶手,便于康复对象的起立和行走等。

(一)家庭环境

为了方便使用轮椅的患者的日常活动,家庭设施的高度应低于常规高度。如桌面高度不超过 80 cm,墙面电灯开关不高于 92 cm,洗手池底的最低处应高于 68 cm,厕所一般采用坐便器,高度为 40~45 cm 等;在楼道、走廊、厕所、浴室和房间的墙壁上应安装扶手;门厅要有照明和夜间足光照明。

(二)社区环境

在社区中,非机动车车行道一般路宽不小于 2.5 m;人行道宽度不小于 1.2 m,表面材料应平整、粗糙,地下管线和井盖与地面接平;公共厕所应设有残疾人厕位,厕所内应留有 1.5 m×1.5 m 轮椅回转面积。人行天桥和人行地道的两侧应安装扶手,地面要防滑,人行天桥和人行地道的高度均应超过 2.2 m;主要商业街和道路交叉口应安装音响交通信号,以便于视力残疾者通行。

二、体位摆放与体位转换

体位是指人的身体姿势或位置,临床上通常指患者根据治疗、护理或康复的需要所采取的并能保持的身体姿势或位置。体位摆放和体位转换技术是预防因卧床而引起的坠积性肺炎、压疮、肌肉萎缩、关节挛缩和深静脉血栓等并发症的关键措施,是康复护理的专业技术。

(一)体位摆放

1. 良肢位的摆放

良肢位又称抗痉挛体位,早期摆放良肢位可有效预防各种并发症的发生,良肢位的摆放对康复有重要意义,可以为后期的康复打下良好的基础。

(1)脑损伤者的良肢位摆放 脑损伤患者的良肢位摆放包括患侧卧位、健侧卧位、仰卧位和床上坐位。

1)患侧卧位:患侧在下,健侧在上。在患者背后放一枕头起支撑作用,并将患肩托出以避免受压和后缩,患侧上肢外展前伸,肘关节伸展、前臂旋后,腕关节伸展,手指张开,掌心向上,手中不应放置任何物品。健侧上肢可放在躯干上,避免放在身前,以免因带动整个躯干向前而引起患侧肩胛骨后缩。健侧下肢屈髋屈膝向前放于一软枕上。患侧髋关节略后伸,膝关节略屈曲,裸关节置于屈曲 90°位,防止足下垂(图 9-2)。

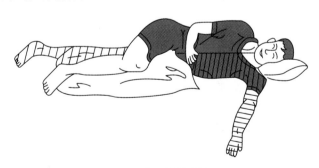

图 9-2 患侧卧位

2)健侧卧位:健侧在下,患侧在上。患侧上肢放于胸前的枕头上,使患侧肩充分前伸,肘关节伸展,前臂旋前,腕、指关节背伸放在枕上,掌心向下。患侧下肢轻度屈曲位置于体前另一软枕上,注意患侧踝关节不能内翻悬在软枕边缘,以防造成足内翻下垂。健侧下肢平放于床上,稍伸髋屈膝(图9-3)。

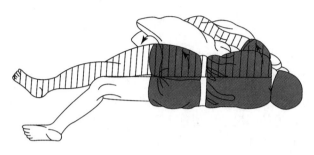

图9-3 健侧卧位

3)仰卧位:头部置于枕上,患侧肩胛和上肢下垫一长枕,使肩胛骨前倾,肩关节外展45°,肘关节伸展,前臂旋后,腕关节和手指伸展,掌心向上,平放于枕上。患侧髋下、臀部和大腿外侧放一枕头支撑,使髋关节稍内旋,防止下肢外展、外旋。膝下垫上小枕或毛巾卷,保持伸展微屈。足底不放任何支撑物(图9-4)。

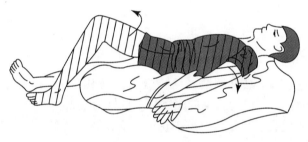

图9-4 仰卧位

4)床上坐位:当病情允许,应鼓励患者尽早在床上坐起。坐位训练可预防各种并发症,减少体位性低血压的发生。取床上坐位时,患者背后给予多个软枕垫实,使脊柱伸展,达到直立坐位的姿势。头部无须支撑,便于患者主动活动。患侧肘及前臂下垫软枕,上肢抬高置于软枕上,有条件的可给予一个横过床的可调节桌子,桌上放一软枕,让患者的上肢放在上面。髋关节屈曲近90°(图9-5)。

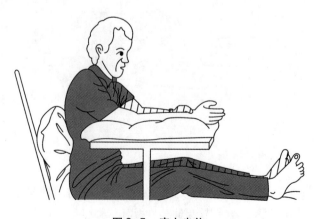

图9-5 床上坐位

（2）脊髓损伤患者的体位摆放

1）仰卧位：保证患者头、背、肩、臀和膝关节成直线，无身体扭曲。头下放置薄枕，固定头两侧；在肩胛、上肢、膝和踝下垫软枕，用毛巾卷将腕关节垫起保持40°背伸位；在两腿间置一软枕或毛巾卷，以防摩擦；为预防足下垂，可在足部放垫板或硬枕头，并保持足尖向上。

2）侧卧位：患者侧身卧床，屈髋屈膝，面向同侧；下侧上肢保持伸展位、上侧手臂屈曲置于胸前枕头上；下肢屈曲呈迈步位，置软枕于上侧膝下；背部用长枕支持，以保持侧卧位。将一枕头置于患者足下，以防止足下垂。

2. 功能位的摆放

功能位有利于肢体恢复日常生活活动，例如梳洗、进食、行走等，即使发生挛缩或僵直，只要稍作努力即可获得最基本的功能。

（1）上肢功能位　肩关节屈曲45°，外展60°，肘关节屈曲90°，前臂处于中间位，腕关节背伸30°～45°，且稍内收手指关节自然屈曲位。

（2）下肢功能位　髋关节伸直，膝关节微屈曲20°～30°，踝关节90°处于中间位。

（二）体位转换

体位转换又称体位转移，是指人体通过一定的方式改变人体姿势和位置的过程，主要包括床上翻身、从卧位到坐位、从坐位到站位、从床到椅之间的转移运动等。

1. 床上翻身

主要包括主动翻身训练和被动翻身训练两种方式。主动翻身训练是最基本的翻身训练，常用的方法主要有伸肘摆动翻身和向健侧翻身两种；被动翻身训练又分为被动向健侧翻身和被动向患侧翻身两种。

（1）伸肘摆动翻身法　①双手十指交叉，患手拇指压在健手拇指上方（即 Bobath 式握手）；②在健侧上肢的帮助下，双上肢伸肘，肩关节前屈、上举；③足踩在床面上，屈膝；④健侧上肢带动偏瘫侧上肢摆向健侧，再反向摆向患侧，利用摆动惯性向患侧翻身（图9-6）。

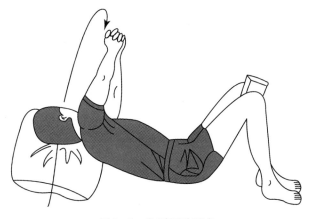

图9-6　伸肘摆动翻身

（2）主动向健侧翻身　①屈肘,健手前臂托住病肘;②健腿插入患腿下方;③旋转身体,同时以健腿带动患腿、健肘带动患肘翻向健侧。

（3）被动向健侧翻身　先旋转上半部躯干,再旋转下半部躯干。①护士一只手置于患者颈部下方,一只手置于患侧肩胛骨周围,将患者头部及上半部躯干转为健侧卧位;②一只手置于患侧骨盆将其转向前方,另一只手置于患侧膝关节后方,将患侧下肢旋转并摆放于自然半屈位。

（4）被动向患侧翻身　①护士帮助患者将患侧上肢外展置于90°体位;②患者自行将身体转向患侧。若患者完成有困难,护士可采用向健侧翻身的方法,帮助患者完成动作（图9-7）。

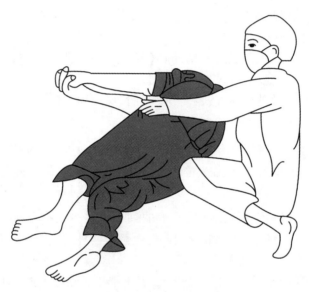

图9-7　被动向患侧翻身

2. 从卧位到坐位

从卧位到坐位,以偏瘫患者为例。

（1）从仰卧位到床边坐位（协助坐起）　患者仰卧,患侧上肢置于腹部,健侧肘关节屈曲支撑于床面上,健侧足放于患侧足下呈交叉状。护理人员立于患者健侧,双手扶托患者双肩向上牵拉,缓慢帮助患者转向健侧。指导患者利用健肘支撑上部躯干后,逐渐伸健肘,手撑床面。健足带动患足移向床沿,双足平放于地面,整理坐姿,保持患者舒适。

（2）从仰卧位到床边坐位（独立从健侧坐起）　患者健侧卧位,健腿插入患腿下,患者用健侧腿将患腿移到床沿下。健侧前臂支撑自己的体重,头部、颈部和躯干向上方侧屈。患者健侧上肢逐渐伸直,改用手支撑,使躯干直立。

（3）从仰卧位到床边坐位（独立从患侧坐起）　患者患侧卧位,健手将患臂放于胸前作支撑。头部、颈部和躯干向上方侧屈。健腿帮助患腿置于床缘下。健侧上肢横过胸前置于床面支撑,侧屈起身、坐直。

3. 从坐位到站立位

从坐位到站位,以偏瘫患者为例。患者取坐位,协助患者足跟移动到膝关节后方,健足在后,身体向前倾斜。护理人员面向患者站立,双膝夹紧患者双膝外侧。双手拉腰带或拖着患者臀部,将患者向前向上拉起,患者双上肢抱住护理人员颈部或双手放于肩胛部,与护理人员一起向前向上用力,完成抬臀、伸腿至站立。协助患者调整重心到双下肢承重,维持站立平衡(图9-8)。

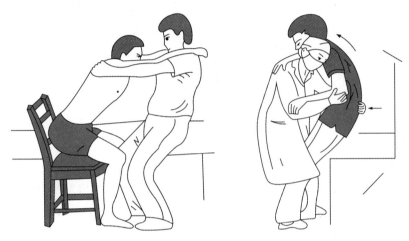

图9-8　站立位转移

4. 床到轮椅转移

(1)站立位转移:推轮椅至床旁,与床呈30~40°角,刹住车闸,翻起脚踏板。患者取坐位,躯干向前倾斜,双足着地,力量较强的足稍靠后。护理人员直背屈髋面向患者站立,双下肢立于患者双腿两侧,双膝夹紧患者双膝外侧并固定,患者双上肢抱住护理人员颈部或双手放于肩胛部,护理人员双手拉患者腰带或拖着患者臀部,协助患者从坐位到站位。患者站稳后,护理人员以足为轴慢慢旋转患者躯干,使患者背部转向轮椅,臀部正对轮椅正面,使患者慢慢弯腰坐到轮椅上。翻下脚踏板,将患者双足放于脚踏板上(图9-9)。

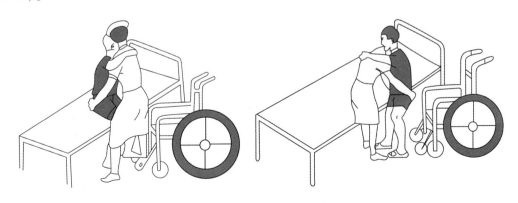

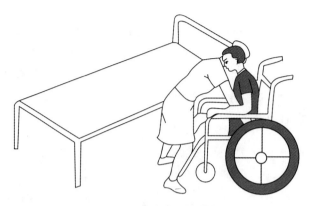

图9-9　床椅站立位转移

（2）床上垂直转移：轮椅正面向床，与床垂直，紧靠床边，刹住车闸。护理人员协助患者取床上坐位，背对轮椅，躯干前屈，臀部靠近床沿，一只手或双手向后伸抓住轮椅扶手。护理人员站在轮椅一侧，一只手扶住患者的肩胛部，一只手置于患者大腿根部，患者和护理人员同时用力，患者用力将臀部抬起向后上方移动，护理人员协助患者臀部移动到轮椅上。打开车闸，挪动轮椅离床，使患者足跟移至床沿，刹住车闸，双脚放于脚踏板上。

三、日常生活活动能力训练

日常生活活动（activities of daily living，ADL）是人们为了维持生存以及适应生存环境而必须每日进行的一系列最基本的动作。在日常生活中，是人在独立生活时反复进行的、最基本的、最具有共性的活动。为了改善或恢复患者完成这些活动的能力而进行的一系列针对性的训练称为日常生活活动训练。主要目的是使病伤残者在家庭和社会中尽量不依赖或部分依赖他人而完成各项功能活动。

（一）饮食训练

饮食可以提供人体所需的营养，是保证人体健康的重要条件。对意识清醒、全身状况稳定的患者进行进食训练，可促进患者身体康复，提高生活活动能力。饮食训练根据患者的功能状态选择适当的餐具，进行体位改变、餐具使用等进餐姿势的训练。如床上坐位进餐可分解为体位改变、抓握餐具、送食物入口、咀嚼和吞咽动作。

1. 摄食体位

根据不同的病情，可选择坐位或半坐位。护理者位于患者正面或健侧，协助患者身体靠近餐桌，背部使用靠背架支撑，患侧上肢放在桌子上。患者无法坐起，可抬高床头使躯干呈30°仰卧位，头部前倾，偏瘫患者则患侧肩部给予枕头垫起，以保持肩部在正常高度，健侧在下，护理者位于患者健侧（图9-10）。

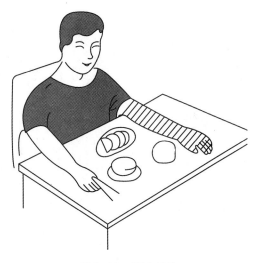

图9-10 摄食体位

2. 食物选择

根据患者吞咽障碍程度和阶段,优先选择胶冻状食物,而后糊状食物,最后过度至普食。胶冻状食物应密度均一、有一定黏性、不易松散且通过口腔时容易变形、不在黏膜上残留,如蛋羹、果冻等。

3. 进食方法

将食物及餐具放在便于取用的位置,必要时碗和盘应使用吸盘固定;健手握持餐具进食。为了训练健、患手功能的转换,嘱患者用健手把食物放入患手中,再用患手将食物放入口中,必要时可用健手托住患侧前臂近肘关节处,协助将食物送进口中。当患手恢复一定主动运动时,可用患手直接进食。

4. 饮水训练

将倒入适量温水的杯子放在适当的位置;用患手持杯,可用健手帮助,以稳定患手,端至嘴边;缓慢倾斜茶杯,倒少许温水于口中,咽下,必要时用吸管饮水。

5. 咀嚼和吞咽训练

吞咽困难者在进食训练前应先做吞咽动作训练。在确定无误吞危险并能顺利喝水后,可试行自己进食。可先试进食浓汤、糊状食物、稀粥等流质,再逐步过渡到半流质再到普食;从少量饮食过渡到正常饮食。

(二)更衣训练

患者能够保持坐位平衡后,可指导患者进行穿脱衣服、鞋袜等训练。对穿戴假肢的患者注意配合假肢穿戴。大部分患者可用单手完成穿脱衣服的动作,如偏瘫患者穿衣时先穿患肢,脱衣时先脱健肢(图9-11)。

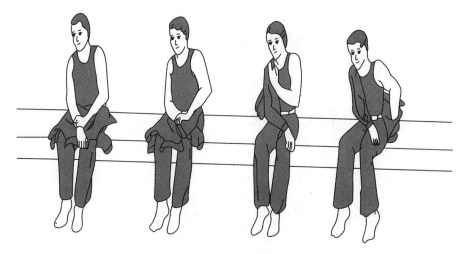

图9-11 穿上衣训练

截瘫患者若可坐稳,可自行穿脱上衣;穿裤子时,可先取坐位将下肢穿进裤子,再转换成卧位抬高臀部,将裤子提上、穿好(图9-12)。如患者关节活动范围受限,穿脱普通衣服困难,应设计特制衣服,如宽大的前开襟衣服;如患者手指协调性差,不能系、解衣带或钮扣,可使用按扣、拉链、搭扣等,以方便使用。

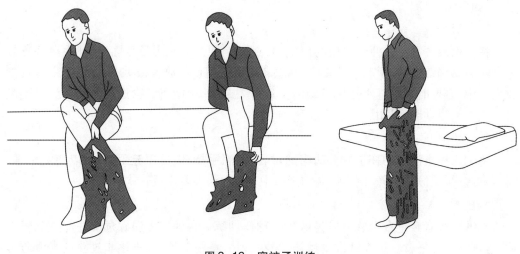

图9-12 穿裤子训练

(三)个人卫生训练

个人卫生训练包括洗脸、洗手、刷牙等,即移到洗漱处、开关水龙头、洗脸、洗手、刷牙等。洗漱用品应放在便于患者取用的位置;患者拧毛巾时可指导其将毛巾绕在水龙头上或患肢前臂,再用健手将其拧干;根据患者实际情况,可设计辅助器具,如加粗牙杯的手柄直径,以便抓握。

1. 上肢和颈部关节活动受限、肌力低下者的训练

健手辅助患手进行梳洗;将前臂置于较高的平面上以缩短上肢移动的距离;用嘴打开盖子;用双手握住杯子、牙刷、剃须刀、梳子等;使用按压式肥皂液。

2. 上肢和颈部协调障碍者的训练

增加肢体重量;一侧上肢固定另一侧上肢或同时使用双上肢;在洗脸、刷牙以及梳头时,将躯干、肘、腕部靠在水池边以保持上肢稳定;使用按压式肥皂液。

3. 一侧上肢或身体障碍者的训练

开瓶盖时,将容器夹在两腿之间;可将毛巾绕在水龙头上,用健手拧干;洗健手时用健手将毛巾铺在洗脸池边缘或患侧前臂上,在毛巾上来回搓洗健手及前臂。

(四)移动训练

移动训练是帮助患者学会移动时所需的各种动作,以独立完成日常生活活动。当患者能平稳站立时,应进行立位移动训练,起立动作与行走动作几乎同时开始。

1. 扶持行走训练

患者需要扶持时,扶持者应在患侧扶持,也可在患者腰间系带子,便于扶持的同时可以避免限制患者双腿活动。

2. 独立行走训练

护士站在患侧,一只手放在患侧腋下,以支持肩胛带向上,另一只手握住患侧手使之保持腕肘伸展位,为避免日后步行中出现膝反张的异常姿势,可使患者患侧膝关节保持轻度屈曲位。待确认患者安全站立后,要求患者在患腿负重的情况下做健腿向前、向后小幅度迈步练习,熟练后进一步做两腿交替迈步练习(图9-13)。

平衡杠是练习站立和行走的主要工具,患者可以借助平衡杠练习健肢与患肢交替支持体重,矫正步态,改善行走姿势。

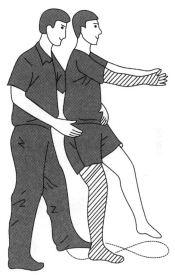

图9-13　步行训练

3. 拐杖行走训练

拐杖训练是用于使用假肢或瘫痪患者恢复行走能力的重要锻炼方法(图9-14)。进行拐杖训练前应先锻炼双侧上臂、腰背部及腹部的肌力,并训练坐起和立位平衡,完成上述训练后方可进行拐杖行走训练。拐杖长度应按患者的身高及上肢长度而定,即拐杖末端着地与同侧足尖中位距离15 cm左右,上臂外展与人体中轴线之间的角度为30°。

(1)双拐行走训练　①将两拐杖置于足趾前外侧15~20 cm,屈肘20°~30°,双肩下沉,将上肢的肌力落在拐杖的横把上;②背靠墙站立,将重心移至一侧拐杖或墙壁,提起另一侧拐杖,再提起双侧拐杖;③两拐杖置于两腿前方,向前行走时,提起双拐置于更前方,将身体重心置于双拐上,用腰部力量摆动身体向前。

(2)单拐行走训练　健臂持杖行走时,拐杖与患侧下肢同时向前迈出,然后以健腿承担体重,继之健侧下肢和另一臂摆动向前,由患腿和拐杖共同承担体重;或将健臂前移,

然后移患腿,再移健腿,或反之亦可,由患者自行选择。

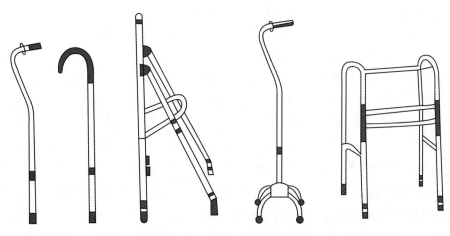

图9-14 行走训练用各种拐杖

4. 上下楼梯训练

熟练平地行走后,可尝试坡道行走。

(1)扶栏杆上下楼梯训练 上楼时,偏瘫患者健手扶栏杆,先将患肢伸向前方,用健足踏上一阶,然后将患肢踏上与健肢并行(图9-15)。下楼时,患者健手扶栏杆,患足先下一阶,然后健足再下与患足并行。

(2)拐杖上下楼梯训练 上楼时,先将手杖立在上一级台阶上,健肢蹬上,然后患肢跟上与健肢并行。下楼时,先将手杖立在下一级台阶上,健肢先下,然后患肢跟着移动。

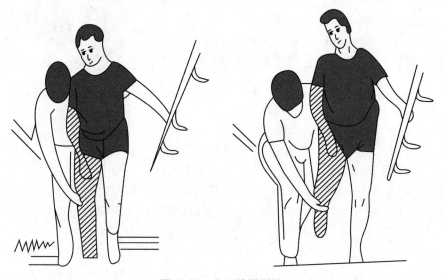

图9-15 上下楼梯训练

（五）排泄功能训练

对便秘、腹泻、失禁等排便功能异常者进行早期排便功能训练,可帮助患者建立正常排便规律,消除或减少排便异常造成的身心不良影响。常用方法如下。

1. 调节饮食结构

指导患者多进食蔬菜、水果、粗粮等含纤维素多的食物,多饮水,每日饮水量在2 000 mL左右。

2. 训练定时排便

每日或隔日训练患者在同一时间排便,以加强排便反射,并尽量取坐位进行。

3. 按摩腹部

患者取仰卧位,屈膝,用手掌沿升结肠、横结肠、降结肠、乙状结肠方向做环状按摩,每日于清晨、睡前各按摩一次,每次10 min左右,也可在排便前进行。

4. 排便协助

排便费力时可配合使用缓泻剂、栓剂,必要时灌肠。对于无力排便的瘫痪患者,可戴手套用食指蘸润滑剂,伸至肛门2~5 cm做环形刺激。

第三节　常见病、伤、残者的社区康复护理

一、脑血管意外偏瘫患者社区康复护理

脑血管意外(cerebrovascular accident,CVA)又称脑卒中、中风,以突然发病、迅速出现局限性或弥散性脑功能缺损为共同临床特征,为一组器质性脑损伤导致的脑血管疾病。开展社区脑血管意外康复护理对改善患者的功能障碍、提高患者自理能力、帮助其最大限度地回归社会具有重要意义。

（一）常见功能障碍

1. 运动功能障碍

脑卒中后最常见、最严重的功能障碍是运动功能障碍。运动功能障碍由锥体系受损引起,是致残的主要原因。运动功能障碍多表现为一侧肢体不同程度的瘫痪或无力,即偏瘫。

2. 言语功能障碍

脑卒中患者言语功能障碍的发病率高达40%~50%。言语功能障碍是指口语、书面语、手势语等交流能力的缺陷。脑卒中后言语功能障碍包括构音障碍和失语症两个方面。

3. 摄食和吞咽功能障碍

摄食和吞咽功能障碍是脑卒中最常见的并发症之一。吞咽动作一般分为口腔准备期、口腔期、咽期和食管期,脑卒中后吞咽功能障碍为前三期单独或同时发生的障碍。摄

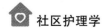

食和吞咽功能障碍的患者易发生吸入性肺炎或因进食不足出现营养不良,水、电解质紊乱。

4. 感觉障碍

约65%的脑卒中患者有不同类型和不同程度的感觉障碍。感觉障碍主要表现为痛温觉、触觉、运动觉、位置觉、实体觉和图形觉减退或消失。

5. 认知障碍

认知障碍主要包括:意识障碍,智力障碍,记忆力障碍,失认症、失用症。

6. 心理障碍

心理障碍是指人的内心、思想、精神和感情等心理活动发生障碍。脑卒中患者一般要经历震惊、否定、抑郁反应、对抗独立、适应等几个心理反应阶段。常见的心理障碍有:抑郁心理,发生率为32%～46%;焦虑心理;情感障碍。

7. 日常生活活动能力障碍

脑卒中患者由于运动功能、言语功能、摄食和吞咽功能、感觉功能、认知功能等多种功能障碍并存,导致日常生活活动能力严重障碍。

8. 其他功能障碍

①面神经功能障碍:主要表现为额纹消失、口角歪斜及鼻唇沟变浅等表情肌运动障碍。②误用综合征:病后治疗方法不当可引起关节肌肉损伤、骨折、肩髋疼痛、痉挛加重、异常痉挛模式和异常步态、尖足内翻等。③废用综合征:长期卧床可引起压疮、肺部感染、肌萎缩、骨质疏松、体位性低血压、肩手综合征、心肺功能下降、异位骨化等废用综合征。④延髓麻痹:分真性和假性延髓麻痹,以后者多见。

(二)康复护理评估

1. 运动功能评估

对于中枢神经系统损伤所造成的肢体功能障碍比较实用的评估方法主要有Brunnstrom偏瘫功能评估法、Fugl-Meyer法、上田敏法。

(1)Brunnstrom偏瘫功能评估法　见表9-1。

表9-1　Brunnstrom偏瘫功能评估法

阶段	上肢	手	下肢
I	无任何运动	无任何运动	无任何运动
II	仅出现协同运动模式	仅有极细微的屈曲	仅有极少的随意运动、共同运动
III	可随意发起协同运动	可有钩状抓握,但不能伸指	在坐和站立位上,有髋、膝、踝的协同性屈曲

续表9-1

阶段	上肢	手	下肢
IV	出现脱离协同运动的活动:肩0°、肘屈90°的条件下,前臂可旋前、旋后;肘伸直的情况下,肩可前屈90°;手臂可触及腰骶部	侧捏已开始形成,可有少量伸指运动和一些拇指运动	坐位时膝关节可屈曲90°,足可向后滑动。在足跟不离地的情况下踝能背屈
V	出现相对独立于协同运动的活动:肩伸直时肩可外展90°;肘伸直,肩前屈30°~90°时,前臂可旋前旋后;肘伸直,前臂中立位,上肢可举过头顶	可作球状和圆柱状抓握,手指同时伸展,但不能单独伸展	痉挛减弱,共同运动进一步减弱,分离运动增强 1.立位,髋伸展位能先屈膝,后伸髋 2.立位,膝伸直,足稍向前踏出,踝能背屈
VI	痉挛基本消失,运动协调近于正常,V级动作的运动速度达健侧2/3以上	所有抓握均能完成,但速度和准确性比健侧稍差	协调运动大致正常。下述运动速度达健侧2/3以上 1.立位,伸膝位髋外展到抬起该侧骨盆所能达到的范围 2.坐位,伸膝可内外旋下肢,合并足内外翻

(2)简化 Fugl-Meyer 评定法 它是由 Fugl-Meyer 等在 Brunnstrom 评估法的基础上制定的偏瘫综合躯体功能的定量评定法,其内容包括上肢、下肢、平衡、四肢感觉功能和关节活动度的评测,省时、简便、科学,因而在有关科研中多采用此法。

2.言语功能评估

言语功能评估主要是通过交流、观察、使用通用的量表以及仪器检查等方法,了解被评者有无言语功能障碍,判断其性质、类型及程度,确定是否需要进行言语治疗以及采用何种治疗及护理方法。

3.摄食和吞咽功能评估

(1)临床评估对患者吞咽障碍的描述 吞咽障碍发生的时间、频率;在吞咽过程中发生的阶段;症状加重的因素(食物的性状,一口量等);吞咽时的伴随症状(梗阻感、咽喉痛、鼻腔反流、误吸等)。

(2)实验室评定视频荧光造影检查(video-fluorography,VFG) 即吞钡剂。精确地显示吞咽速度和误吸的存在,以了解吞咽过程中是否存在食物残留或误吸,并找出与误吸有关的潜在危险因素,帮助设计治疗饮食,确定安全进食体位。资料可以用录像保存,所得信息对于吞咽障碍的诊断和治疗至关重要。

(3)咽部敏感试验 用柔软纤维导管中的空气流刺激喉上神经支配区的黏膜,根据感受到的气流压力来确定感觉障碍的阈值和程度。脑卒中患者咽部感觉障碍程度与误咽有关。

4. 感觉评估

评估患者的痛温觉、触觉、运动觉、位置觉、实体觉和图形觉是否减退或丧失。

5. 认知评估

认知是脑的高级功能活动,是获取和理解信息,进行判断和决策的过程,包括注意力、记忆、思维、学习、执行功能等。常用的方法有简易精神状态量表、洛文斯顿作业疗法认知评定成套试验记录表和电脑化认知测验等。

6. 心理评估

评估患者的心理状态、人际关系与环境适应能力,了解有无抑郁,评估患者的社会支持系统是否健全有效。

7. 日常生活活动能力评估

脑卒中患者由于运动功能、认知功能、感觉功能、言语功能等多种功能障碍并存,常导致衣、食、住、行、个人卫生等基本动作和技巧能力的下降或丧失。

8. 生存质量评估

应用世界卫生组织生存质量评定量表(WHOQOL-100 量表)、健康状况 SF-36 及生活满意度量表等对脑卒中患者的生存质量进行评定。

(三)康复护理措施

1. 软瘫期的康复护理

软瘫期患者意识清楚或有轻度意识障碍,生命体征平稳,但患肢肌力、肌张力均很低,腱反射也低。康复护理措施应早期介入,以不影响临床抢救,不造成病情恶化为前提。目的是预防并发症以及继发性损害,同时为下一步功能训练做准备。

(1)良肢位摆放 即抗痉挛体位,可以防止或对抗痉挛模式的出现,保护患者肩关节以及早期诱发分离运动而设计的一种治疗性体位,可以预防上肢屈肌、下肢伸肌的典型痉挛模式,是早期抗痉挛治疗的重要措施之一。主要有健侧卧位、患侧卧位及仰卧位。

(2)肢体被动运动 主要是为了预防关节活动受限,另外,有促进肢体血液循环和增强感觉输入的作用。先从健侧开始,然后参照健侧关节活动范围再做患侧。一般按从肢体近端到远端的顺序进行,动作要轻柔缓慢。重点进行肩关节外旋、外展和屈曲,肘关节伸展,腕和手指伸展,髋关节外展和伸展,膝关节伸展,足背屈和外翻。在急性期每天做2 次,以后每天做 1 次,每次做 3 遍。在患者意识清楚后尽早开始做自助被动运动。对大多数患者而言,瘫痪恢复的顺序是先躯干后肩胛带和骨盆带,先下肢后上肢,先近端后远端,踝关节、足趾和拇指功能恢复最晚。为此,康复训练基本上先从躯干、肩胛带和骨盆带开始,按坐位、膝立位、站位和步行的顺序进行。多数患者可不必进行膝立位训练,直接由坐位过渡到站位。关于患侧肢体训练,在软瘫期要设法促进肌张力和主动运动的出现;在痉挛期要降低痉挛,促进分离运动的恢复;在相对恢复期要进一步降低肌痉挛,促进更多的分离运动恢复,改善运动的速度、精细程度和耐力等。

(3)主动活动 软瘫期的所有主动训练都是在床上进行的。主要原则是利用躯干肌的活动以及各种手段,促使肩胛带和骨盆带的功能恢复。①体位变换:主要是预防压疮和肺部感染,另外由于仰卧位强化伸肌优势,健侧卧位强化患侧屈肌优势,患侧卧位强化患侧伸肌优势,不断变换体位可使肢体的伸屈肌张力达到平衡,预防痉挛模式出现。一般 60～120 min 变换体位 1 次。②桥式运动:进行翻身训练的同时,必须加强患者伸髋屈膝肌的练习,可有效防止站位时因髋关节不能充分伸展而出现的臀部后突所形成的偏瘫步态(图9-16)。

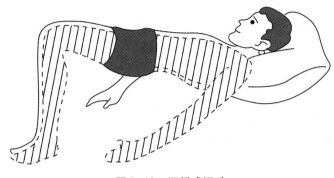

图9-16　双桥式运动

单桥式运动:在患者较容易地完成双桥式运动后,让患者悬空健腿,仅患腿屈曲,足踏床抬臀(图9-17)。

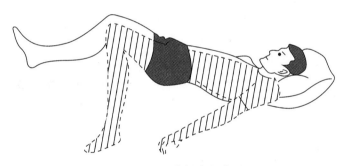

图9-17　单桥式运动

动态桥式运动:为了获得下肢内收、外展的控制能力,患者仰卧屈膝,双足踏住床面,双膝平行并拢,健腿保持不动,患腿做交替的幅度较小的内收和外展动作,并学会控制动作的幅度和速度。然后患腿保持中立位,健腿做内收、外展练习。

2. 痉挛期的康复护理

此期的康复护理目标是通过抗痉挛的姿势体位来预防痉挛模式和控制异常的运动模式,促进分离运动的出现。

(1)抗痉挛训练　大部分患者患侧上肢以屈肌痉挛占优势,下肢以伸肌痉挛占优势。表现为肩胛骨后缩,肩带下垂,肩内收、内旋,肘屈曲,前臂旋前,腕屈曲伴一定程度的尺侧偏,手指屈曲内收;骨盆旋后并上提,髋伸、内收、内旋,膝伸,足趾屈内翻。

(2)坐位训练　只要病情允许,应尽早采取床上坐位训练。在上述训练开始的同时就应进行。长期在床上制动,尤其是老年患者,可产生许多严重的并发症,如静脉血栓形

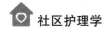

成、坠积性肺炎、压疮等。

3. 恢复期的康复护理

恢复期早期患侧肢体和躯干肌力尚弱,还没有足够的平衡能力,因此,坐起后常不能保持良好的稳定状态。故恢复期应先进行平衡训练。

(1)平衡训练 平衡分为三级:一级平衡为静态平衡;二级平衡为自动动态平衡,三级平衡为他动动态平衡。

(2)步行训练 当患者达到自动动态平衡后,患腿持重达体重的一半以上,且可向前迈步时才可开始步行训练。

(3)上肢控制能力训练 包括臂、肘、腕、手的训练。前臂的旋前、旋后训练:指导患者坐于桌前,用患手翻动桌上扑克牌,亦可在任何体位让患者转动手中的一件小物件。肘的控制训练:重点在于伸展动作上。患者仰卧,患臂上举,尽量伸直肘关节,然后缓慢屈肘,用手触摸自己的口、对侧耳和肩。腕指伸展训练:双手交叉,手掌朝前,手背朝胸,然后伸肘,举手过头,掌面向上,返回胸前,再向左、右各方向伸肘。

(4)改善手功能训练 患手反复进行放开、抓物和取物品训练,纠正错误运动模式。

4. 言语功能训练

语言是交流沟通的重要手段,发病后要尽早开始语言训练。尽管患者失语,但仍须与其进行语言或非语言交流,通过交谈和观察,全面评价言语障碍的程度,并列举语言功能恢复良好者案例,同时加强心理疏导,增强其语言训练的信心。对于失语症的康复护理,患者首先可进行听力理解训练和呼吸训练,以后逐渐同步进行语言表达训练和书写训练。对于构音障碍患者的康复护理,应先进行松弛训练和呼吸训练,在此基础上再进行发音训练、发音器官运动训练和语音训练等。每次训练应注意合适的训练环境及训练时间,要考虑患者的注意力、耐力及兴趣,可根据患者的日常生活及工作选择训练内容。语言训练的同时进行整理康复。

5. 摄食和吞咽功能训练

昏迷患者最初 1~2 d 禁食,待病情稳定后进行鼻饲,大多数患者仅在初期需要鼻饲,严重的吞咽困难患者需要终身鼻饲或其他方法替代进食。早期进行吞咽训练,改善吞咽困难,预防因吞咽障碍导致的误吸、营养不良等并发症。

6. 认知功能训练

包括记忆力训练、注意力训练和思维能力的训练等,训练要与患者的功能活动和解决实际问题的能力紧密结合。

7. 日常生活活动能力训练

目的是争取生活自理,并可进行必要的家务和户外活动等。早期即可开始,通过持之以恒的日常生活活动训练,争取能自理生活,从而提高患者的生活质量。训练内容包括进食方法、个人卫生、穿脱衣裤鞋袜、床椅转移、洗澡等。为完成日常生活活动能力训练,可选用一些适用的装置,如便于进食的特殊器皿、改装的牙刷、各种形式的器皿及便于穿脱的衣服。

8. 心理护理

脑卒中后由于多种功能障碍,患者生活不能自理,严重伤害了患者的自尊,易产生自卑;又由于长期枯燥的康复训练,功能恢复缓慢,使其对未来没有信心,会产生悲观、失望等不良情绪,针对患者的心理特点,医护人员应给予充分的理解和支持,适时给予鼓励和安慰,增强患者康复的信心。

(四)社区康复护理

1996 年起,脑血管意外被列为我国慢性病监测项目,是社区重点护理的慢性非传染性疾病。社区康复护理的各项措施可以实现脑血管意外的三级预防,是预防脑血管意外致残的重要手段和有效途径。

1. 健康教育

不良生活习惯和行为方式是脑血管意外的重要致病原因,通过加强早期干预,使社区人群了解脑血管病的危险因素,改变原来的不良生活习惯与行为,可以降低脑血管意外的发生率。社区护士可采用专题讲座、宣传手册和板报等多种方式,在社区开展脑血管疾病预防的健康教育,此属于脑血管意外的一级预防。

2. 高危人群的干预

高血压是脑血管疾病最重要的危险因素,控制血压是预防脑血管意外的重要措施之一。此外,冠心病、糖尿病、吸烟和高血脂等也是脑血管疾病的高危因素,社区护士可通过定期监测体重、血压、血脂、血糖等指标对社区居民进行筛查,以早期发现高危人群和可疑人群,做到早发现、早诊断、早治疗,此为脑血管意外的二级预防。

3. 患者随访与指导

对社区脑血管意外患者建立个人健康档案和家庭档案,通过定期随访,指导患者积极治疗和康复锻炼,帮助树立战胜疾病的信心,尽可能减少后遗症和并发症的发生,如定期评估患者功能状况、精神状况和用药情况,与患者和家属共同制订康复计划,指导其掌握常用康复护理技术,鼓励家属支持并配合患者的康复治疗,预防复发,提高患者生活质量等,此为脑血管意外的三级预防。

二、脊髓损伤患者的社区康复护理

脊髓损伤(spinal cord injury,SCI)是由外伤、疾病等原因引起的脊髓结构和功能损害,导致损伤平面以下感觉、运动、大小便、自主神经功能障碍,是一种严重的致残性疾病。资料显示,脊髓损伤多为健康的青壮年,年龄在 40 岁以下者占 80%,男女比例约为(2.5~6):1。据统计,美国的年发病数约为 50/100 万;澳大利亚、加拿大等为 12.24/100 万,北京为 6.8/100 万。从数字上来看,发达到国家患病率要高于发展中国家。

(一)常见功能障碍

1. 运动障碍

根据损伤部位,脊髓损伤可表现出下运动神经元损伤或上运动神经元(主要是皮质脊髓束)损伤。

(1)下运动神经元损害 导致肌张力减退和肌无力,常使患者不能完成某些动作,表现为上肢无力而不能牢固握物及举臂乏力等。下肢无力表现为足趾拖地,上下楼梯及起

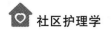

坐困难等。

(2)上运动神经元损害　导致肢体肌张力增高和肌无力,所致的痉挛性无力常使患者易疲劳,行走时双下肢僵硬或行走笨拙。

(3)严重的脊髓损伤　可导致某节段横贯性损害,表现为截瘫或四肢瘫。高颈髓(C4)以上损伤后,引起双上肢和双下肢同时瘫痪称四肢瘫痪。胸、腰髓损伤引起双下肢瘫痪称截瘫。

2. 感觉障碍

感觉障碍表现为疼痛、感觉异常、感觉丧失和感觉分离。疼痛常为脊髓损害的早期症状,根性疼痛最常见也最重要,是由后根受刺激所致,可放射至肢体远端,疼痛多很剧烈,常在夜间加重而致患者疼醒或不能入睡。感觉异常可呈麻木、蚁走感、凉感等。感觉丧失不易被患者察觉,甚至皮肤出现损伤而不感觉疼痛时才引起患者的注意。感觉分离在临床以浅感觉分离为常见,大部分表现为痛觉、温度觉障碍,其他深感觉正常。

3. 膀胱和直肠功能障碍

(1)膀胱功能障碍发生于颈、胸、腰髓损伤的患者,由于膀胱肌肉痉挛,膀胱容量缩小,因此小便次数增加而致每次的尿量减少,称为上运动神经源性膀胱。发生于骶髓和圆锥马尾神经损伤的患者,中断了排尿反射弧,尿道外括约肌功能减弱,使得残余尿量和膀胱内压增加,常发生尿潴留和尿失禁,称为下运动神经源性膀胱。这些患者易导致泌尿系统感染,极大影响患者的日常生活。

(2)直肠功能障碍主要表现为顽固性便秘、大便失禁及腹胀。因结肠反射缺乏,肠蠕动减慢,导致排便困难,称神经源性大肠功能障碍;当排便反射破坏,发生大便失禁称迟缓性大肠功能障碍。

4. 脊髓休克

脊髓受横贯性损害后,脊髓与大脑高级中枢的联系中断,损伤平面以下所有反射消失,肢体呈完全性迟缓性瘫痪、尿潴留、大便失禁,该表现为脊髓休克。

(二)康复护理评估

1. 神经损伤平面的确定

神经损伤平面是指脊髓具有身体双侧正常感觉、运动功能的最低节段。由于脊髓损伤平面与患者预后直接相关,故准确地判断平面,对判断患者的预后有重大意义。平面的确定主要依据运动平面和感觉平面。注意二者可以不一致,且左右两侧也可不同,不一致时综合判断,取最低的神经平面水平。神经平面的综合判断以运动平面为主要依据,但 $T_2 \sim L_1$ 损伤无法评定运动平面,所以主要依赖感觉平面来确定神经平面。C_4 损伤可以采用膈肌作为平面的主要参考依据。神经平面采用关键肌和关键点的方式来评定。

(1)运动平面判断主要依据10对关键肌,见表9-2。

表 9-2　运动关键肌

平面	关键肌	平面	关键肌
C_5	屈肘肌(肱二头肌、旋前圆肌)	L_2	屈髋肌(髂腰肌)
C_6	伸腕肌(桡侧伸腕长肌和短肌)	L_3	伸膝肌(股四头肌)
C_7	伸肘肌(肱三头肌)	L_4	足背屈肌(胫前肌)
C_8	中指屈指肌(中指深屈肌)	L_5	长伸趾肌(趾长伸肌)
T_1	小指外展肌(小指外展肌)	S_1	足跖屈肌(腓肠肌、比目鱼肌)

　　评定方法:运用徒手肌力检查法,将肌力(0~5 级)作为分值,把 10 对关键肌的分值相加。正常者两侧运动平面总积分为 100 分。

　　注意事项:①确定损伤平面时,该平面的关键肌肌力必须≥3 级,该平面以上的关键肌肌力必须≥4 级。②若左、右两侧损伤平面不一致,则分别评定,分开记录。

　　(2)感觉平面判定主要依据 28 对关键点,见表 9-3。

　　无法对照关键肌判定时,则引入感觉平面的判定。检查身体两侧 28 对皮区关键点的针刺觉和轻触觉。通过检查,可以确定正常感觉功能的最低脊髓节段即感觉平面。

表 9-3　感觉关键点

平面	关键点	平面	关键点
C_2	枕骨粗隆	T_8	第八肋间(T_7 和 T_9 之间)
C_3	锁骨上窝	T_9	第九肋间(T_8 和 T_{10} 之间)
C_4	肩锁关节的顶部	T_{10}	第十肋间(脐水平)
C_5	肘前窝的桡侧面	T_{11}	第十一肋间(T_{10} 和 T_{12} 之间)
C_6	拇指	T_{12}	腹股沟韧带中点
C_7	中指	L_1	T_{12} 与 L_2 之间上 1/3 处
C_8	小指	L_2	大腿前中部
T_1	肘前窝的尺侧面	L_3	股骨内上髁
T_2	腋窝	L_4	内踝
T_3	第三肋间	L_5	足背第三跖趾关节
T_4	第四肋间(乳线)	S_1	足跟外侧
T_5	第五肋间(T_4 与 T_6 之间)	S_2	腘窝中点
T_6	第六肋间(剑突水平)	S_3	坐骨结节
T_7	第七肋间	$S_4 \sim S_5$	会阴部

　　评定方法:每个关键点要按 3 个等级分别评定打分。0=缺失;1=感觉改变(部分障碍或感觉改变,包括感觉过敏);2=正常或完整;NT=无法检查。正常者两侧针刺觉和轻触觉的总积分各为 112 分,分数越高表示感觉越接近正常。

　　注意事项:①每个关键点要检查 2 种感觉,轻触觉和针刺觉。②以患者正常脸颊的感觉作为参照。

2. 损伤严重程度

评定目前多采用美国脊髓损伤学会(ASIA)的神经损伤分级法,该分级源于 Frankel 分级。可分为 A、B、C、D、E 五级,见表9–4。

表9-4　国际脊髓功能损害分级

级别	类型	特征
A	完全性损伤	骶段无感觉或运动功能
B	不完全性损伤	神经平面以下包括骶段($S_4 \sim S_5$)有感觉功能,但无运动功能
C	不完全性损伤	神经平面以下有运动功能,大部分关键肌肌力<3 级
D	不完全性损伤	神经平面以下有运动功能,大部分关键肌肌力≥3 级
E	正常	感觉和运动功能正常,但肌肉张力增高

3. 不同损伤水平患者的功能预后评定

脊髓损伤平面和功能预后有密切关系。理想的预后目标的实现还需要适当的临床和康复治疗,见表9–5。

表9-5　脊髓损伤平面和功能评定

损伤平面	最低有功能的肌肉	活动能力	生活能力
$C_1 \sim C_3$	颈肌	必须依靠各级起搏维持呼吸,可用声控方式操纵某些活动	完全依赖
C_4	膈肌、斜方肌	需使用电动高背轮椅,有时需要辅助呼吸	高度依赖
C_5	三角肌、肱二头肌	能用手在平坦路面上驱动高靠背轮椅,需要上肢辅助具及特殊推轮	大部分依赖
C_6	胸大肌、桡侧伸腕肌	可用手驱动轮椅,独立穿上衣,可以基本独立完成转移	中度依赖
$C_7 \sim C_8$	肱三头肌、桡侧屈腕肌	轮椅使用,可以独立完成床、轮椅、厕所、浴室的转移	大部分自理
$T_1 \sim T_6$	上部肋间肌、背肌	轮椅独立,用连腰带的支具扶拐可以短距离步行	大部分自理
T_{12}	腹肌、胸肌、背肌	用长腿支具扶拐步行,长距离行走需要轮椅	基本自理
L_4	股四头肌	用短腿支具扶拐步行,长距离行走需要轮椅	基本自理

(三)康复护理措施

1. 急性期康复护理措施

急性期是指脊髓损伤后6～8周内,主要问题是脊柱骨折尚不稳定,咳嗽无力、呼吸困难,脊髓休克。此期主要防止并发症,其次维持关节活动度和肌肉的正常长度,进行肌力和耐力训练,为过渡到恢复期治疗做准备。

(1)体位摆放　急性期卧床阶段正确的体位摆放,不仅有利于损伤部位的愈合,而且有利于预防压疮、关节挛缩及痉挛的发生。在保证脊柱稳定的基础上,肩关节处于外展位,腕关节作夹板固定,髋关节伸展,在两腿之间放 1～2 个枕头,以保持髋关节轻度外展。膝关节伸展,膝关节下可放小枕头,以防止膝关节过度伸展。双足底可垫软枕,以保持踝关节背屈,预防足下垂的形成,足跟下放小软垫,防止出现压疮。

(2)被动活动　被动活动可促进血液循环,保持关节的最大活动范围,防止关节僵直及挛缩。每一关节被动活动应在关节活动范围内进行。

(3)体位变换　脊髓损伤患者应根据病情变换体位,一般每 2 h 变换 1 次,使用气垫床可延长体位变换时间。体位变换时,注意维持脊柱的稳定性。

(4)呼吸及排痰训练　颈髓或高位胸段脊髓损伤的患者,伤后存在不同程度的呼吸功能障碍,影响呼吸肌的运动和协调功能,可导致呼吸衰竭。对呼吸肌麻痹无力的患者应进行腹式呼吸运动,咳嗽、咳痰能力及体位排痰训练。

(5)膀胱和肠道功能的处理　脊髓损伤后 1～2 周内多采用留置导尿的方法,指导并教会患者家属定期开放尿管,嘱患者做排尿动作,主动增加腹压或用手按压下腹部使尿液排出。便秘患者首先改变饮食结构,改变大便性状,其次可用润滑剂、缓泻剂、灌肠等方法处理,必要时应戴上指套,为患者人工取便,指导患者合理饮食,帮助其养成良好的排便规律。

2.恢复期康复护理措施

脊髓损伤患者进入恢复期的时间可早可迟,骨折部位稳定,神经损害或压迫症状稳定,呼吸平稳后即可进入恢复期护理。此期的问题是挛缩、各种功能性活动能力低下、日常生活不能自理。护士应配合物理治疗师(physical therapist,PT)、作业治疗师(occupational therapist,OT)监督、保护、辅导患者去实践已学到的日常生活动作,不脱离整体训练计划,指导患者独立完成某些功能训练。

(1)肌力训练　脊髓损伤患者为了应用轮椅、拐杖或自助器,在卧床或坐位时,主要重视肌力的训练。上肢针对肩带肌、胸大肌、三角肌、肱二头肌、肱三头肌、肱桡肌,屈伸腕部,屈伸手指肌群及握力训练。躯干部针对背肌、腹肌进行强化训练。下肢针对腰方肌、髂腰肌、股四头肌、胫前肌、拇长伸肌、腓肠肌、臀大肌、臀中肌等进行训练。同时,增强肌力有助于促进运动功能恢复。

(2)体位适应性训练　长期卧床会引起体位性低血压、压疮、骨质疏松、坠积性肺炎、泌尿系统感染等并发症,因此,应尽早进行起立床的训练和坐位保持训练。

(3)减压动作训练　床上的减压是靠体位变化完成。坐位减压可以利用一侧上肢支撑减压,然后交换做另一侧的减压动作,每隔 2～4 h 就要进行 1 次训练。

(4)功能性动作训练　体位变换、坐起和躺下、坐位支撑、坐位支撑移动、坐位平衡等动作是床上翻身、各种转移和穿脱衣服等日常生活动作的基础。

(5)日常生活活动训练　应训练患者的日常生活活动能力,如穿衣、吃饭、刷牙、洗脸等动作。

(6)平衡训练　包括静态平衡训练和动态平衡训练。脊髓损伤患者多采用长坐位和端坐位进行平衡维持训练。在训练中,应逐步从睁眼状态过渡到闭眼状态进行训练。

(7)站立训练　病情较轻的患者经过早期坐位训练后,无体位性低血压等不良反应即可在康复医师指导下进行站立练习。患者站起,从倾斜20°角开始,逐渐增加角度,约8周后达90°角。

(8)步行训练　尽早开始步行训练可防止下肢关节挛缩,减少骨质疏松,促进血液循环。先在平行杠内站立,要注意保护并协助患者,后在平行杠内行走训练。可采用迈至步、迈越步、四点步、二点步等方法训练,平稳后移至杠外训练,用双拐来代替平行杠,方法相同。不同损伤部位及损伤程度的患者,步行能力恢复的程度也不一样。

3.并发症的护理

(1)深静脉血栓　脊髓损伤患者中,深静脉血栓的发生率较高。开始起床活动时需用弹力绷带或穿弹力袜,适度压迫浅静脉,增加静脉回流,减轻水肿。患肢避免静脉输液,密切观察病情并详细记录。

(2)疼痛　密切观察疼痛的部位及性质,积极帮助患者查找疼痛的原因,专注于生活或消遣可减轻疼痛,必要时给予止痛剂。

(3)异位骨化　异位骨化通常指在软组织中形成骨组织。好发部位是髋关节、膝关节、肩关节、肘关节及脊柱。局部多有炎症反应或低热。护理上应注意关节做被动运动时不宜过度用力,过度屈伸、按压。

(4)压疮　长期坐轮椅的患者臀部、瘫痪肢体等部位易形成压疮,应以预防为主。应注意患者的全身营养状况,按时翻身,培训患者及家属掌握预防压疮的知识和技能,指导患者练习双手支撑床面、椅子扶手等将臀部抬高的动作。如双手无力,可先向一侧倾斜上身,使对侧臀部离开椅面,再向另一侧倾斜。

(三)社区康复护理

(1)学会自我护理　教会患者和家属在住院期间完成"替代护理"到"自我护理"的过渡,重点是教育患者学会如何自我护理。

(2)培养良好卫生习惯　住院期间,培养患者养成良好的卫生习惯,掌握家居环境的要求,出院后要定期复查,防止发生并发症。

(3)指导用药　指导患者遵医嘱按时准确服药,尤其注意抗痉挛药物停药时应逐渐减量。

(4)学会自己处理大小便　指导患者掌握排尿、排便方法,学会自己处理二便,高颈髓损伤的患者家属要学会协助患者处理二便问题。

(5)制定长远康复计划　教会家属掌握基本的康复训练知识和技能,防止二次残疾。

(6)注意饮食调节　制定合理的膳食计划保证维生素、纤维素、钙及各种营养物质的合理摄入。

三、精神障碍患者的社区康复护理

精神障碍(mental disorder)又称精神疾病,是指在各种因素的作用下(包括各种生物学因素、社会因素等)造成大脑功能失调,而出现感知、思维、情感、行为、意志以及智力等精神运动方面的异常,需要用医学方法进行治疗的一类疾病。

我国现有精神障碍患者1亿以上,其中重症精神疾病患者1 600万。精神障碍在我国疾病总负担中排名居首位,约占疾病总负担的20%。因此,精神障碍者的社区康复是精神医学的重要组成部分,它是以社区为单位,研究精神疾病的预防、治疗、康复以及社会适应的统筹安排和管理,通过严密的组织管理,有效地实施精神卫生保健工作,延缓精神疾病的复发,促进精神疾病患者的康复。

(一)常见功能障碍

精神障碍患者主要存在的功能障碍有精神分裂症、分裂情感性障碍、偏执性精神病、双相(情感)障碍、癫痫所致精神障碍、精神发育迟滞等,以精神分裂症最为常见,常伴有认知和社会功能严重受损。在我国城市患病率为7.11‰,农村为4.26‰,且复发率高。现有资料显示,我国精神分裂症患者约780万人。该病病程漫长,病情缓慢持续进展,可导致社会适应能力下降甚至精神衰退。发病时,患者丧失对疾病的自知力或对行为的控制力,并可能导致危害公共安全、自身或他人人身安全的行为,是一类复发率高、致残率高的慢性迁延性疾病。

(二)康复护理措施

1. 基础护理

对患者进行全面评估,协助患者做好生活基础护理。

(1)饮食护理 注意维持营养均衡。对于不愿进食的患者,应根据不同的原因,诱导其进食;而对于暴食、抢食的患者,应安排其单独进食并控制食量。

(2)睡眠护理 为患者创造良好的睡眠环境,房间布置简单、光线柔和、温度适宜,床铺整洁、舒适;制定适宜的作息时间;睡前忌服兴奋性饮料(酒、浓茶),尽量避免参加容易引起兴奋的谈话或活动;有失眠现象发生时,应寻找原因,及时给予安慰和帮助。

(3)排泄护理 患者因疾病可能有饮食不正常,活动量减少的生活方式,同时又服用抗精神病药物,可能发生排尿或排便障碍。应经常指导家属观察患者的排泄情况,如有异常,应及时寻找原因进行处理。

2. 用药护理

与家属合作做好患者的用药管理。患者在患病期间一般无自知力,不认为自己患病,常常拒绝服药,指导家属应耐心劝说。药物由家属保管,口服药物应有专人督促检查,确保患者把药服下,必要时检查患者口腔(舌下或牙缝),以防患者藏药。对患者家属进行健康教育,使其了解药物不良反应,并通过家庭访视,了解患者服药情况、治疗效果,及时给予合理化建议以提高服药依从性。

3. 安全护理

患者受疾病的影响会产生幻觉、妄想等,可能出现伤害自己或他人的行为。因此应特别注意创造一个安全的社区、家庭环境。尽量不与患者争辩,减少外界环境的刺激;避免患者接触剪刀、火、绳子等危险物品,尽量避免让患者单独留在家里。病情严重时,建议并协助亲属将患者送医院治疗。

4. 社会功能康复训练

在对患者进行药物治疗的同时,应对患者进行生活技能的康复训练;营造良好的社区氛围,理解、接纳和支持患者,鼓励患者多与他人交往,适当参加社会活动,防止社会功能的衰退;开展生活技能、基本职业技能、人际交往能力的训练,促进患者早日回归社会。

5. 心理支持

与患者及其家属建立良好的护患关系,通过电话随访、家庭访视等方式,根据家庭成员的文化程度及心理状态进行针对性心理疏导,使家庭成员适应角色转变,建立正确的应对方式。

(三)社区康复护理

1. 信息管理

为辖区内新发现的重性精神障碍患者建立一般居民健康档案,并按要求填写重性精神疾病患者个人信息补充表。积极与家属和原治疗单位取得联系,获取疾病诊疗相关信息,在有可能的情况下为患者进行一次全面评估,完善健康档案相关内容。

2. 患者随访

重性精神障碍患者每年至少随访 4 次,社区护士可采取预约就诊、电话随访、家庭访视等多种途径进行患者随访。每次随访应对患者危险性进行评估,并根据病情控制情况适时对患者和家属进行针对性生活技能训练和健康教育,以帮助其参与社会活动。对家属进行心理辅导,提供支持和帮助。

3. 分类干预

根据《重性精神疾病管理治疗工作规范(2018 版)》,按患者危险性评估分级、社会功能状况、精神症状评估、自知力判断,以及患者是否存在药物不良反应或躯体疾病等,将患者分为病情稳定、基本稳定和不稳定 3 大类,并进行分类干预。

(1)病情稳定患者 指危险性为 0 级,且精神症状基本消失、自知力基本恢复,社会功能处于一般或良好,无严重药物不良反应、无严重躯体疾病或躯体疾病稳定、无其他异常的患者。要求社区门诊继续执行精神卫生医疗机构制定的治疗方案,3 个月时随访。

(2)病情基本稳定患者 指危险性为 1~2 级或精神症状、自知力、社会功能状况至少有一方面较差者。应首先判断患者是否按医嘱规律服药,有无停药、断药现象,其次判断是病情波动或药物疗效不佳,还是伴有药物不良反应或躯体症状恶化。若判断为病情波动或药物疗效不佳所致者,社区护士应在专业精神科医师指导下调整药物剂量并查找原因对症治疗,观察 2 周,如情况趋于稳定,则维持目前治疗方案并于 3 个月时随访;如若无效,则建议转诊到精神卫生医疗机构复诊或精神科医生结合"精防日"等到基层医疗卫生机构面访患者,对精防人员提供技术指导,并调整治疗方案,1 个月时随访。

(3)病情不稳定患者 指危险性为 3~5 级或精神症状明显、自知力缺乏、有严重药物不良反应或严重躯体疾病者。社区门诊对其进行紧急对症处理后须立即转诊到上级医院,必要时报告当地公安部门,协助转送就医,2 周内随访。对未住院患者,社区护士应在精神专科医师、公安民警、社区工作人员等的协助下,进行系统、规范治疗,至少 2 周随访一次。

4. 健康体检

依据患者病情,在监护人和患者本人同意后,对患者每年进行一次健康体检,检查项目包括一般体格检查、体重、血压、血糖、血常规、肝、肾功能检查等。

四、慢性阻塞性肺疾病患者的社区康复护理

慢性阻塞性肺疾病(chronic obstructive pulmonary disease,COPD),简称慢阻肺,是一组呼吸道病症,包括具有气流阻塞特征的慢性支气管炎以及合并的肺气肿。气流受限不完全可逆,呈进行性发展。它是以气道阻塞为特征,活动后出现呼吸困难的临床综合征。临床常表现为咳嗽、咳痰、胸闷、气短、进行性呼吸困难等症状,严重时因缺氧并发呼吸衰竭、慢性肺源性心脏病、肺性脑病。

(一)常见功能障碍

1. 病理式呼吸模式

慢性阻塞性肺气肿的患者,肺组织弹性逐渐减退,平静呼吸过程中膈肌的上下移动减弱,导致最大通气量降低,生理无效腔气量增大。肺泡通气不良,不能参与气体交换及肺泡毛细血管大量丧失,弥散面积减少,影响气体交换。患者膈肌活动受限,在安静状态下也用肋间肌进行呼吸,甚至用辅助呼吸肌如胸大肌、三角肌、斜方肌。最终形成病理性呼吸模式。这种病理性呼吸模式使正常的腹式呼吸模式无法建立,进一步限制了有效呼吸。

2. 活动能力减退

病理式呼吸模式中,许多不该参与呼吸运动的肌群参与了呼吸运动,气短、气促使患者精神和颈背部肌肉紧张,能量消耗增加。患者因心理因素紧张惧怕出现劳力性呼吸困难,从而限制自己的活动,甚至长期卧床,致使日常活动和社会工作能力下降。

3. 呼吸肌无力

患者呼吸困难,病理性呼吸模式的产生,有效呼吸减少,影响了胸大肌、膈肌、肋间肌等的活动,辅助呼吸肌过度疲劳导致呼吸肌无力。

4. 有效通气量降低

肺气肿使肺组织弹性回缩力减低,呼气时将肺内气体驱赶到肺外的动力减低,气流速度减慢,同时肺组织弹性回缩力减低后,失去了对小气道的牵拉作用,呼气末残留在肺部的气体增加,造成肺气体交换障碍,表现为咳嗽、咳痰伴劳累性气短、气促等,影响了气体交换功能;由于支气管炎症、水肿、痉挛、分泌物增多等反复发生,管壁增厚,管腔狭窄,引流不畅,加重了换气功能障碍;不少慢性支气管炎患者年龄偏大,肋软骨有不同程度的钙化,胸廓的活动受限。以上均可导致有效通气量下降。

5. 心理障碍

患者病程较长,机体供氧不足,易致气短、乏力、精神紧张,影响其睡眠、休息等。反而增加了患者能量消耗,形成了恶性循环,患者常常伴有心理压力,产生抑郁、焦虑、紧张、烦躁等心理问题。

6.日常生活能力障碍

患者缺氧、呼吸困难,体能下降,日常生活活动受到不同程度的限制。同时患者心理压力增加,致使其长期卧床,丧失了日常活动能力。

(二)康复护理评定

1. COPD 严重程度评估

(1)自觉气短、气促分级法见表9-6。

表9-6　根据呼吸短促程度

分级	表现
1级	无气短、气促
2级	稍感气短、气促
3级	轻度气短、气促
4级	明显气短、气促
5级	严重气短、气促,不能耐受

(2)根据呼吸功能改善或恶化程度可以用以下分值半定量化,见图9-18。

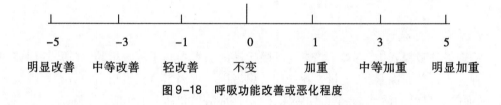

图9-18　呼吸功能改善或恶化程度

(3)根据美国医学会《永久损伤评定指南》(GEPI)进行呼吸困难分级,见表9-7。

表9-7　呼吸困难分级

分级	特点
轻度	在平地行走或上缓坡时出现呼吸困难。在平地行走时,步行速度可与同年龄、同体格的健全人相同,但在上缓坡或上楼梯时则落后
中度	与同年龄、同体格的健康人一起在平地走时或爬一段楼梯时有呼吸困难
重度	在平地上按自己的速度行走超过4~5 min后出现呼吸困难,患者稍用力即出现气短,或在休息时也有气短

(4)根据日常生活能力分为0~5级,见表9-8。

表9-8 日常生活能力分级

分级	特点
0级	虽存在不同程度的肺气肿,但活动如常人,对日常生活无影响,活动时无气短
1级	一般劳动时出现气短
2级	平地步行无气短,较快行走、上坡或上下楼梯时气短
3级	慢走不及百步即有气短
4级	讲话或穿衣等轻微动作时即有气短
5级	安静时出现气短、无法平卧

2.运动能力评定

目的是评估患者运动能力的大小,并为患者制定适宜、安全、个体化的运动治疗方案。通过运动功能试验可获得最大耗氧量、定量运动耗氧量等资料。主要的测定方法如下。

(1)运动负荷试验 让患者在运动仪(活动平板、功率车)上进行运动,运动量按一定程序递增,通过心电图仪和血气分析仪,对运动中的心肺功能和体力情况进行动态分析。平板或功率车运动试验也称为渐进运动试验(incremental exercise testing)。常用评估患者心肺功能的指标有:最大吸氧量(VO_2 max)、最大代谢当量(METs)值、最大心率、运动时间等。50% ~85% VO_2 max 是增加有氧能力取得运动效果的最合适范围。

(2)耐力运动试验 为了使康复计划更加有效,应于训练计划开始前和完成时,用一些运动耐力的标准测量进行评估,如在固定自行车上或步行器上,用最大负荷(由开始的渐进练习试验测得)测定耐力,选用的固定负荷为最大负荷的75% ~85%,并记录其速度和时间。

(3)呼吸肌力测定 呼吸肌是肺通气功能的动力泵,主要由肋间肌、膈肌和腹肌组成。呼吸肌功能评定3项指标中最重要的一项是呼吸肌测定,包括最大吸气压(MIP或PIMAX)、最大呼气压(MEP或PEMAX)以及跨膈压的测定。它反应吸气和呼气期间可产生的最大能力,代表全部吸气和呼气肌肉的最大功能,是评估咳嗽和排痰能力的一个指标。患者仰卧,在腹部放适当重物,测试腹式呼吸时能抬起的重量。粗略评估膈肌肌力,测口腔内压亦可以判断吸气肌的力量,分级标准见表9-9。

表9-9 呼吸肌力分级标准

分级	最大口腔内压	可隆起的重量
I 重度低下	22.2±8.5 cmH_2O	0 ~5 kg
II 中度低下	40.2±7.7 cmH_2O	5 ~10 kg
III 轻度低下	57.3±14.0 cmH_2O	10 ~15 kg
IV 正常	87.4±17.0 cmH_2O	15 kg 以上

注:1 cmH_2O =0.098 kPa。

（4）步行运动评定　步行 6 min 或 12 min 的距离是呼吸康复中最常用的评估运动功能的方法。要求在规定的时间内尽可能快地行走,记录其所能行走的最长距离来衡量运动能力。

这种方法容易掌握,不需要特殊仪器。一般用于体能低下、身体状况差或不具备运动负荷试验条件的患者。试验结束后,记录患者行走总距离,以及暂停和吸氧的次数及时间,以判断其运动能力及运动中发生低氧血症的可能性。

3. 肺功能测试

（1）静态肺容量评定　潮气量(TV)、补吸气量(IRV)、补呼气量(ERV)、深吸气量(IC)、肺活量(VC)、功能残气量(FRC)、残气量(RV)及肺总量(TLC)等。

（2）动态肺容量评定　最大通气量(MVV),用力肺活量(FEV),最大呼气流速-容量曲线等。

（3）气道阻力与肺顺应性

1）气道阻力:呼吸时气体在气道内流动所产生的阻力。其大小与气道内径、气流速度及气体密度有关。阻力增加提示有气道阻塞,见于阻塞性肺部疾病。

2）肺顺应性(CL):单位压力改变时肺容量的改变率,即 $CL = \triangle V / \triangle P$(L/kPa)。分为静态肺顺应性和动态肺顺应性,分别是指在呼吸周期中,气流暂时阻断和未阻断时测得的顺应性。动态肺顺应性易受气道阻力的影响,当动态顺应性随呼吸频率改变而变化时,为频率依赖顺应性。小气道阻塞患者,动态肺顺应性随呼吸频率增加而降低。

（4）肺换气功能评定

1）肺泡通气量:即有效通气量。有效通气量=（潮气量-无效腔气量)×呼吸频率。参考值为 4 200 mL/min,>5 000 mL/min 为通气过度,<2 000 mL/min 为通气不足。无效腔气量是指有参与通气,但不与血管中血液进行气体交换的部分气量。

2）通气血流比值:肺泡内气体与肺泡周围毛细血管血流气体交换时,要有足够的通气量和充足的血流量。当有通气无血流时为无效腔通气;当有血流而无通气时,则进行无气体的交换,相当于动静脉分流。通气血流比值=每分钟肺泡通气量/每分钟肺血流量。正常值约为 4 000 mL/5 000 mL=0.8。

（5）其他肺功能试验

1）屏气试验:计算屏气时间的长短。方法为患者吸气后平静屏气法、屏气法、呼气后屏气法。

2）吹火试验:吹一口气,测量能吹灭蜡烛的最大距离。

以上两试验因个体差异及缺少量化指标,目前一般较少应用,但可初步了解患者呼吸功能。

4. 日常生活能力与生存质量评定

（1）日常生活能力评定　COPD 患者常常有日常生活或活动方面的障碍。评定主要包括日常活动、自我照顾、家务劳动、购物、交通(活动性)以及人际关系等。

（2）生存质量评定　针对呼吸系统疾病的生活质量评估量表,常用圣·乔治呼吸问卷(SGRQ)。我国卫生部项目"慢性阻塞性肺疾病缓解期康复治疗"的研究成果提出了我国 COPD 患者生活质量评价量表,结果具有很好的可靠性和有效性。全表共有 35 项,每项分为 4 个等级,质量由高到低评为 1～4 分。通常在康复治疗前后,由患者在医务人员的指导下完成。

5.营养状况评估

理想的营养状况有利于患者促进健康,改善呼吸肌功能,从而提高健康水平。反之,COPD 患者营养不良,使其疾病恶化,降低健康状态,增加死亡率。用体重指数(body mass index,BMI)作为营养状况指标。最简便的方法是查看皮下脂肪的充实程度。通常前臂曲侧或上臂伸侧下 1/3 部位脂肪分布个体差异较小,所以被作为判断皮下脂肪充实程度最方便、最适宜的部位。体重指数是 WHO 于 1990 年公布的、反映成人体重与身高关系、判断人胖瘦程度的一项重要指标。BMI = 体重(kg)/身高(m)的平方,正常值为 $18.5～23.9\ kg/m^2$。

6.心理社会评估

护士应详细了解患者及家属对疾病的态度。COPD 患者由于长期治疗,病程长、疗效差,极易出现抑郁、焦虑、烦躁等心理问题。若家属对患者的支持、关心不足,再加上缺少医疗费用等的因素,会使患者产生绝望、悲观的心理。COPD 患者慢性缺氧,会引起器质性的脑损害,可出现认知、运动、情绪等障碍。因此,应对 COPD 患者进行心理评估。

(三)康复护理措施

1.保持呼吸道通畅

(1)合适的体位　患者易采用坐位或半坐位,有利于肺扩张,改善呼吸困难。

(2)勤翻身　定时翻身有助于痰液排出,还可防止肺不张、肺泡萎缩。每 1～2 h 翻身 1 次,若痰量过多,应每 10～20 min 翻身 1 次,方可起到促进痰液排出的作用。切忌翻身动作过猛、过快,应当缓慢进行,逐步翻至所需体位。翻身时应配合拍背,深呼吸及有效排痰。

(3)湿化呼吸道　适用于痰液黏稠难以咳出者。需要多饮水,每天保持 1 500～2 000 mL 的液体摄入量,最佳方法为每次少量饮水 30～50 mL,每 10～20 min 饮水 1 次。此外还要增加室内环境湿度,达到 50%～60% 最佳。可通过在地上洒水来增加空气中的水分。在临床治疗上要注意氧气的湿化,即氧气通过盛有 60～80 ℃ 温水的湿化瓶后再吸入。也可雾化吸入,促进恢复或保持支气管内黏液层纤毛功能,包括蒸汽吸入法和超声雾化吸入法。常用的湿化剂有生理盐水、蒸馏水、低渗盐水(0.45%,较常用)。

(4)指导患者进行有效咳嗽　将患者安置于舒适和放松的位置,指导患者在咳嗽前先缓慢深吸气,吸气后稍屏气片刻,快速打开声门,用力收腹将气体迅速排出,引起咳嗽。一次吸气,可连续咳嗽 3 次,停止咳嗽后缩唇将余气尽量呼尽。如深吸气可能诱发咳嗽,可尝试断续分次吸气,争取肺泡充分膨胀,增加咳嗽频率。咳嗽训练不宜长时间进行,一般在早晨起床后、晚上睡觉前或餐前半小时进行。

(5)体位引流　指将患者置于特殊的体位,借重力作用将肺及支气管所存积的分泌物引流至较大的气管,通过咳嗽排出体外的过程。体位引流的原则是将病变位置置于高处,使引流支气管的开口向下。适用于:①年老体弱、久病体虚、胸部手术后、疼痛等原因,不能有效咳出肺内分泌物者;②慢性支气管炎、肺气肿等患者发生急性呼吸道感染及急性肺脓肿痰量多(痰量在300~400 mL/d)且黏稠并位于气管末端者;③潴留分泌物长期不能排净者,如支气管扩张等;④某些特殊检查前的准备,如支气管镜、纤维镜、支气管造影等。而一般情况极度虚弱,无法耐受体位者;疼痛明显、认知障碍或不合作者;内外科急、重症患者,如心肌梗死、心功能不全、肺水肿、肺栓塞、急性胸部外伤、近期大咯血、严重骨质疏松、严重高血压等禁止使用。

(6)胸部叩击 患者取侧卧位,体力允许者取坐位。护士五指并拢,掌心空虚呈杯状,运用腕部力量在患者呼气时肺段相应的胸壁部位进行有节律的叩击(80~100次/分),从肺底到肺尖,由外而内,每一部位叩击2~5 min。若皮肤敏感,可用单层薄布保护胸廓部位,避免在骨突部位或女性的乳房区敲打。此操作宜每日2~3次,每次15~20 min,宜在餐后2 h或餐前30 min进行。由于叩击是力量直接作用于胸壁,因此存在凝血障碍、肋骨骨折的患者禁用此方法。

2. 呼吸训练

(1)腹式呼吸 腹式呼吸又称为膈式呼吸,主要靠腹肌和膈肌的收缩进行的一种呼吸,是一种低消耗且高效的呼吸模式,是COPD患者康复的重要措施。腹式呼吸的关键在于协调腹肌、膈肌的呼吸运动。它通过增加膈肌活动度提高通气功能,降低呼吸肌耗氧量。吸气时,膈肌收缩下降,腹肌松弛,保证最大的吸气量。呼气时,腹肌收缩帮助膈肌松弛,并随腹腔内压增加而上抬,增加呼气量。腹式呼吸训练可增加膈肌运动,使浅快呼吸转为深慢呼吸,呼吸频率减少,呼吸量增加,提高呼吸效率。见图9-19。

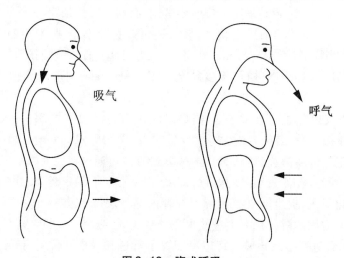

图9-19 腹式呼吸

(2)吸气训练 用抗阻呼吸器(可用不同粗细内径的直管代替)训练吸气,吸气时产生阻力。呼气时没有阻力,开始练习每次5 min,3~5次/d,逐渐增加至20~30 min,以增加吸气肌耐力,还可减少吸气管内径以增强吸气肌肌力。

(3)呼气训练 增强呼气肌练习:腹肌练习、吹瓶法、吹蜡烛法等。

(4)缩唇呼吸 又称吹笛样呼气法,可采取"吹笛状"呼气法,将嘴唇缩成吹笛状。使气体通过缩窄的口形徐徐呼出,延长呼气时间,增加气道压力,延缓气道塌陷,改善肺内气体交换,提高动脉血氧饱和度。患者取坐位、立位或卧位全身放松,先均匀呼吸 3 min,然后一手放于胸部,另一手放于腹部,鼻子吸气、尽量挺腹,手感到腹部向上抬起、胸部不动,吸气结束开始由口徐徐缩唇呼气,同时收腹,手感到腹部下降。呼气完毕再用鼻孔吸气,如此反复。如图 9-20。

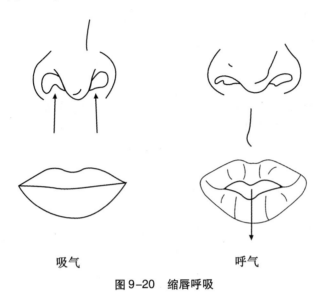

吸气　　　　　　　　　　呼气

图 9-20　缩唇呼吸

(5)吞咽呼吸法　对呼吸肌非常无力者,可采用张口将气包在口腔内,紧闭口唇,用舌将气推送到咽喉部,然后进行轻轻吸气,该气通过打开的会厌进入肺部,可增加潮气量,最终增加肺活量。

3. 放松训练

放松练习有利于缓解气急、气短所致的肌肉痉挛、精神紧张等症状,也有利于提高呼吸效率,为以后的康复治疗创造良好条件。患者体位可有坐位、站立、卧位,放松全身肌肉。

具体方法为:①前倾依靠位。患者坐于桌前或床前,肩带固定臂并放松肩带肌群。头靠于枕上放松颈肌,前倾位还可降低腹肌张力,使腹肌在吸气时容易降低,增加腹压,有助于腹式呼吸模式的建立。②椅后依靠位。患者坐于有扶手的椅子上,头稍后靠于椅背,完全放松坐 5~15 min。③前倾站位。自由站立、两手手指互握置于身后,并稍向下拉以固定肩带。同时身体稍前倾以放松腹肌,也可前倾站立、两手支撑于前方的低桌上以固定肩带,此体位不仅起到放松肩部和腹部肌群的作用,而且是腹式呼吸的有利体位。④肌肉放松训练。依次将颈、肩、胸、腹部的肌肉交替完成紧张与放松,放松时间尽量延长。

注意事项:在颈、肩、胸、腹部及膝关节处等垫棉被、软枕等,放松相关部位的肌肉。

4. 氧疗

COPD 患者由于换气、通气功能障碍导致缺氧及二氧化碳潴留。如 PaO_2 持续低于 6.67 kPa(50 mmHg)或(和)氧饱和度 SaO_2 小于 90%,应该氧疗。家庭氧疗是一种经济适用且可以长期应用的方法,每天持续低流量(小于 2 L/min)吸氧 10~15 h,可减轻肺源性心脏病、肺动脉高压,提高活动耐力,延长生命。但是,吸入任何高于大气氧浓度的氧气(在海平面为 21%),均应在医师指导下进行。

5. 提高活动能力

可以通过有氧训练提高患者的活动能力。有氧训练又称为耐力训练。COPD 患者尤其是肺气肿患者,肺功能呈进行性减退,呼吸困难逐渐加重而惧怕运动,活动量明显减少导致全身各系统功能进一步下降,称之为失健状态(deconditioning)。有氧运动可以打破这种恶性循环,即所谓复健状态(reconditioning)。步行是最简单易行又高效的一种方法。慢跑、爬山、家务、游泳、广播体操、呼吸操、踏车、登梯、气功等也是有效的锻炼方法。通常先做最简单的 12 min 行走距离测试,了解患者的活动能力。然后采用亚极量行走和登梯练习,改善患者的耐力。开始进行 5 min 活动,休息适应后逐渐增加活动时间。当患者能耐受 20 min/次运动后,即可增加运动量。每次运动后心率应至少增加 20%~30%,并在停止运动后 5~10 min 恢复到安静值的状态。一次运动训练必须有准备、训练、结束 3 部分活动。

注意呼吸时不应用力。运动中应达到靶心率,除以心率控制外,还应增加呼吸症状控制,即运动后不应出现明显气短、气促(即以仅有轻至中度气短、气促为宜)或剧烈咳嗽的现象。

6. 作业训练

护理人员应该根据患者的身心状态制定合适的训练方法,比如患者心理紧张、焦虑、烦躁、恐惧,可给予娱乐消遣类的训练,如园艺、舞蹈、弹琴、绘画等;为了使患者能够尽快重返社会工作,可进行生产性训练,如缝纫、木工、剪窗花、编织等;患者因为疾病影响其日常生活的自理能力时,可对日常生活活动能力方面进行训练,如烹饪、穿衣、洗漱、清洁等;功能性训练还有读书、打字、写字等。必要时对家庭、周围环境进行改造,使患者发挥最大潜能。

7. 营养支持

COPD 患者营养状态良好,可以提高其机体抵抗力,减轻病情。因此,应该应用科学的食物搭配和烹调方法,饮食应规律、合理膳食。约 25% COPD 患者营养不良,它是导致COPD 患者死亡的危险因素。然而营养过剩表现为肥胖,是由于患者体力活动不足、饮食过度等造成的。肥胖可增加呼吸系统负担,加剧患者病情,因此对于营养过剩的患者应控制饮食,增加活动量。护士与营养师共同参与 COPD 患者的饮食搭配,提供合理的膳食。胃肠外营养的患者,必须严格进行无菌操作,密切观察病情,预防外周静脉炎、输液反应的发生。同时也要预防吸入性肺炎、食道反流等并发症的发生。

8. 心理康复

COPD 患者经常发生胸闷、咳痰、咳嗽、气短等症状,影响其生活、学习与工作。患者就会出现不同程度的心理问题,如愤怒、否认、焦虑、抑郁、恐惧、失望、孤独等。针对病情及心理特征及时给予心理疏导,鼓励其参加一些力所能及的社交、工作等活动,同时调动各种社会关系给予物质、精神关怀,介绍类似疾病治疗成功的病例,增强其信心。强调坚持康复锻炼的重要性,以取得患者的主动配合,争取早日康复。根据患者心理特点,给予最大的支持与帮助,患者帮助建立信心,使之能够自主生活、自主行动。鼓励其参加一些力所能及的生活、学习、工作活动,也可参加有利于身心健康的娱乐爱好,如听音乐、唱歌、钓鱼、养花、绘画等。

9.中国传统康复护理措施

中国传统的康复方法强调身心调节,其共同之处在于调身、调心、调息。能够使身心放松自然,呼吸柔和匀畅,达到横膈呼吸为主。传统的康复措施有气功、太极拳、八段锦、五禽戏等,按摩、针灸、艾灸等也有一定的作用。防感按摩操现已得到普遍的应用,基本方法有揉捏风池穴、按揉迎香穴、按压太渊穴、擦鼻两侧、浴面拉耳。

(四)社区康复护理

1.用药指导

在使用药物的过程中,护理人员应严格掌握药物的疗效及不良反应,密切观察病情变化。在应用雾化吸入的过程中,时刻观察患者的面部表情、生命体征,如体温、脉搏、血压、呼吸、神志、口唇、尿量等。指导患者多饮水,稀释痰液。

2.疾病知识指导

(1)向患者及其家属解释本病的发生、发展过程,导致疾病加重的因素。

(2)告知患者吸烟的危害性,鼓励患者参加娱乐等感兴趣的项目,转移注意力,使其自觉主动地戒烟。

(3)指导患者注意防寒、保暖,预防呼吸道感染。

(4)在流行病传染期间,嘱患者尽量少去公共场所。一旦患者感冒,可食醋熏蒸,及时就医缩短感冒病程。

(5)改善环境条件,避免有害气体、粉尘等对呼吸道的刺激。室内定时通风换气,保持空气清新,控制室内合适的温度和湿度。

3.家庭氧疗指导

长期家庭氧疗的患者,若出现慢性低氧血症,可每日长时间低浓度吸氧,吸氧浓度1~2 L/min,可提高患者的生活质量,使患者生存率提高2倍。氧疗有效的指标:呼吸困难减轻、患者发绀减轻、心率和呼吸频率减慢、活动耐力增加。告知患者吸氧时注意安全、远离火源、高温,搬运氧气装置时要轻拿轻放,防止火灾和爆炸。吸氧过程中禁止吸烟。氧疗装置要定期更换、清洁和消毒。

4.康复训练指导

在制定合理的康复措施中,鼓励患者及其家属的主动参与、积极配合。根据患者心肺功能、体力程度,为患者制订合适的训练计划,如快走、慢跑、打太极拳等,提高机体抵抗力。指导患者进行缩唇呼吸、腹式呼吸、放松练习、以主动呼气的习惯代替主动吸气的习惯等呼吸训练。鼓励患者进行耐寒训练,如洗鼻、冷水洗脸等。告知患者在训练中若感到不适,应及时与医生取得联系。循序渐进、量力而行、持之以恒,才能恢复健康。

5.饮食、作息指导

指导患者保持良好的营养状态,体重控制在正常范围内。宜吃高热量、高蛋白、高维生素、易消化的食物,如鱼、蛋、肉、豆制品等。同时注意维生素、微量元素的摄入,如青菜、水果、干果等。及时补充足够的水分,每日至少摄入 2 500~3 000 mL 的液体量。饮食要少食多餐。

慢阻肺患者仅有通气障碍时可适当运动,如慢跑、散步、气功、打太极拳等,提高机体抵抗力;若有缺氧或(和)二氧化碳潴留时,应卧床休息,必要时吸氧治疗;呼吸困难时,应取半卧位或端坐位,做床上活动或被动床边活动为宜。病情缓解后根据病情适当活动,坚持循序渐进的原则,避免加重心肺负担。

练习题

一、名词解释

(1)社区康复
(2)社区康复护理

二、选择题

(1)社区康复护理的对象有(　　)

A. 孕早期妇女

B. 残疾者

C. 老年体弱者

D. 慢性病患者

E. 中年人

(2)社区康复护理的工作内容有(　　)

A. 预防

B. 普查

C. 社会康复

D. 康复训练

E. 职业康复

三、案例分析题

患者张某,男53岁,因"脑梗死后遗症"入院,入院时患者神志清楚、神情淡漠、寡言,卧床体位,左侧上肢肌力 2 级,下肢肌力 1 级,肌张力较高。骶尾部有一个 1.5 cm×2.0 cm大小的压疮,经过运动治疗、言语治疗、引导教育训练、压疮换药等综合康复治疗后,患者压疮趋于愈合,并且能独立完成床-轮椅转移,心理状况由悲观抑郁到现在主动与医护人员交流。请结合本案例,回答以下问题。

(1)社区康复护理的内容和特点是什么?

（2）社区康复护理具有哪些独特的优势？

（3）在软瘫期应如何指导患者进行主动运动？

（范成香）

第十章
社区传染病的预防与管理

学习目标

（1）掌握传染病概念、传播途径；掌握传染病的社区预防和控制。

（2）熟悉传染病的家庭访视流程。

（3）了解肺结核、艾滋病、病毒性肝炎、手足口病、流行性感冒、细菌性痢疾的社区护理与管理。

（4）能运用本章所学，做好社区传染病的防控工作。

案例导学

某小学二年级的学生连续 3 d 内有 10 名同学因出现高热、咳嗽而请假，部分学生的家庭成员也罹患同样的症状。

请思考

（1）社区护士如何掌握整个学校或者社区此类情况的发生状况及危害性？

（2）对此，社区护士可采取的措施包括哪些？

第一节　概　述

随着科学技术和医学的发展，世界各地传染病的发病率有了不同程度的降低。我国传染病的防治工作也取得了巨大成就，一些曾经严重威胁人们健康的传染病已基本得到控制甚至被消灭。但是随着经济发展，人员的交往与流动日益频繁，再加上部分人群的免疫力低下，传染病的传播流行仍然是我国城乡居民健康所面临的一个十分严重的公共卫生问题，如结核病、病毒性肝炎的患病率仍居高不下，艾滋病的蔓延速度不断加快，特别是 2003 年出现的传染性非典型肺炎、2009 年以来人感染高致病性禽流感和 2020 年新型冠状病毒肺炎的大范围流行等，人类正面临新老传染病的双重威胁。因此，传染病的防治仍是我国社区卫生服务的一项重要工作。

一、传染病概念

传染病（infectious disease）是由致病微生物或寄生虫引起的，能在人与人、动物与动物或动物与人之间相互传染的疾病，它是许多种疾病的总称。病原体在人群中传播，常造成传染病流行,对人民的生命健康和国家经济建设有极大危害性。传染病具有以下特征。

1. 有病原体

每种传染病都有其特异的病原体,包括病毒、立克次体、细菌、真菌、螺旋体、原虫等。

2. 有传染性

病原体从宿主排出体外,通过一定方式,到达新的易感者体内,呈现出一定传染性,其传染强度与病原体种类、数量、毒力、易感者的免疫状态等有关。

3. 有流行病学特征

具有流行性、地方性、季节性和周期性。

4. 有免疫性

传染病痊愈后,人体对同一种传染病病原体产生的特异性免疫,称为主动免疫。不同的传染病病后免疫状态有所不同,有的传染病患病一次后可终身免疫,有的还可感染。

二、传染病传播途径

传染病在人群中发生,必须具备 3 个相互连接的条件,即传染源、传播途径和易感人群,当 3 个条件同时存在并相互作用时可造成传染病的发生和蔓延。

(一)传染源

指病原体已在体内生长繁殖并能将其排出体外的人或动物。传染源可以是受感染的患者、隐性感染者、病原携带者或动物。

1. 患者

部分急性期患者的症状如咳嗽、腹泻可促进病原体的传播,加重传染病的流行,慢性患者长期排出病原体,由于症状不明显可长期污染环境。此外,有些病情较轻或症状不明显的患者不易被察觉,需要社区护士细致观察,及时发现异常情况。

2. 隐性感染者

在某些传染病中,隐性感染者在病原体被清除前是重要传染源,如脊髓灰质炎、流行性脑脊髓膜炎等。

3. 病原携带者

慢性病原携带者不显示症状且长期排出病原体,在某些传染病,如细菌性痢疾、伤寒等疾病中具有重要的流行病学意义。

4. 受感染的动物

一些在动物间(啮齿类、家畜和家禽等)传播的疾病,也可以传染给人类。常见的有鼠疫、狂犬病等。人类感染后,可引起严重后果,需要引起高度重视。

(二)传播途径

指病原体离开宿主到达另一个易感者的途径。一种传染病可以有多种传播途径。

1. 呼吸道传播

病原体在空气中形成飞沫或气溶胶,易感者通过吸入获得感染,如传染性非典型肺炎、人感染高致病性禽流感、麻疹、白喉、肺结核和新型冠状病毒肺炎等。

2. 消化道传播

病原体污染水、食物或餐具等，易感者通过进食获得感染，如伤寒和细菌性痢疾等。

3. 接触传播

易感者与被病原体污染的水或土壤接触获得感染，如血吸虫病、钩虫病等。接触传播分为直接接触和间接接触两种传播方式，狂犬病等为直接接触，很多肠道传染病通过污染的手传播，属于间接传播。

4. 虫媒传播

病原体在节肢动物(如按蚊、人虱、鼠蚤和硬蜱等)体内繁殖，通过叮咬等方式侵入感染者体内，如疟疾、流行性斑疹伤寒和地方性斑疹伤寒等。

5. 血液、体液传播

病原体通过使用血制品、分娩或性交等传播，使易感者获得感染，如乙型病毒性肝炎、丙型病毒性肝炎和艾滋病等。

(三)易感人群

对传染病缺乏特异性免疫力的人称为易感者(susceptible person)。当易感者的比例在人群中达到一定水平，并且存在传染源和适宜的传播途径时，传染病的流行将很容易发生。新生人口增加，易感人群大量迁入，或计划免疫实施不理想，均可使社区内易感人群数量增加。

第二节　传染病社区预防及管理

一、传染病社区预防

(一)传染病的报告制度

根据我国《传染病防治法》的规定，执行职务的医疗保健人员和卫生防疫人员为责任疫情报告人，因此做好传染病报告是社区护士的一项法定职责，一旦发现传染病要按照有关规定及时报告。

1. 传染病的分类

我国《传染病防治法》规定管理的传染病分为甲、乙、丙三类。

(1)甲类传染病　包括鼠疫、霍乱。

(2)乙类传染病　包括传染性非典型肺炎、艾滋病、病毒性肝炎、脊髓灰质炎、人感染高致病性禽流感、麻疹、流行性出血热、狂犬病、流行性乙型脑炎、登革热、炭疽、细菌性和阿米巴性痢疾、肺结核、伤寒和副伤寒、流行性脑脊髓膜炎、百日咳、白喉、新生儿破伤风、猩红热、布鲁氏菌病、淋病、梅毒、钩端螺旋体病、血吸虫病、疟疾。

(3)丙类传染病　包括流行性感冒、流行性腮腺炎、风疹、急性出血性结膜炎、麻风病、流行性和地方性斑疹伤寒、黑热病、包虫病、丝虫病,除霍乱、细菌性和阿米巴性痢疾、伤寒和副伤寒以外的感染性腹泻病、手足口病。

各级各类医疗机构、疾病预防控制机构、采供血机构均为责任报告单位;其执行职务的人员和乡村医生、个体开业医生均为责任疫情报告人,必须按照传染病防治法的规定进行疫情报告,履行法律规定的义务。

知识链接

2020年1月28日,中华人民共和国国家卫生健康委员会发布《新型冠状病毒感染的肺炎防控方案(第三版)》。将新型冠状病毒感染的肺炎纳入乙类法定传染病甲类管理。

那么,什么是传染病的"乙类管理、甲类防控"?

《传染病防治法》第四条规定:"对乙类传染病中传染性非典型肺炎、炭疽中的肺炭疽和新型冠状病毒肺炎,采取本法所称甲类传染病的预防、控制措施。其他乙类传染病和突发原因不明的传染病需要采取本法所称甲类传染病的预防、控制措施的,由国务院卫生行政部门及时报经国务院批准后予以公布、实施。

需要解除依照前款规定采取的甲类传染病预防、控制措施的,由国务院卫生行政部门报经国务院批准后予以公布。

省、自治区、直辖市人民政府对本行政区域内常见、多发的其他地方性传染病,可以根据情况决定按照乙类或者丙类传染病管理并予以公布,报国务院卫生行政部门备案。"

来源:中华人民共和国国家卫生健康委员会网站 普法知识

2. 传染病的报告

(1)报告程序与方式 具备网络直报条件的机构,在规定时间内进行传染病和(或)突发公共卫生事件相关信息的网络直报;不具备网络直报条件的,按相关要求通过电话、传真等方式进行报告,同时向辖区县级疾病预防控制机构报送《传染病报告卡》和(或)《突发公共卫生事件相关信息报告卡》。

(2)报告时限 发现甲类传染病和乙类传染病中的肺炭疽、传染性非典型肺炎、新型冠状病毒肺炎、埃博拉出血热、人感染高致病性禽流感、寒卡病毒病、黄热病、拉沙热、裂谷热、西尼罗病毒等新发输入传染患者和疑似患者,或发现其他传染病、不明原因疾病暴发和突发公共卫生事件相关信息时,应按有关要求于2 h内报告。发现其他乙、丙类传染病患者、疑似患者和规定报告的传染病病原携带者,应于24 h内报告。

(3)订正报告和补报 发现报告错误,或报告病例转归或诊断情况发生变化时,应及时对《传染病报告卡》和(或)《突发公共卫生事件相关信息报告卡》等进行订正;对漏报的传染病病例和突发公共卫生事件,应及时进行补报。

（二）传染病的社区预防管理

1.预防性措施

在疫情未出现以前要做好社区经常性预防工作,主要内容如下。

（1）改善卫生条件　采取切实有效的经常性措施,不断改善社区居民的居住环境卫生、食品卫生、饮用水卫生和公共场所与公共设施的卫生条件。加强生活饮用水、食品、公共场所和设施的卫生监督和检查,在城乡对生活三废（垃圾、污水、粪便）实施无害化处理。

（2）预防接种　这是提高机体免疫力的一种特异性预防措施,可有效地预防相应的传染病,是预防、控制、消灭传染病的有效措施。基层社区卫生服务机构应做好社区内儿童的计划免疫工作;根据社区人口、环境特点及传染病信息,有针对性地做好一般人群的预防接种工作。

（3）防止传染病的医源性感染　建立健全基层医疗保健机构的消毒、隔离和出入等规章制度,防止致病性微生物的扩散和院内感染。

（4）检查和发现服务行业中的病原携带者　有目的、有针对性地对社区中的托幼、餐饮、宾馆、理发、食品加工生产和销售等服务行业的人员进行定期健康检查,及时发现和调离病原携带者,并对这些行业的生产和经营过程进行经常性的卫生监督工作。

（5）健康教育　在社区人群中开展预防传染病的健康教育。可以针对不同病种按照季节性有计划、有目的地向社区人群宣传和讲解传染病的传播途径、症状和防治方法,改变人们各种不良卫生习惯和生活方式,提高人们的自我保健能力,达到普及卫生常识、预防疾病的目的。

2.防疫措施

在疫情出现后,应采取有效措施防止疫情的扩散蔓延。

（1）控制和管理传染源　①患者:要做到早发现、早诊断、早报告、早隔离和早治疗,这是控制传染源,防止传染病在人群中传播的主要措施。②接触者:要采取留验、医学观察、应急预防接种和药物预防等措施。③动物传染源:对人类危害不大且有经济价值的动物如家畜应进行隔离、治疗。对无经济价值且危害较大的动物采取杀灭措施,如灭鼠;对危害较大或有可能引起人类严重传染病的病畜和野生动物,应就地捕杀、焚烧或深埋,如患高致病性禽流感的家禽、患炭疽的动物尸体等。

（2）切断传播途径　作为社区卫生机构的医护人员,应根据不同传染病的传播途径采取不同的措施。如肠道传染病由于粪便污染环境,防治措施的重点是污染物品及环境的消毒。呼吸道传染病由于通过空气污染环境,其重点在于空气消毒、个人防护（戴口罩）、通风。虫媒传染病措施重点是杀虫。经水传播传染病的措施重点在于改善饮水卫生及个人防护。

（3）保护易感人群　①免疫预防,发生传染病流行时,采取被动免疫往往是保护易感者的有效措施。如预防流行性腮腺炎、甲型肝炎时,通过注射胎盘球蛋白或丙种球蛋白等,可取得一定的效果。②药物预防,在某些传染病流行时,可给予药物预防。如采用磺胺类药物预防流行性脑脊髓膜炎等。③个人防护,可通过戴口罩、手套、鞋套,使用蚊帐等措施,加强个人防护。

二、传染病的家庭访视

(一)家庭访视时间

当接到疫情报告后,社区护士应于24 h内进行首次家庭访视,了解发病情况,依据病情需要进行复访。由于不同传染病的潜伏期、传播途径和病程有差异,复访的时间安排各不相同。一般第一次复访在发病后3~10 d,第二次复访在发病后40 d左右。对于转为慢性病的患者,每年还需进行1~2次访视,对于不可能转为慢性传染病的患者仅进行1次复访。

(二)访视要求和内容

1. 初访

在初访时,社区护士先要核实传染病诊断,调查疾病来源,判断传染病流行的性质、蔓延的现状和趋势。采取有效防疫措施控制传染源,切断传播途径,对患者及家庭成员进行相关传染病知识的健康教育,使其掌握传染病的控制方法,防止传染病的进一步蔓延。在初访中,要认真填写传染病调查表或其他相关护理文件,并对此次传染病访视的相关内容做好记录,以便作为对社区总体疫情分析的事实依据,同时为复访奠定良好的基础。

2. 复访

在复访时,主要了解患者病情发展情况或痊愈情况,同时对周围密切接触人群进行调查,掌握传染病的继发情况,是否存在疫情的蔓延,如果发现疫情的大规模蔓延,要及时记录并上报主管部门。社区护士还应了解社区防疫措施的落实情况,患者及家属对传染病预防和控制措施的实施情况。对患者的痊愈或死亡做好详细记录,依据实际情况确定下次是否复访,如果继续访视,需确定下次复访的时间。

三、社区护士在传染病预防和控制中的职责

作为基层卫生机构的重要成员,社区护士在传染病的预防和控制中具有不可替代的作用。社区护士对辖区内的幼托机构、学校、机关团体、餐饮服务业、娱乐场所等较为熟悉,有利于通过日常护理干预措施帮助居民提高传染病防治的认识,并对传染病患者进行有效管理。

1. 开展健康教育,预防传染病的发生

加强社区传染病的护理管理,利用多种形式(宣传海报、知识讲座等),有计划地组织和开展预防传染病的宣传活动,让居民了解并掌握传染病的相应防治措施,提高自我防范意识与能力。督促社区内公共场所从业人员、餐饮服务人员和传染病痊愈者等定期到相应卫生机构接受体检。在家庭访视或执行各种护理活动时,随时注意是否有引起传染病发生的危险因素,及时予以去除,如发现居民的不良卫生习惯,提出改进建议,预防消化道疾病的发生和传播。

2. 保护易感人群,及时接种疫苗

社区护士须熟知社区内传染病的易感人群,督促家长及时为需要实施计划免疫的适

龄儿童接种疫苗,建议年老体弱等重点人群在传染病流行期间接种疫苗,进行人工免疫,有效降低人群易感性,利于预防和消灭传染病。

3.加强传染病病情监测,早期发现,并开展流行病学调查

社区护士配合卫生防疫工作者对本社区开展针对传染病的护理评估,发现疫情后及时上报并进行连续监控,掌握社区传染病动态,分析历年社区传染病的发生、发展情况;掌握本社区传染病发病率、死亡率和计划免疫率及患者群和携带者的情况,并从社区整体的角度与相关部门合作,制订传染病管理方案。利用社区各种筛查机会发现病例,当发现呈阳性反应时,应尽早采取措施,以预防疾病的流行。

4.进行家庭访视,有效管理传染病患者

发现疫情时应按法律规定的程序上报疫情,并通过家庭访视调查该传染病是何时、何地发生及如何传播的,从蔓延情况判断疫情的性质,了解患者病情的发展或痊愈情况。观察接触者的健康状况及患者周围的继发情况,并对继发患者进行立案管理。重点帮助患者及家属了解疾病的传播途径、预防方法,教会患者及家属有效的、适合家庭的防治措施,促进其认真落实。指导患者疗养,督促其正确遵医嘱服药,注意观察药物的作用及不良反应。做好疫情调查记录,认真填写传染病调查表或家庭访视表,以备分析。患者痊愈或死亡即结束本案管理。

知识链接

肩负重任 勇士出发

新冠肺炎疫情爆发以来,无数医务工作者舍小家顾大家,逆向而行。危难时刻,山西省大同市和顺社区卫生服务中心副主任护师张丽芳毫不犹豫主动请缨,瞒着母亲和丈夫向院领导递交了请战书,成为同煤集团驰援湖北武汉医疗队队员之一。

从和顺社区中心接到上级任务开始,她就以身作则,投入到了战"疫"当中。她与同事下辖区发放宣传资料、张贴宣传横幅和宣传海报,每天对管辖的来同重点人群监测体温,填表并上报。起得早,睡得晚,时刻冲锋在前。2020年2月17号上午,她还在和同事们一起入户调查外地人员来同信息时接到了出征湖北的电话,利用短短几个小时的时间,她准备好了一些简单的生活用品,告别家人和同事们,奔赴抗"疫"战场。她在请战书上写道:"面对新冠疫情肆虐,我郑重承诺,在大疫面前不辱使命,勇于承担,无所畏惧,坚决完成任务!"

来源:中华人民共和国国家卫生健康委员会网站
新冠肺炎疫情防控基层医务人员风采集锦

第三节　常见传染病社区护理与管理

一、肺结核

(一)概述

结核病(tuberculosis,TB)是由结核分枝杆菌感染引起的慢性传染病。结核分枝杆菌可以通过呼吸道、消化道和皮肤黏膜损伤处等侵入人体,并可侵犯肠、肾、骨、关节、淋巴系统、神经系统和泌尿系统等,而临床上以肺结核最常见。结核分枝杆菌可扩散至全身长期潜伏,在机体抵抗力降低时发病,病理特点是结核结节和干酪样坏死,易形成空洞。虽然近二三十年发病率明显下降,但近年来发病率又出现上升的趋势,是目前常见、多发的慢性传染病。《中华人民共和国传染病防治法》将肺结核列为乙类传染病。

结核病的再次流行与多重耐药的结核分枝杆菌感染的增加、贫困、人口增长和移民等因素,以及缺乏对结核病流行趋势回升的警惕性和复杂性的深刻认识、放松对结核病控制等因素有关。社区护士一旦发现结核病患者或疑似患者,要登记管理、及时上报,并将患者转送至结核病定点医疗机构进行规范检查和系统治疗。无须住院治疗而转诊到社区服务机构管理的患者,应由辖区的社区卫生服务机构的医护人员进行初次家庭访视,并依据病情进行相应复访。

(二)肺结核的社区管理

控制传染源、切断传染途径及增强免疫力、降低易感性等,是控制肺结核流行的基本原则。卡介苗可保护未受感染者,使其受感染后不易发病,即使发病也易愈合。有效化学药物治疗(化疗)对已患病者,能使痰菌较快阴转,但在其阴转之前,尚须严格消毒隔离,避免传染。因此,发现患者、正确治疗与接种卡介苗等均至关重要。

1. 发现患者

结核病的传染源是排菌患者。一个涂片阳性排菌者,每年可传染5~10人。因此,当前全球的防治策略,是将发现与治愈涂片阳性(排菌)肺结核患者作为主要问题。治愈排菌患者,有助于控制传染源及改善疫情。

无症状患者,须主动寻找。集体肺部 X 射线检查可发现早期患者,但大多仍因某些症状就诊后才发现,可疑者应进一步做痰菌涂片等相关检查。患者有症状而就诊于综合医院,经 X 射线检查确诊,是我国目前发现患者的主要渠道。确诊病例应及时合理化疗或介绍至结核病防治机构接受督导化疗,定期随访,直至痊愈。

2. 管理患者

对肺结核患者进行登记,加强管理。结核病须长期治疗,因此,寻求一种安全、有效、顺应性好、不易产生耐药且经济的抗结核病治疗方案很重要。WHO 于 1995 年提出"控制传染源"和"监督治疗 + 短程化学治疗"(directly observed treatment + short course chemotherapy,DOTS)的战略,其优越性在于增进医患双方合作,对非住院患者实行经济、统一、制度化的全面监督化学治疗。我国及其他一些国家采用 DOTS 疗法取得的经验认为,DOTS 应将治疗结核病主要责任落实到医务工作者身上,从而可保证患者规律用药,提高治愈率。社区医护人员应做好辖区内肺结核患者的定期随访、督导服药的工作,使其得到彻底、有效的治疗。

3.卡介苗接种

卡介苗(BCG)是活的无毒力牛型结核分枝杆菌疫苗,接种后可使人体产生对结核分枝杆菌的获得性免疫力。其接种对象是未受感染的新生儿、儿童及青少年。已受结核分枝杆菌感染者(结核菌素试验阳性)已无必要接种。社区卫生服务机构应根据国家免疫规划对社区内的适龄儿童开展卡介苗预防接种工作。

4.健康教育

社区卫生服务机构应定期对辖区内居民进行肺结核的健康教育和宣传。患者所用的餐具在就餐后要煮沸消毒。咳嗽或打喷嚏时,应该尽可能转过头去,并用臂弯或纸巾捂住口鼻,以避免传染他人。不要随地吐痰,应将痰吐在纸上,连同擦拭口鼻分泌物的纸一起烧掉。室内要经常通风,减少病菌的数量。

二、艾滋病

(一)概述

艾滋病全称是获得性免疫缺陷综合征(acquired immunodeficiency syndrome,AIDS)。它是由艾滋病病毒即人类免疫缺陷病毒(HIV)引起的一种病死率极高的恶性传染病。HIV 病毒侵入人体,能破坏人体的免疫系统,令感染者逐渐丧失对各种疾病的抵抗能力,最后导致死亡。自 1981 年美国首次发现和报道了 AIDS 以来,全球已有 180 多个国家和地区报告发现或流行 AIDS,艾滋病毒属于一个全球主要公共卫生问题。艾滋病于 1982年定名,1983 年发现其病原体,是当前最棘手的医学难题之一。目前还没有针对艾滋病病毒感染的治愈方法,但通过抗逆转录病毒药物进行有效治疗,可控制艾滋病病毒。截至 2018 年 3 月底,全国报告存活艾滋病病毒(HIV)感染者/AIDS 患者 79 万例,报告死亡24.5 万例,形势严峻,不容乐观。

知识链接

艾滋病的传播途径

(1)性接触:是本病的主要传播途径。欧美地区以同性和双性恋为主,占73%~80%,异性恋仅占 2%左右。非洲及加勒比海地区则以异性恋传播为主,占 20%~70%。由于异性恋传播比同性恋传播涉及面要广泛得多,故对社会人群威胁更大。

(2)血液传播:药瘾者感染发病的占艾滋病总数 17%左右,系通过共享污染少量血液的针头及针筒而传播。输血和血液制品等亦为重要传播途径。

（3）母婴传播：也是本病重要传播途径。感染本病孕妇在妊娠期间（经胎盘）、分娩过程中及产后哺乳传染给婴儿。

（4）其他途径：医护人员护理艾滋患者时，被含血针头刺伤或污染破损皮肤传染，但仅占1%。应用病毒携带者的器官移植或人工授精亦可传染。密切的生活接触亦有传播可能。

（二）艾滋病的社区管理

1.加强宣传教育，营造良好社会氛围

在社区内大力开展艾滋病的健康教育活动。充分利用报纸、广播、电视、互联网、手机等媒体，通过相关节目或开设专栏，不断扩大宣传教育覆盖面。充分发挥有社会影响的公众人物作用，鼓励和动员受艾滋病影响人群参与宣传教育工作，营造反对社会歧视的良好氛围。加强学校、车站等公共场所的宣传教育，设置固定宣传设施，经常开展艾滋病综合防治知识的宣传和咨询，大力宣传艾滋病的危害、传播途径和预防措施等知识，提高群众防治艾滋病意识和能力。加强社区流动人口、青少年、妇女、被监管人群等重点人群的宣传教育，倡导建立健康文明的生活方式。

2.综合干预

（1）突出重点，遏制艾滋病经性途径传播　打击卖淫嫖娼、聚众淫乱等违法犯罪行为。落实宾馆等公共场所摆放安全套的有关规定，加强检查指导，提高安全套的可及性。加强对高危行为人群及感染者配偶的健康教育和综合干预，提高安全套的使用率。将艾滋病检测纳入重点公共场所服务人员健康体检，对检出的艾滋病患者及时提供治疗服务。

（2）开展对吸毒人群的综合干预，减低艾滋病和毒品的危害　加强戒毒药物维持治疗的规范化管理，提高服务质量。加强对服药人员的管理和综合服务，提高维持治疗保持率，确保治疗效果。

（3）预防母婴传播，有效减少新生儿感染　将预防艾滋病母婴传播纳入妇幼保健和生殖健康服务常规工作中，建立长效工作机制。要充分利用孕产期保健服务，为孕产妇提供艾滋病与梅毒咨询、检测、转介或诊疗服务。对感染艾滋病的孕产妇及其所生婴幼儿，免费提供治疗、预防性用药、随访等系列干预服务。

3.加强血液安全管理，预防医源性传播

贯彻落实《中华人民共和国献血法》，在社区内大力开展无偿献血的宣传工作，积极建立无偿献血志愿者组织，提高固定无偿献血者的比例，采取有效措施减少高危行为人群献血。加强对采供血和血液制品生产的监督与管理。

4.加强监测检测，最大限度发现感染者

加强艾滋病检测和病例报告的管理，加强监测信息的分析和利用，建立部门间信息合作与共享机制。定期开展对感染者和患者配偶以及高危行为人群的艾滋病检测咨询工作。

5.提高治疗水平和可及性

要根据感染者和患者的具体情况，按照就地治疗原则，及时开展抗艾滋病病毒治疗，加强随访，提高治疗效果。积极动员感染者家庭成员、社区组织参与非住院患者的治疗工作,提高治疗依从性。加强被监管人员和流动人口中患者的治疗工作,提高治疗的可及性和规范化程度。要充分发挥中医药作用,探索艾滋病中西医结合的综合治疗方案,扩大中医药治疗的规模,提高治疗质量。基层医疗卫生机构要按照《国家基本公共卫生服务规范》对居民健康档案、健康教育和传染病防治等项目的要求,切实做好有关防治工作,逐步实现艾滋病防治服务均等化。

6. 加强对感染者和患者的服务和管理,全面落实关怀措施

落实"四免一关怀"政策,努力消除对感染者和患者及其家庭成员在就医、就业、入学等方面的歧视。提高艾滋病救治的保障水平,进一步减轻医疗费用负担。要加强对感染者和患者的法制宣传和道德教育,增强其法制观念,提高其社会责任感,督促感染者和患者及时将感染状况告知其配偶或有性关系者。

三、病毒性肝炎

(一)概述

病毒性肝炎(viral hepatitis)是由多种肝炎病毒引起的一组以肝脏损害为主的传染病,包括甲型肝炎(hepatitis A)、乙型肝炎(hepatitis B)、丙型肝炎(hepatitis C)、丁型肝炎(hepatitis D)及戊型肝炎(hepatitis E)。

病毒性肝炎传染性强,传播途径复杂,流行面广,其流行情况与社会经济水平和文化素质相关。除丁型肝炎外,我国是其他病毒性肝炎的高流行区,其中甲、乙两型肝炎所占比例最大,危害最重。近十年来,通过大规模接种甲、乙肝疫苗,我国病毒性肝炎的发病率呈现明显的下降趋势,但甲、乙型肝炎患者所占传染病的比例仍未改变。更严重的是乙、丙、丁型肝炎易转为慢性,且可进一步发展为肝硬化和肝癌。据估算我国每年因病毒性肝炎导致的直接经济损失至少有300~500亿元,给社会带来巨大的经济负担。因此,病毒性肝炎是我国的一个重要公共卫生问题。

(二)病毒性肝炎的社区管理

1. 管理传染源

(1)报告和登记 对疑似、确诊、住院、出院、死亡的肝炎病例均应分别按病原学进行传染病报告,专册登记和统计。

(2)隔离和消毒 急性甲型及戊型肝炎自发病日算起隔离3周;乙型及丙型肝炎隔离至病情稳定后可以出院。各型肝炎宜分室住院治疗。对患者的分泌物、排泄物、血液以及污染的医疗器械及物品均应进行消毒处理。

(3)有关行业人员肝炎患者的管理 生产、经营食品单位的直接接触入口食品的人员、职工食堂全体工作人员、食品商贩以及保育人员等,每年应做健康检查,发现肝炎患者立即进行隔离治疗。

(4)幼托机构中儿童肝炎患者的管理 幼托机构发现急性病毒性肝炎患儿后,除患儿隔离治疗外,还应对接触者进行医学观察。

(5)乙型肝炎表面抗原携带者的管理 乙型肝炎表面抗原携带者系指血液 HBsAg 阳性,但无肝炎症状、体征,各项肝功能检查正常,经半年观察无变化者。HBsAg 携带者

除不能捐献血液、组织器官及从事国家明文规定的职业或工种外,可照常工作和学习,但应定期进行医学随访。HBsAg携带者要注意个人卫生和经期卫生,以及行业卫生;防止自身唾液、血液和其他分泌物污染周围环境,感染他人;所用食具、刮刀修面用具、牙刷、盥洗用品应与健康人分开。

(6)献血员管理　献血员应在每次献血前进行体格检查,检测丙氨酸转氨酶(ALT)及HBsAg,肝功能异常和HBsAg阳性者不得献血。有条件时应开展抗-HCV测定,抗-HCV阳性者不得献血。

2.切断传播途径

(1)提高个人卫生水平。利用黑板报、小报、电影、电视、广播等各种宣传工具,在社区内广泛开展以把住"病从口入"关为中心内容的卫生宣传教育。教育居民养成饭前便后洗手的良好习惯。

(2)加强辖区饮食卫生管理、水源保护、环境卫生管理以及粪便无害化处理。

(3)加强辖区内幼托卫生的监督与管理。幼托机构要严格执行对食具及便器消毒的制度,儿童实行一人一巾一杯制,认真执行晨检或午检制。使用的玩具各班组应严格分开。发现肝炎患儿,应立即隔离并及时报告有关防疫部门,对所在班进行消毒及医学观察。

(4)各服务行业的公用茶具、面巾和理发、刮脸、修脚的用具,均应做好消毒处理。

(5)防止医源性传播。加强各种医疗器械的消毒处理,注射时实行一人一针一管,或使用一次性注射器;医疗器械实行一人一消毒。

(6)加强血液及血液制品的管理,做好血制品的HBsAg检测工作,阳性者不得出售和使用。

(7)加强母婴传播的阻断工作。向HBsAg阳性育龄妇女,广泛宣传乙型肝炎的危害性及预防乙型肝炎的注意事项,宣传优生优育。应将HBsAg和抗-HCV列为产前常规检查项目,对HBsAg和/或抗-HCV阳性的孕妇,应设专床分娩,产房所有器械要严格消毒。对HBsAg及HBeAg双阳性的孕妇所生婴儿,应用乙型肝炎免疫球蛋白(HBIG)和乙型肝炎疫苗联合免疫。

3.保护易感人群

接种乙型肝炎疫苗是预防HBV感染的最有效方法。我国卫生部于1992年将乙型肝炎疫苗纳入计划免疫管理,对所有新生儿接种乙型肝炎疫苗。乙型肝炎疫苗的接种对象主要是新生儿,其次为婴幼儿和高危人群,如医务人员、经常接触血液的人员、托幼机构工作人员、器官移植患者、经常接受输血或血液制品者、免疫功能低下者、易发生外伤者、HBsAg阳性者的家庭成员、男性同性恋或有多个性伴侣和静脉内注射毒品者等。乙型肝炎特异免疫球蛋白主要用于母婴传播的阻断,应与乙型肝炎疫苗联合使用;亦可用于意外事故的被动免疫。甲型肝炎疫苗主要用于幼儿、学龄前儿童及高危人群。人血丙种免疫球蛋白对甲型肝炎接触者具有一定程度的保护作用,主要适用于接触甲型肝炎患者的易感儿童。

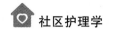

四、手足口病

(一)概述

手足口病(hand-foot-mouth disease,HFMD)是由多种人肠道病毒引起的一种儿童常见传染病,以柯萨奇 A 组 16 型(CoxA16)和肠道病毒 71 型(EV71)多见,多发生于学龄前儿童,尤其以 3 岁以下儿童发病率最高,是我国法定报告管理的丙类传染病。大多数患者症状轻微,以发热和手、足、口腔等部位的皮疹或疱疹为主要症状。少数患者可出现无菌性脑膜炎、脑炎、急性弛缓性麻痹、神经源性肺水肿和心肌炎等,个别重症患儿病情进展快,可导致死亡。手足口病常出现暴发或流行。手足口病目前没有疫苗,但只要早发现、早治疗,是完全可以治愈的。

(二)手足口病的社区管理

1. 疫情报告

(1)个案报告 应按照《中华人民共和国传染病防治法》有关规定,对符合病例定义的手足口病病例进行报告。实行网络直报的医疗机构应于 24 h 内进行网络直报,未实行网络直报的医疗机构应于 24 h 之内寄送出传染病报告卡。

(2)聚集性病例报告 发现手足口病聚集性病例时,应以最快的方式向县(区)级疾病预防控制机构报告。

(3)突发公共卫生事件报告 局部地区或集体单位发生流行或暴发时,按照有关规定,及时进行突发公共卫生事件信息报告。

2. 现场调查处置

发现手足口病聚集性病例、重症或死亡病例时,社区医疗机构要协助疾病预防控制机构对病例进行流行病学调查。

3. 传染源的管理

患儿应及时就医,并遵医嘱采取居家或住院方式进行治疗。居家患儿、家长或监护人应在社区(村)医生的指导下,密切关注患儿的病情变化,如发现神经系统、呼吸系统、循环系统等相关症状时,应立即送医院就诊。同时,要尽量避免与其他儿童接触。住院患儿应在指定区域内接受治疗,防止与其他患儿发生交叉感染。

管理时限为自患儿被发现起至症状消失后 1 周。乡镇卫生院/社区卫生服务中心、村卫生室/社区卫生服务站等负责本辖区居家治疗的手足口病患儿的随访工作,掌握居家治疗患儿的病情进展情况。

4. 标本采集和检测

所有重症和死亡病例均要采集标本,可以采集咽拭子、粪便或肛拭子、疱疹液、脑脊液、血清等,死亡病例还可采集脑、肺、肠淋巴结等组织标本。聚集性病例至少要采集 2 例病例标本开展病原学检测。社区医疗机构在疾病预防控制机构指导下进行相关生物学标本的采集。

5. 消毒措施

指导病患家、托幼机构和小学进行物品的消毒。

6.健康教育

开展手足口病防治知识的宣传工作,使5岁以下儿童家长及托幼机构工作人员等了解手足口病的临床症状,掌握最基本的预防措施,强调保持良好的个人卫生习惯及环境卫生措施对于有效预防手足口病的重要性,动员托幼机构老师和管理人员、儿童家长成为手足口病防控工作的主动参与者,形成群防群控。与重症或死亡病例发病前1周或发病后有共同生活、居住史的5岁以下儿童,要对其家长或监护人进行健康教育,做好儿童的密切观察,出现症状要及时就诊和治疗。

7.重点人群及重点机构的预防控制措施

为降低人群手足口病的发病率,减少聚集性病例,避免医院感染,要做好以散居儿童为主的重点人群和以托幼机构、医疗机构为主的重点场所的预防控制工作。

(1)散居儿童的预防控制措施 ①饭前便后、外出回家后要用肥皂或洗手液等给儿童洗手;看护人接触儿童前、替幼童更换尿布、处理粪便后均要洗手。②婴幼儿的尿布要及时清洗、暴晒或消毒;注意保持家庭环境卫生,居室要经常通风,勤晒衣被。③婴幼儿使用的奶瓶、奶嘴及儿童使用的餐具使用前后应充分清洗、消毒;不要让儿童喝生水、吃生冷食物。④本病流行期间不宜带儿童到人群聚集、空气流通差的公共场所;避免接触患病儿童。⑤儿童出现发热、出疹等相关症状要及时到医疗机构就诊。⑥居家治疗的患儿避免与其他儿童接触,以减少交叉感染;对患儿粪便及时进行消毒处理。

(2)托幼机构预防控制措施 ①每日进行晨检,发现可疑患儿时,要采取立即送诊、居家观察等措施;对患儿所用的物品要立即进行消毒处理。②教育、指导儿童养成正确洗手等良好的卫生习惯;老师要保持良好的个人卫生状况。③教室和宿舍等场所要保持良好通风;定期对玩具、儿童个人卫生用具(水杯、毛巾等)、餐具等物品进行清洗消毒。

(3)医疗机构的预防控制措施 ①加强预检分诊,专辟诊室(台)接诊发热、出疹的病例。增加候诊及就诊等区域的清洁消毒频次,室内清扫时应采用湿式清洁方式。②医务人员在诊疗、护理每一位病例后,均应认真洗手或对双手消毒,或更换使用一次性手套。③诊疗、护理手足口病病例过程中所使用的非一次性仪器、体温计及其他物品等要及时消毒。④对住院患儿使用过的病床及桌椅等设施和物品必须消毒后才能继续使用。⑤患儿的呼吸道分泌物、粪便及其污染的物品要进行消毒处理。

知识链接

《手足口病诊断》解读

手足口病是全球性传染病,已发现20余种肠道病毒可引起手足口病,2008年纳入丙类法定管理传染病,在我国丙类传染病中发病率和病死率居于首位,已成为我国最重要的急性传染病之一。制定手足口病诊断标准,有助于进一步规范手足口病的诊断和鉴别诊断,加强手足口病的防治,为手足口病的防治提供科学的依据。

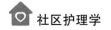

世界卫生组织制定并发布了《手足口病临床管理及公共卫生应对指南》，对手足口病的流行病学、病毒学、实验室诊断、EV-A71的致病机制、临床特征及病例管理、预防与控制等进行了统一规定。

本标准内容主要包括：前言，范围，术语和定义，缩略语，诊断依据，诊断原则，诊断，鉴别诊断和3个规范性附录。

在诊断依据部分，列出了手足口病的流行病学特点、临床表现和实验室检查。诊断原则，一是根据临床表现及实验室检查结果做出临床诊断和分型。流行病学资料可做参考；二是确诊需要手足口病相关病原学和血清学检测的阳性结果。诊断分为临床诊断病例、确诊病例。临床分型分为普通型、重型、危重型。鉴别诊断应注意与其他出疹性疾病、其他病毒所致脑膜炎或脑炎、脊髓灰质炎、肺炎鉴别。本标准适用于全国各级各类医疗卫生机构及其医务人员对手足口病的诊断。

来源：中国政府网 法规司

五、流行性感冒

(一)概述

流行性感冒(influenza)简称流感，是由流感病毒引起的急性呼吸道感染，是一种传染性强并且传播速度快的疾病，属于法定丙类传染病。流感病毒分为甲、乙、丙三型，甲型流感可感染多种动物，是人类流感的主要病原体，且易发生变异，已多次引起世界范围的大流行。主要通过空气中的飞沫、人与人之间的接触或被污染物品的接触传播，一般秋冬季节是其高发期。

(二)流行性感冒的社区管理

1. 发现患者

确认患者感染的时间，流感一般潜伏期为1~3 d，发病后1~7 d有传染性，病初2~3 d传染性最强。评估患者的临床症状，包括寒战、高热、头痛、肌肉痛及全身不适等。如果出现高热、咳嗽或咽喉肿痛等病情加重的症状，应尽快就医。年老体弱的患者，应注意是否有其他疾病的发生，比如肺炎。及时填写好疫情报告卡和记录文件，存入健康档案。

2. 患者日常生活指导

(1)居室宜空气清新、流通，阳光充足。有条件者应实行家庭隔离，让患者单独居住，以控制传播。

(2)嘱患者多休息，必要时卧床，发热患者注意保暖。多饮水，给予易消化、营养丰富的食物，可以是流质或半流质饮食，如面条、粥和鸡蛋羹等，多食用新鲜水果，补充体力。进食后，以温开水或温盐水漱口，注意保持口鼻清洁，促进康复。

(3)高热患者根据病情给予物理降温，或遵医嘱服用解热镇痛药物。

(4)避免参加集会，尽量少去公共场所，如果外出应戴口罩。打喷嚏或咳嗽时遮住口鼻,减少病毒传播的机会。

(5)患者使用过的玩具、食具和衣物等生活用品,应煮沸消毒或在日光下暴晒2 h以上消毒。

3.患者管理

对患者尽早进行呼吸道隔离和早期治疗,隔离时间为1周或者至疾病主要症状消失。

4.患者家庭成员管理

可通过注射疫苗预防流感。其中灭活疫苗的效果较好,接种对象为65岁以上的老人、儿童、严重心肺疾病患者、免疫力低下以及可能密切接触患者的人员;接种时间为每年10~11月中旬,每年接种1次,2周可产生有效抗体。但是对鸡蛋或疫苗中其他成分过敏者、急性传染病患者、妊娠3个月的孕妇及严重过敏体质者不宜接种。家庭成员中的易感者应注意休息,合理饮食,保持充足的睡眠,适当锻炼身体,提高免疫力。与患者接触时,应注意防护,避免被传染。

六、细菌性痢疾

(一)概述

细菌性痢疾(bacillary dysentery)简称菌痢,是由志贺菌属引起的肠道传染病,属于法定乙类传染病。常年散发,夏秋季可引起流行,一般从5月开始上升,8~9月达到高峰,10月以后逐渐减少。

(二)细菌性痢疾的社区管理

1.发现患者

评估患者的临床症状,常见症状有寒战、发热、腹痛、腹泻、里急后重、排黏液脓血样大便、肠鸣音亢进等;如果是中毒性菌痢,多起病急骤、突然高热、反复惊厥、嗜睡、昏迷及抽搐,迅速发生循环衰竭和呼吸衰竭,而肠道症状轻,应引起高度重视。及时填写好疫情报告卡和记录文件,存入健康档案。

2.患者日常生活指导

(1)对于急慢性患者应及时采取消化道隔离,直至大便培养阴性。如果患者属于水资源管理者、餐饮人员、幼托机构人员,必须立即调离原岗位,慢性患者不允许从事以上职业。

(2)养成良好的卫生习惯,不到卫生条件差的街头摊点就餐,在外尽量少吃凉拌菜和肉类烧烤食物。注意饮食卫生,勤洗手,患者使用过的食具应煮沸消毒。

(3)饮食以流食为主,切忌早期给予多渣、多纤维或刺激性的食物。可以多食用新鲜食物,避免生冷食物。食用瓜果一定要洗净,可先用清水浸泡,然后再用清水冲洗3遍以上,特别是带叶、带根的蔬菜,葡萄、草莓等水果需要在清水中适当加少量盐,浸泡几分钟后用清水冲净。

(4)注意局部皮肤的护理,保持肛门周围皮肤清洁,便后用柔软的卫生纸擦拭后可用温水清洗,或涂上凡士林软膏予以保护。

(5)患者要有专门的便器,患者的排泄物及便器要定期进行消毒,常用的是含次氯酸钠的 84 消毒液。

3. 管理患者

遵医嘱服用药物,严禁过早停药,造成细菌产生抗体,使疾病转为慢性。大部分急性菌痢患者在 1~2 周内痊愈,少数患者转为慢性或带菌者。

4. 管理患者家庭成员

注意家庭饮食卫生,尽量不吃剩饭菜。冰箱内储放的直接入口食品,经卫生处理后才能进食。加工凉拌菜时,要把双手清洗干净,用专门的熟食案板和刀具,不与生肉刀具和案板混用。盛放凉拌菜和色拉等的容器要专用。家庭其他成员要与患者使用各自的食具,与患者使用不同卫生间,以避免感染。帮助患者处理完排泄物时,要用消毒水(如5%优氯净等)泡手 2 min,再以流水冲洗干净。注重养成良好的卫生习惯。

七、人感染高致病性禽流感

(一)概述

人感染高致病性禽流感,简称人禽流感(human avian influenza),是由甲型流感病毒某些亚型中的毒株引起的急性呼吸道传染病,属于法定乙类传染病。1997 年 5 月,我国香港特别行政区的 1 例死亡病例,是世界上首次证实甲型流感病毒 H5N1 感染人类。随后,相继有 H9N2、H7N7 等亚型感染人类的报道。尤其是高致病性禽流感(highly pathogenic avian influenza,HPAI)常由 H5N1 型引起,患者病情较严重,可出现毒血症、感染性休克、多脏器功能衰竭等多种并发症而致人死亡。

(二)人感染高致病性禽流感的社区管理

1. 发现患者

由于传染源主要为患禽流感或携带禽流感病毒的鸡、鸭、鹅等家禽,特别要了解患者与禽类的接触史,比如接触禽类及其分泌物、排泄物、受病毒污染的水等。潜伏期一般在 7 d 以内,多为 2~4 d。感染 H9N2 仅有轻微呼吸道症状,感染 H7N7 常表现为结膜炎,重症患者多是感染的 H5N1 病毒。评估患者患病症状,如鼻塞、流涕、头痛、肌肉酸痛等,以及患者病情进展情况,是否迅速。如果患者病情发展迅速,应建议其住院治疗,发现疫情后应立即上报,填写好疫情报告卡和记录文件,存入健康档案。

2. 患者日常生活指导

如果发现禽流感疫情必须立即销毁家中饲养的受感染家禽,防止疫情扩大。由于禽流感病毒在低温下存活时间较长,因此不食用未熟的肉类,特别是禽类食物,不饮用生水,注意饮食卫生,勤洗手。食用禽类食物时尽量高温烹饪,使禽流感病毒因高温而灭活。其他与流感指导相似。

3. 患者管理

基本与流感相似,但部分病例出现严重并发症,如重症肺炎、急性呼吸窘迫综合征、多器官功能衰竭、败血症等,可导致患者死亡,治疗期间应注意观察病情变化。

4. 患者家庭成员管理

加强对家庭成员的检测,是否还有接触过受感染禽类的其他人发病,特别是从事饲养、捕杀、屠宰和销售禽类的人员。接触患者时必须要戴口罩、手套,接触后要洗手。

练习题

(1)传染病患者的管理原则是(　　　　)

A. 早发现

B. 早诊断

C. 早报告

D. 早隔离

E. 以上都是

(2)下列哪种方式,是提高易感人群特异性免疫力的措施(　　　　)

A. 增加锻炼

B. 接种预防该病的疫苗

C. 接种丙种球蛋白

D. 预防性服药

E. 以上都不是

(3)突发公共卫生事件上报时限是(　　　　)

A. 2 小时

B. 6 小时

C. 12 小时

D. 24 小时

E. 48 小时

(4)下列哪项不属于突发公共卫生事件(　　　　)

A. 重大传染病疫情

B. 群体性不明原因疾病

C. 重大食物中毒事件

D. 重大职业中毒事件

E. 慢性肺部疾患

(5)有传染病疫情时,对传染源密切接触者检疫期为多长(　　　　)

A. 发现患者至患者痊愈

B. 最后接触患者日至该病最长潜伏期

C. 21 d

D. 3 个月

E. 最早接触患者日至该病最长潜伏期

（裴慧丽）

第十一章

社区灾害与急救护理

学习目标

(1) 掌握社区灾害性事件的概念及发生特点。

(2) 掌握灾害性事件现场救护工作的内容及注意事项。

(3) 理解社区灾害的预防与管理。

(4) 理解社区常见急性事件救护的紧急处理。

(5) 能运用本章所学知识,对社区灾害发生时伤员进行预检分诊。

案例导学

2020 年 6 月 13 日 16:46 左右,G15 沈海高速温岭市大溪镇良山村附近高速公路上,一辆由宁波开往温州的槽罐车发生爆炸,导致周边部分民房及厂房倒塌。截至 6 月 14 日,事故已造成 19 人遇难,172 人住院治疗,周边建筑受到不同程度损坏,具体损失情况还在统计。据目击者反映,爆炸现场火光冲天,在强烈爆炸声后,高数十米的灰白色蘑菇云瞬间腾起。随后爆炸点上空被火光染红,现场附近火焰四溅。

槽罐车爆炸发生后,台州市、温岭市第一时间启动应急处置预案。消防人员、医护人员等迅速赶赴现场,全力搜救、抢救伤者。据记者了解到,现场救援共投入挖掘机等大型抢险救援机械设备 30 多台,出动各类救援车辆 151 辆、参与救援人员 2 660 多人次。

请思考

(1) 根据灾害现场出现的众多伤员,社区护理人员应如何预检分诊?

(2) 对灾害现场出现的不同病种患者应采取哪些有效的护理措施?

第一节　社区灾害

近年来,突发的自然灾害和人为灾害几乎每年都不同程度地发生,影响着人们的健康和社会的发展。针对灾害事件与公共卫生安全事件等的应对能力,已成为评价一个国家医疗卫生服务水平、社区卫生服务能力的重要指标。我国人口众多,又是自然灾害高发国家之一,如何有效应对灾害事件,已经成为当今社会各界关注的热点问题。除此以外,一些突发的急性事件,如中毒、创伤、意外伤害、溺水、误吸等,也会使社区居民的生命健康受到严重危害。作为社区护理人员,应掌握应对灾害与社区急性事件的基本知识和

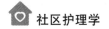社区护理学

技能,面对突发事件能够及时、正确、有效处理。

一、灾害的概念及类型

(一)灾害的概念

目前,不同的学者对灾害(disaster)的观点不同,但都具有两个共性,一是具有突发性和破坏性,二是其规模和强度超出灾害社区的自救能力或承受能力,两者缺一不可。联合国"国际减灾十年"专家组提出:灾害是一种超出受影响社区现有资源承受能力的人类生态环境的破坏。世界卫生组织认为:任何能引起设施破坏、经济严重损失、人员伤亡、人群健康状况及社会卫生服务条件恶化的事件,当其破坏力超过了所发生地区所能承受的程度而不得不向社区外部寻求专门求援时,即可称之为灾害。

社区灾害性事件(community calamity incident)是指在社区发生的各种自然或人为因素所造成的,所有危及人们生命安全或导致人员伤亡的突发灾难性事件,往往无法预料。灾害性事件具有突发性、复杂性等特点,发生紧急、伤亡人数多、波及面广、破坏性强、损失巨大、援助需求迫切。因此,必须制定急救预案和流程,制定有效防护措施。

(二)灾害的类型

灾害的分类方式有多种,如按灾害发生因素分类、按灾害发生速度分类、按灾害发生地区分类、按灾害应对方法分类。人们习惯上把灾害分为自然灾害和人为灾害。

1. 自然灾害

包括天文灾害(星球撞击、陨石破坏等),气象灾害(水旱灾、台风、龙卷风、霜冻、雷电、沙尘暴等),水文灾害(海啸、厄尔尼诺现象等),地质灾害(地震、火山爆发等),地貌(表)灾害(泥石流、山体滑坡等),生物灾害(病害、虫害、鼠害等),环境灾害(大气污染、水污染、海洋污染、噪声污染、其他污染等)等,如2008年5月12日发生的汶川地震即是典型的自然灾害。

2. 人为灾害

包括交通事故灾害(公路交通事故、铁路交通事故、民航事故等),火灾(森林火灾、工矿火灾、城市火灾等),爆炸灾害(火药爆炸、工业粉尘爆炸等),建筑物爆炸灾害(桥梁断裂、房屋坍塌等),工伤事故灾害(坠落伤、电击伤、烧伤等),卫生灾害(职业病、地方病、中毒、传染病暴发等),矿山灾害(瓦斯爆炸、矿井崩塌),科技事故灾害(核事故、航天事故、生物工程事故等),战争及恐怖行为所致的灾害等。

通常情况下,自然灾害与人为灾害不是截然孤立的,某些自然灾害与人改造自然过程中的行为密切相关,例如泥石流、沙尘暴、洪水等,既有自然因素,又有人为因素推动灾害形成。在当今社会,除地震、洪水等自然灾害外,人为灾害也已成为一个重要的公共问题。

二、社区灾害的预防与管理

(一)社区灾害的预防

灾害的预防阶段是通过防灾活动,将受灾人群的健康问题减少到最小范围,灾害发

生前的训练和应对是灾害预防阶段的主要任务。

（1）构建社区救护体系，进行模拟灾害发生时的预警和疏散演练。

（2）对居民进行突发性事件相关知识的教育，指导居民正确认识灾害，进行防灾健康教育，使居民掌握科学的防灾抗灾知识，形成科学的防灾意识。

（3）排除可能发生灾害的隐患。

（4）与社区居民委员会和其他部门加强沟通联系，共同提高居民的防灾救灾能力。

（二）社区灾害发生时的应对与管理

1. 上报

一旦得知社区发生灾害事件，应立即启动预案，接诊的全科医生和社区护士应立即上报社区卫生服务中心相关负责人，并在第一时间上报相关部门。

2. 现场救助

社区护士在灾区应帮助居民尽快脱离危险区域，并迅速对伤员进行分类，做到先救命、后治伤。

3. 转诊

根据伤情分类与社区可利用医疗资源，协同灾害救援队按照就近原则、运用合理的转运技术将伤员转移至医疗场所或安全地带实施救治。

三、社区护士在灾害救援时应具备的能力

社区护士是社区医疗救护的重要成员之一，在预防和应对灾害方面发挥着重要作用。社区护士在灾害救援时需要具备以下几方面的综合能力。

1. 制订科学护理计划的能力

在灾害环境中，护理对象的健康不仅与饮水、饮食、环境卫生相关，而且也与通讯、运输等因素关系密切。因此，在制订计划时应考虑与上述部门的沟通与合作。

2. 灾害救护的基本能力

为了更好地对受灾居民与救援人员进行心理辅助工作，社区护理人员应具备高度的责任心，良好的身体素质、心理素质及应对能力。

3. 灾害现场救护的知识与技能

在灾害现场救援过程中社区护士要反应敏捷、判断准确、处置安全迅速，并且应掌握基本的救护技能，如预检分诊、心肺复苏、气管插管、骨折的临时固定、止血、清创、缝合等。

4. 熟练应用急救仪器

如能正确使用各种监护仪器、掌握操作技术。

5. 灾后处置能力

妥善处理灾后疾病的预防与控制工作的能力。

知识链接

国际减轻自然灾害日

国际减轻自然灾害日（International Day for Disaster Reduction）是由联合国大会 1989 年定于每年 10 月的第 2 个星期三。2009 年，联合国大会通过决议改为每年 10 月 13 日为国际减轻自然灾害日，简称"国际减灾日"。

自然灾害是当今世界面临的重大问题之一，严重影响经济、社会的可持续发展和威胁人类的生存。联合国于 1987 年 12 月 11 日确定 20 世纪 90 年代为"国际减轻自然灾害十年"（IDNDR）。所谓"减轻自然灾害"，一般是指减轻由潜在的自然灾害可能造成对社会及环境影响的程度，即最大限度地减少人员伤亡和财产损失，使公众的社会和经济结构在灾害中受到的破坏得以减轻到最低程度。历年的主题分别如下。

1991 年 10 月 9 日主题是"减灾、发展、环境——为了一个目标"。

1992 年 10 月 14 日主题是"减轻自然灾害与持续发展"。

1993 年 10 月 6 日主题是"减轻自然灾害的损失，要特别注意学校和医院"。

1994 年 10 月 12 日主题是"确定受灾害威胁的地区和易受灾害损失的地区——为了更加安全的 21 世纪"。

1995 年 10 月 11 日主题是"妇女和儿童——预防的关键"。

1996 年 10 月 9 日主题是"城市化与灾害"。

1997 年 10 月 8 日主题是"水：太多、太少——都会造成自然灾害"。

1998 年 10 月 14 日主题是"防灾与媒体——防灾从信息开始"。

1999 年 10 月 13 日主题是"减灾的效益——科学技术在灾害防御中保护了生命和财产安全"。

2000 年 10 月 11 日主题是"防灾、教育和青年——特别关注森林火灾"。

2001 年 10 月 10 日主题是"抵御灾害，减轻易损性"。

2002 年 10 月 9 日主题是"山区减灾与可持续发展"。

2003 年 10 月 8 日主题是"面对灾害，更加关注可持续发展"。

2004 年 10 月 13 日主题是"减轻未来灾害，核心是如何'学习'"。

2005 年 10 月 12 日主题是"利用小额信贷和安全网络，提高抗灾能力"。

2006 年 10 月 11 日主题是"减灾始于学校"。

2007 年 10 月 10 日主题是"防灾、教育和青年"。

2008 年 10 月 8 日主题是"减少灾害风险 确保医院安全"。

2009 年 10 月 8 日主题是"让灾害远离医院"。

2010 年 10 月 13 日主题是"建设具有抗灾能力的城市：让我们做好准备！"。

2011 年 10 月 13 日主题是"建设具有抗灾能力的城市——让我们做好准备"。

2012 年 10 月 13 日主题是"女性——抵御灾害的无形力量"。

2013 年 10 月 13 日主题是"面临灾害风险的残疾人士"。

2014 年 10 月 13 日主题是"提升抗灾能力就是拯救生命——老年人与减灾"。

2015 年 10 月 13 日主题是"掌握防灾减灾知识,保护生命安全"。

2016 年 10 月 13 日主题是"用生命呼吁:增强减灾意识,减少人员伤亡"。

2017 年 10 月 13 日主题是"建设安全家园;远离灾害,减少损失"。

2018 年 10 月 13 日主题是"减少自然灾害损失,创建美好生活"。

2019 年 10 月 13 日主题是"加强韧性能力建设,提高灾害防治水平"。

来源:国家减灾委员会

第二节　社区灾害应对及重建期护理

应对阶段主要是指灾害发生后 48 h 以内的阶段。社区护士作为救护人员参与灾害救护,应及时评估社区灾害,以确定灾害的性质和范围、受灾人群的基本情况、存在的安全隐患等,以便快速做好全面准备。

一、伤病员预检分诊

(一)预检分诊的定义

预检分诊(pre-examination of triage),也称检伤分类或类选,是指评估伤员身体状况的紧急与严重程度,以及当必须同时处理多位伤员时的优先顺序。包括躯体病情的预检分诊、心理问题的预检分诊两部分内容。其目的是以有限的资源在最短时间内尽可能多地救护伤员。承担预检分诊工作的救护人员需佩戴特殊标志(如身穿马甲、戴臂套等)。

(二)预检分诊的原则

要求在 1 min 内完成对一个伤员的现场预检分诊并最大限度地对伤员实施急救措施。参与救护的社区护士通过预检分诊区分所有伤员的轻重缓急、先后救护次序,做好记录并指挥转运伤员进入临时指定的救护区域。

(三)预检分诊的方法

1. 预检分诊中的标志颜色

根据灾害现场伤员的伤情给予其佩戴不同颜色的伤情识别卡,挂在伤员胸前或缚在手腕上,并提供最基本的治疗护理方法。伤情识别卡的内容主要包括一般情况、生命体征、意识、瞳孔等评估、初步诊断、处置措施及时间。常用红、黄、绿、黑色来显示伤员的病情轻重。

(1)红色　非常紧急,第一优先处置。伤员病情危重,意识丧失,已威胁生命并处于休克状态,应在 1 h 内立即送往医院救护。常见于心跳呼吸骤停、上呼吸道梗阻、张力性气胸、大量出血等。

（2）黄色　紧急,第二优先处置。伤员生命体征稳定,有潜在危险,尚未休克,但伤情严重,应在被发现后4~6 h内进行初步紧急救护后优先转运。常见于严重烫伤、头皮撕裂、肱骨骨折、肩关节错位等。

（3）绿色　不紧急,第三优先处置。伤员意识清醒、轻度损伤,不需要转运及立即入院救护,可以在现场治疗。如单纯的伤口破裂、扭伤、擦伤等。

（4）黑色　已遇难死亡者或者损伤程度非常严重、没有存活希望的伤员。常见于心跳呼吸停止、躯干分离、高处坠落致严重创伤者。

2. 预检分诊常用方法

（1）RPM初步预检分诊　RPM分别代表的是:呼吸、灌注量和精神状态。判断依据如下。

1）R（呼吸）:无呼吸,给予畅通呼吸道;仍然无呼吸,提示黑色;呼吸恢复,提示红色。有呼吸,超过30次/min,提示红色;低于30次/min,检查灌注情况。

2）P（灌注量）:桡动脉搏动消失或毛细血管充盈时间超过2 s,提示红色;桡动脉搏动存在或毛细血管充盈时间小于2 s,检查精神状态。

3）M（精神状态）:不能听从简单的指令（无意识）,提示红色;能听从简单的指令,提示黄色或者绿色。

（2）START急救处置　START分别代表的是简单、类选、迅速、救护。这种分类救护方法比较常见,适用于现场相对较小、短时间内有大量伤员的救护。主要根据伤员的通气状况（V）、循环状况（C）及意识状况（M）对伤情进行及时、简捷的预检分诊和迅速有效的救护。流程如下。

1）V（通气状况）:死亡,不予处理,评估下一位伤员;呼吸次数大于30次/min,立即处理（第一优先）;呼吸次数小于30次/min,延迟处理,评估下一项。

2）C（循环状况）:颜色恢复大于2 s,立即处理（第一优先）;颜色恢复小于2 s,延迟处理,评估下一项。

3）M（意识状况）:不能听指令,立即处理（第一优先）;能听指令,延迟处理,评估下一位伤员。

二、伤病员现场救护和转运

（一）现场救护基本要求

1. 快速有序

要求在1 min内完成对伤员的伤情检查与评估,并给予必要的紧急救护,优先处理危重症患者（如心搏骤停、开放性气胸、出血性休克等）,在初步评估伤情后,对危重症患者进行系统的检查,防止漏诊、误诊,并避免在搬运患者的途中加重创伤。

2. 对救护人员的要求

担任现场救护的专业人员,应分担相关任务,并选择、确定能容纳伤病员的救护场所。灾害所致伤病种类繁多,伤情复杂,加之地域环境陌生,对到达现场的各类技术力量要进行统筹安排,根据实际需要进行必要的调整,专科救护人员要适时调整组合,从事本专业以外的业务。要将救护领域划分为非常紧急、紧急、非紧急3个领域,对救护区域规定出入口,避免发生混乱。对现场救护后的伤员,及时做好标志并移交给负责转运的相关人员。

(二)现场救护基本原则和救护措施

1. 现场救护原则

现场救护原则是先挽救生命,稳定病情及迅速转运。

2. 基本救护措施

对于危重症以及大批群体创伤患者的现场救护,容易受到人力、物力、时间等客观条件的限制,很难得到确定性的诊断和救护。目前,常见的救护措施多按照VIGCF救护程序进行程序化处理,及时解除威胁生命的相关因素,稳定伤病员的生命体征,快速安全转运,提高救护效率,降低伤病员的死亡率和伤残率。VIGCF的救护程序如下。

(1)保持呼吸道通畅(ventilation,V) 是指保证气道通畅,维持正常的通气。严重创伤伤员常常伴有呼吸道梗阻以致窒息,必须用吸引器或者用手及时清理口咽分泌物、呕吐物等。

(2)维持有效循环(infusion,I) 是指输血、输液扩充血容量,以防止病情恶化和休克发生。使用静脉套管针迅速建立至少两条静脉通道,保证大量输液、输血通畅。及时维持有效的循环血量,使休克尽快恢复,为进一步救护赢得时间。

(3)观察伤情变化(guardianship,G) 注意观察伤员意识、瞳孔、呼吸、尿量、出血量等的变化,以助于判断伤情、估计出血量和指导救护。

(4)控制活动性出血(control bleeding,C) 是伤员早期救护的重要手段。对有明显外伤出血伤员,迅速控制伤口出血。紧急时候可采用指压法止血,即压住出血伤口或肢体近心端的主要血管,并及时用敷料包扎伤口。

(5)配合医师进行诊断性操作(follow,F) 对有手术指征的伤员,护理人员应及时做好配血、皮试、血气分析、备皮、留置胃管、留置尿管等术前准备,对无手术指征的患者给予密切监护。

三、社区灾害重建期健康管理

(一)灾害重建期的健康管理内容

1. 给受灾居民提供免费治疗服务

给偏僻的社区或行动不便的伤员提供移动巡回服务、家庭访问服务等。

2. 卫生管理

建立防疫机动队,建立有效的防疫体系。受灾地区的下水道、卫生间和垃圾场等害虫容易繁殖的地方及时进行消毒。

3. 传染性疾病管理

发现可疑传染病伤员应立即报告,对受灾居民避难所采取集中杀菌消毒措施。

4. 预防接种

为集体收容所中的受灾居民和受灾地区有感染可能性的居民进行预防接种。

(二)受灾居民的心理支持

灾害时的心理支持是指在遇到灾害事件时,对受灾人员及其他当事人进行的心理干预。不管人们经历何种灾害,都会受到不同程度的刺激,产生各种心理变化。因此,救护人员应当理解受灾者的心理变化,根据不同的需求,提供必要的心理支持。

1. 灾害引起的心理变化

(1)正常反应 表现为不安、寒战、恶心、呕吐,可按简单命令参与救助。

(2)外伤性抑郁 表现为呆站或呆坐的状态,如同"正常反应",也可参与简单的救助活动。

(3)惊吓 表现为丧失判断力,有可能引发"群体恐惧心理",要及时采取隔离措施。

(4)过度反应 表现为讲恐吓性故事,说不适当的幽默,到处乱窜等反应,需要尽快与现场隔离。

(5)转换反应 表现为听力障碍、视力障碍、癔病性昏迷、麻痹等躯体症状,需要立即治疗。

2. 灾害相关应激障碍

(1)危机状况压力(CIS) 是指正常人经历非正常状况后所产生的各种情绪。可见于受灾者及其家属、邻近居民、救援人员以及志愿者等。常见的表现为感到疲劳、胸痛、消化不良、睡眠障碍,并出现混乱、否定、抑郁、丧失记忆、噩梦、绝望等情绪反应。

(2)创伤后的应激障碍(PTSD) 指的是当个人经历超出正常范围的,几乎对所有人都会带来明显痛苦的,严重威胁自己生命或躯体完整的事件后所发生的精神障碍。主要症状如下。

1)反复重现创伤性的体验。伤员不自觉地反复回忆当时的痛苦体验,或反复出现幻觉,幻想形成的创伤事件重演。

2)回避与创伤事件有关的活动。伤员容易产生与亲人的感情变得淡漠、与旁人疏远、对未来失去憧憬或者觉得活着没有意思等一系列症状。

3)持续性的警觉性增高。常伴有神经兴奋、过分敏感、注意力集中困难、失眠或者容易惊醒、抑郁、自杀倾向等表现。

不仅仅是灾难的直接受害者,那些从事救护工作的救援人员、志愿者,甚至指导救援的专家也都有可能发生 PTSD,通常是在 1～6 个月内发病,也有的在 6 个月后发病。因此,在配备救援队成员时,选用有救灾经验的人员,增加救援队伍的心理承受能力的强化训练,并定期组织有 PTSD 专家参加的心理座谈等。

第三节　社区急救护理

一、社区急救概念及特点

(一)社区急救概念

社区急救护理(community emergency nursing care)是指对在社区内遭受各种危及生命的急症、意外创伤、中毒等患者,在当时、当地进行及时、有效的基础医疗救护。包括现场初步救护、转运和途中救护。社区急救主要是患者出事或开始发病至医院就医之前这一时间段的救护。

社区急救不同于综合医院急诊科或病房内的抢救,它是针对发生在社区范围内的各种可能危及生命的急性事件采取及时、有效的初步急救措施,以对症处理、抢救患者的生命为主,并以最快的速度、最安全的方式将患者转送至医疗机构。当社区紧急救护实施时,社区医护人员往往比医院急诊科医生更早地接触患者。社区急救定位于家庭与社区抢救水平上,在医院急诊科抢救之前,因此,社区急救是提高患者抢救成功率的首要环节。

(二)社区急救特点

1. 急救的时效性

社区急救是院前急救的前沿阵地,事件发生后往往情况紧急,需要争分夺秒投入抢救工作,以对症治疗、抢救生命为主要内容。

2. 体现社区护士的能力

社区出现的急性事件种类多、情况急、影响面大,社区护士不但要掌握急症的防治方法、处理原则和现场急救技术,还要具备独立处理急性事件的能力,以满足各类急救患者的需要。

3. 做好合作和协调

社区护士介于政府机构与社区居民之间,应充分做好纽带作用。

4. 注重预防在先的原则

社区护士要有防患于未然的意识,必须熟知社区环境和社区人群特点,预见性地发现社区危险因素,积极预防和减少社区急性事件的发生。

5. 健康教育的宣教

采用多种形式开展防病治病知识的宣教,普及安全防护知识、现场急救技术和避险脱难的技巧,提高自救互救的能力和效果。

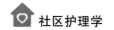

二、社区急救的原则

1. 现场评估、判断病情

迅速对患者进行准确的全面评估,测量患者生命体征和意识状态。观测患者的一般状况,包括皮肤黏膜的完整性、语言表达能力、四肢活动情况、患者对伤痛的反应等,以了解患者受到生命威胁的程度。

2. 维持自主呼吸

及时清理口、鼻分泌物及异物,保持呼吸道通畅。观察患者的呼吸情况,若呼吸停止,应立即行人工呼吸。

3. 心脏复苏

若患者的循环功能停止,应立即实施胸外心脏按压。

4. 止血与输血

检查患者是否有活动性出血并及时采取止血措施,常用止血方法有包扎止血、加压包扎止血、指压止血、加垫屈肢止血、止血带止血、填塞止血等,可根据患者情况及现场条件灵活选择。对于失血较多者,应尽早建立静脉通道,补充血容量。

5. 体位

让患者安静并注意保持适当的体位,以利于控制病情、增加患者舒适度。

6. 做好转诊工作

在患者病情得到控制、暂时稳定的前提下,应尽早送到医院接受进一步救治,并注意转运过程中的救护工作。

第四节　社区常见急性事件救护

社区急性事件是指发生在社区范围内的各种可能危及生命的急症、创伤、中毒、灾难事故等事件的总称,也包括急性病和慢性病的急性发作。社区护理人员对急性事件的应对主要体现在现场急救处理及转运患者途中的监护中,使患者在转往医院前的最短时间内接受较为专业的生命支持、诊疗及护理。

社区急性事件具有以下几个特征:①病情种类复杂多样;②服务对象广泛;③病情危急、危害较大;④医疗资源和救护人员较少,责任重大。

以下介绍几种常见社区急性事件的救护措施。

一、伤员的转运

伤病员经过现场初步伤情评估、实施救护后,除暂时留置观察的危重伤员外,还有一些需就近转送到相关医院进一步救治的伤员。负责救护的人员要向相关医院通告患者在转运过程中的情况,负责转运的人员应佩戴相应的标志,转运准备完毕后应向相关医院负责救护的部门报告车牌号、转运患者人数、患者伤情及受伤类型等信息。在转运过程中,社区护士主要承担伤员的病情观察、安全保障、生命体征监测以及必要时建立静脉通路和转运过程中的预检分诊工作。同时,在转运过程中应注意以下几点。

1. 避免脊髓损伤

重伤员在搬动前应该首先放置颈托,或行颈部固定,以防颈椎错位,损伤脊髓。若需拖拉伤者,应以身体长轴方向直向拖行,不可侧面横向拖行。

2. 保持合理体位

搬运时一般应取平卧位,担架转运伤员行走时,应使伤员的头在后;下楼梯时在前面抬担架者应将担架抬高以保持担架平衡;抬伤员入救护车时,应使伤员头在前。

3. 昏迷伤员转运

转运时使伤员处于侧卧位或俯卧位,头偏向一侧,以利于呼吸道分泌物引流。

4. 转运身体带有刺入物的伤员

应避免挤压、碰撞,严禁震动。

5. 伤员尽量由急救车运送

切勿随意拦截车辆转送危重伤员,因其他车辆缺乏专业抢救设备和技术人员,可能会加重伤势,甚至中途死亡。

二、创伤现场救护

创伤是指外界致伤因子作用于人体,造成人体组织、器官结构破坏和功能障碍。创伤发生时,如果现场处理不当或延误了救治时机,将会对患者预后产生很大影响,甚至危及生命。创伤发生时的急救原则为保存生命、恢复功能,以及保持解剖完整性,快速抢救与转送。

创伤是最常见的急症,对院前急救疾病谱分析发现,因交通事故、高空坠落伤、运动过度造成的互相冲撞、遭遇暴力和日常生活中的不慎碰撞和跌倒等引起的各类创伤,其呼救数始终占全年救护量的前列。由于这类伤员事件发生突然,伤情极其凶险,若不及时抢救,可危及生命。因此,一旦出现这种意外事件,应当及时、高效地进行现场急救。创伤的现场急救措施包含以下几个方面。

1. 脱离危险环境

迅速排除可能继续造成伤害的因素,使患者迅速安全撤离危险环境。立即拨打"120"(香港等拨打"999")急救电话,向急救中心呼救。电话中简单叙述伤员的数量、伤情、出事地点等。

2. 迅速判断伤情

力求在最短时间内初步检查并同时进行抢救,在对伤者进行健康状况评估的同时,对其受伤情况进行大致判断,以便对患者进行有针对性的抢救。心跳、呼吸停止者,应立即进行徒手心肺复苏。现场有多个患者存在时,应组织人员协作,按照病情轻重有次序地进行抢救。

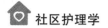

3. 保持呼吸道通畅

对呼吸道阻塞的患者,应迅速清除呼吸道内的异物或分泌物。开放性气胸应立即封闭伤口。

4. 有效止血

活动性大出血者,及时、正确地止血是减少患者死亡的重要措施。伤口止血方法应根据具体情况合理选择,常用止血方法在前文已列举。

5. 包扎、固定

急救时的包扎、固定是暂时性的,力求简单有效,不要求骨折复位。包扎伤口,有条件时可用无菌敷料覆盖创面,若条件有限,可用清洁床单、毛巾等覆盖创面并包扎。包扎时应注意松紧适宜、稳固性好,以免移位、脱落或阻碍血液循环。创面中外露的骨折端、内脏等,原则上是不采取现场回纳措施,以免将污染物带入伤口深部。伤口内异物或血凝块也不宜随意去除,以免再次发生大出血。

6. 抗休克

主要措施为止血、输液扩容和应用抗休克药物。在急救现场,条件允许情况下,应尽早建立畅通的输液通路。首选液体为乳酸林格液,也可使用 0.9% 氯化钠溶液,在补充晶体溶液时同时适当补充胶体溶液。休克患者常伴有代谢性酸中毒,可酌情使用 5% 碳酸氢钠溶液。

7. 稳定病情,尽快转送

在现场急救过程中,社区护士应有条不紊,注意用语言安慰患者,消除其紧张情绪以积极配合治疗。经过现场处理后,伤情严重者应迅速转送至医院接受进一步治疗。

三、中毒现场救护

中毒(poisoning)是指某些物质进入人体后与机体相互作用,扰乱甚至破坏机体正常的生理功能,致使机体发生暂时或永久性病理损害的全身性疾病。引起中毒的外来物质称为毒物,毒物主要经过呼吸道、消化道、皮肤黏膜进入人体。一定量的毒物在短时间内进入人体,迅速引起不适症状,从而产生一系列病理生理变化甚至导致死亡,称为急性中毒。当急性中毒发生时,起病急骤、进展迅速、病情多变,故社区医护人员必须争分夺秒地对患者进行有效抢救,并注重在平时做好有关中毒的知识宣传和预防工作。

(一)中毒的分类

1. 急性中毒

毒物毒性较大,或虽毒性较小但在短时间内大量进入体内,导致患者在短时间内(不超过 24 h)发病。

2. 慢性中毒

毒物毒性较小,或在较长时间(数月、数年)逐渐进入人体内并蓄积,导致患者逐渐发病。

3. 亚急性中毒

介于急性中毒与慢性中毒之间。

（二）毒物进入体内的途径

1. 消化道

最常见形式是通过消化道进入。毒物通过口进入体内，然后在胃肠道被吸收。通常是患者在不知情的情况下，主动地饮用或食用了含有有毒物质的水、食物或药物。

2. 呼吸道

吸入毒物引起的中毒。肺泡数量非常多，而且肺泡壁极薄，肺泡上皮通透性强，而肺泡毛细血管丰富，所以进入肺泡内的毒物可以被迅速吸收，直接进入血液循环。吸入的毒物在没有经过肝脏解毒的情况下直接作用于各组织器官。生活中较常见的是一氧化碳中毒。

3. 皮肤和黏膜

正常皮肤表面有一层类脂质，对水溶性的药物有较好的屏障作用，大多数毒物不能从完整的皮肤吸收，但一些脂溶性的毒物如苯衍生物、有机磷化合物等，则可以通过扩散作用穿透皮肤到达真皮层，引起毒物的吸收。还有少量的毒物可以经过毛孔到达毛囊，直接通过皮脂腺被吸收，或通过汗腺进入体内。腋窝、腹股沟、四肢内侧、颈部等部位若有伤口或在高温高湿的情况下，毒物的吸收量会大大增加。

（三）中毒的现场急救原则

急性中毒者病情急，损害严重，需要紧急处理。急救原则应突出"快""稳""准"。"快"即迅速，分秒必争；"稳"即沉着、镇静、果断；"准"即判断准确，采用正确的急救方法。

1. 终止接触毒物

在初步处理的同时要尽快设法查明中毒原因，立即终止接触毒物，阻止毒物继续侵害人体。口服中毒者应立即停止服用，设法促其呕吐，简单有效的办法是用手指刺激舌根部，神志清楚者可令其饮大量清水，然后刺激舌根而引起呕吐，如此反复进行。

2. 阻止毒物继续吸收

将患者撤离中毒现场或去除中毒源，脱去污染的衣服，皮肤黏膜沾染的毒物应尽快冲洗，可采用冷水冲洗，因热水可使血管扩张而加速毒物吸收，不宜采用。

3. 提供对症治疗和生命支持

如缺氧者给予吸氧；对于心搏骤停者，立即实施心肺复苏。

4. 正确评估中毒现场

救护人员在进入中毒现场时要首先评估环境的危险性，必须具备防护知识、防护设备和逃生手段。

四、常见中毒及烧伤的紧急救护

（一）食物中毒的紧急救护

1. 概念

食物中毒是指摄入了含有生物性、化学性、有毒有害物质，或把有毒有害物质当作食品摄入后出现非传染性的急性、亚急性疾病。

2. 分类

(1)微生物性食物中毒　可分为细菌性和真菌性中毒。

1)细菌性食物中毒主要包括沙门菌、变形杆菌等引起的食物中毒。

2)真菌性食物中毒包括黄曲霉素或食用了一些霉变食物等引起的中毒。

(2)化学性食物中毒　指食用了被农药或者药物污染的食物所导致的中毒。

(3)植物性食物中毒　指食用了有毒的植物所导致的中毒,如毒蘑菇、白果或发芽的马铃薯等。

(4)动物性食物中毒　一般是指食用了有毒动物而导致的中毒,如河豚。河豚毒素对于胃肠道会有一些局部的刺激作用,导致神经呈麻痹状态。

3. 现场判断

(1)食物史　了解患者有无不良或可疑食物史,如患者发病前是否食入了腐败变质的食物、陌生的食物或来源不明的食物。

(2)潜伏期　食物中毒潜伏期短,起病急,一般潜伏期是数分钟至48小时,多数情况下都是进食后4小时之内发病。食物中毒潜伏期的长短与摄入食物毒素的毒性、数量及患者抵抗力有关。

(3)临床表现　食物中毒患者的表现因毒素不同而表现各异,但其具有一些共同特征,如恶心呕吐,头晕乏力,出汗胸闷,上腹部烧灼痛,腹泻等。严重患者出现血压下降,休克以致昏迷,甚至会出现死亡。

(4)多人同时发病　一般见于食用同一食物的群体,患者的发病可以不在同一个时间,但有相似甚至相同的症状。

4. 食物中毒患者的现场救护

(1)迅速排毒　帮助患者迅速排毒,如果条件允许,可以选择催吐、洗胃、灌肠等急救措施。

(2)保护现场　封存中毒食物或疑似中毒食物。发生在学校、幼儿园、建筑工地等集体食物中毒、区域性食物中毒或是全国性重要活动期间的食物中毒,根据国家食品卫生法的规定,应尽快向当地卫生行政部门和食品卫生监督检验所报告。

(3)对症治疗　迅速将患者送往医院,建立静脉通路补液,维持水、电解质的平衡。

(二)一氧化碳中毒的紧急救护

1. 概念

一氧化碳俗称煤气,为无色、无臭、无味、无刺激性的气体,是含碳物质不完全燃烧时的产物。一氧化碳中毒最常见的原因是生活燃烧煤时的不完全燃烧和空气不流通所致。一氧化碳通过呼吸道进入人体,与体内血红蛋白结合,形成稳定的碳氧血红蛋白,易造成碳氧血红蛋白在体内蓄积,使红细胞失去携氧功能,并且影响氧合血红蛋白的正常解离,从而导致组织细胞缺氧。中枢神经系统对缺氧最敏感,缺氧时易引起神经细胞水肿、变性、坏死,出现脑水肿,甚至继发脑软化。心肌对缺氧也很敏感,缺氧时可表现为心肌损害和各类心律失常。

2.现场救护

（1）迅速脱离中毒环境　将中毒者转移到空气流通处,立即开窗通风,松开衣领、裤带,保持呼吸道畅通,注意保暖。

（2）给予吸氧　有条件者采用高浓度面罩给氧或鼻导管给氧。

（3）轻度中毒者经上述处理后很快就能好转,对心跳、呼吸停止者应立即行心肺复苏。

（4）若中毒较深、出现昏迷状况,应立即送往有高压氧舱的医院抢救。

（三）安眠药中毒的紧急救护

镇静安眠类药物是中枢神经系统抑制药物,在治疗剂量下有镇静催眠作用,但大剂量使用后可引起意识障碍。急性安眠药中毒时,症状轻者有嗜睡、眩晕、意识模糊、呼吸变慢,可有躁动不安、共济失调等临床表现;严重者可出现反射减低,昏迷,呼吸浅弱、慢而不规则,血压降低,甚至出现休克。安眠药中毒患者现场急救措施如下。

1.保持呼吸道通畅

解开患者领口衣扣、领带、裤带,有条件者立刻给予吸氧。

2.稳定心血管系统

开放静脉通道,心跳停止者立即进行胸外心脏按压,休克者对症治疗。

3.清除毒物

采用催吐或者洗胃的方法清除尚未被吸收的毒物。

4.促进已吸收毒物的排出

以碳酸氢钠碱化尿液,有利于巴比妥类药物的排出,使用利尿剂增加尿量也可增加药物的排泄。对于昏迷时间长、有并发症、血药浓度过高的危重患者可用透析疗法。

5.应用拮抗剂

根据不同镇静类药物的药理作用,使用特殊的拮抗剂,可根据病情需要持续静脉给药或间断给药。

6.对症治疗

保持水、电解质酸碱平衡,并发肺炎时应用抗生素治疗,待病情平稳转送至医院进一步诊治。

（四）杀鼠剂中毒的紧急救护

在日常生活中,由于投放灭鼠药物不慎,可能导致他人误服或接触而引起中毒症状。误服灭鼠药后,快则几小时,慢则 2~3 d 出现中毒症状。其临床表现包括:①消化系统,恶心、呕吐、流涎,上腹疼痛伴烧灼感;②神经系统,头痛、头昏、肢体麻木、肌肉震颤、烦躁,严重时昏迷,全身阵发性、强直性抽搐,常导致呼吸衰竭;③循环系统,心肌炎、心律失常、心室颤动、血压下降、休克、心力衰竭等。杀鼠剂中毒的现场急救措施如下。

1.脱离现场

接触性中毒者应立即脱离现场,去除被污染的衣物,用清水彻底清洗皮肤。

2. 减轻中毒

口服活性炭,用 1∶5 000 高锰酸钾溶液洗胃、硫酸镁导泻,以尽量减少毒药的吸收。忌催吐,以免引发惊厥。安妥中毒时禁用碳酸氢钠、肥皂水洗胃,以免加重中毒。

3. 抗惊厥治疗

采用药物镇静止痉,其用量以达到控制抽搐为宜。

4. 选择解毒剂

根据引发中毒的不同药物,选用有针对性的解毒剂。

5. 对症支持治疗

将患者安置在安静、较暗的环境中,尽量减少刺激;保持呼吸道畅通,保证供氧,密切观察呼吸形态。

6. 及时转运

中毒严重者应立即送往医院。

(五)烧伤患者的紧急救护

1. 概念

烧伤是指热力,包括热液(水、汤、油等)、蒸气、高温气体、火焰、炙热金属液体或固体(如钢水、钢锭)等作用于人体所引起的组织损害,主要是皮肤或黏膜,严重者也可伤及皮下或黏膜下组织,如肌肉、骨、关节甚至内脏。由于电能、化学物质、放射线等所致的组织损害和临床过程与热力烧伤相近,因此临床上习惯将其均归在烧伤一类。热力烧伤为烧伤最常见的致伤原因。

2. 烧伤面积的估计

烧伤面积是指皮肤烧伤区域占全身体表面积百分数。

(1)九分法 成人头颈部占 9%(9×1)(头部、面部、颈部各占 3%);双上肢占 18%(9×2)(双上臂 7%,双前臂 6%,双手 5%);躯干前后包括会阴占 27%(9×3)(前躯 13%,后躯 13%,会阴 1%);双下肢(含臀部)占 46%(9×5+1)(双臀 5%,双大腿 21%,双小腿 13%,双足 7%,女性双足和臀各占 6%)。

(2)手掌法 不论年龄大小或性别差异,以患者本人手掌(包括手指掌面,五指并拢)其面积为体表总面积的 1%,以此计算小面积烧伤;大面积烧伤时用 100 减去用患者手掌测量未伤皮肤,以此计算烧伤面积。

3. 分类

烧伤的严重程度取决于受伤组织的范围和深度。

(1)轻度烧伤 总面积小于 29% 或 Ⅱ 度面积小于 9%。

(2)中度烧伤 总面积为 30%~49% 或 Ⅲ 度面积为 10%~29%。

(3)重度烧伤 总面积为 50%~70% 或 Ⅲ 度面积为 30%~49%,或烧伤面积不足以上百分比,但有下列情况之一者:①全身情况严重或有休克;②复合伤;③中、重度呼吸道烧伤。

(4)特重烧伤 总面积在 80% 以上。

4. 烧伤的救治

迅速解除致伤原因,及时给予有效的处理措施。

(1)立即脱离热源,稳定情绪,避免慌张。

(2)被火焰烧伤者脱离火源后,就地卧倒翻滚灭火,或者立即脱去燃烧的衣物,也可使用衣物扑灭火焰。切忌乱跑呐喊,以免火势借风力增大引起呼吸道损伤。

(3)电烧伤者应立即切断电源。

(4)高温液体烫伤,立即脱去被浸湿的衣物,将肢体浸泡于冷水中,或使用自来水冲洗,可减轻疼痛、迅速降低局部温度、减轻损伤程度。

(5)被化学物质烧伤时,应立即把被酸碱或其他药物浸湿的衣服除去,并立即用清水彻底冲洗。特别是眼部烧伤时,大量清水冲洗越早越好,严禁搓揉,冲洗后涂抹抗生素眼膏保护眼睛。

(6)已烧伤的创面,要保护创面清洁,不可涂抹任何药物,用清洁床单、手帕、毛巾等物覆盖,尽快转送至医院。

(7)对较大面积烧伤的患者,要谨防电解质失衡,可口服含盐饮料或静脉补液,再进行转送。

5. 预防措施

烧伤是发生在家庭中最为常见的意外伤害,因此,居室环境与物品布局、对儿童的保护与教育是预防烫烧伤的主要措施。

(1)加强居民安全意识,避免接触热源、火焰、化学物质、热金属、电源。

(2)欲接取热水时,禁止用手直接接触。

(3)有易燃品、煤气、取暖器等电器使用的地方,不能让孩子接近。

(4)家长因事外出时,不要在家里留下任何火种,并检查各类电源的安全性。不要给孩子玩火柴及打火机等提供火源的物品。

(5)热水瓶要放在孩子触摸不到的地方。

(6)油锅烧菜时,要让孩子远离;吃饭时不要将热饭菜放在孩子能触及的地方。

(7)教育孩子从小养成自我防护的习惯。

(8)儿童洗澡时,把水温调好再让儿童进去,不要让孩子先进去再调水,以免烫伤。

练习题

(1)救护人员在现场诊断伤员为张力性气胸,应在多少时间内将其尽快送往当地医院救治(　　)

A. 10 min

B. 30 min

C. 60 min

D. 90 min

E. 120 min

（2）为及时解除威胁现场伤员生命的相关因素,稳定其生命体征,救护人员应重点进行的救护原则是（　　）

A. 维持有效循环(infusion,I)

B. 观察伤情变化(guardianship,G)

C. 控制活动性出血(control bleeding,C)

D. 密切配合医师进行诊断性操作(follow,F)

E. 保证呼吸道通畅(ventilation,V)

（3）救灾护士在地震发生后走访患者时,看到某患者反应麻木,面部没有表情,没有思考,常处于呆坐的状态。虽然地震过去一个多月,她仍然感到全身无力,食欲不振,睡眠不好,胸闷气短,心里难受,甚至出现轻生的念头。请问,该患者出现了哪种心理问题（　　）

A. 正常反应

B. 外伤性抑郁

C. 惊吓

D. 过度反应

E. 转换反应

（4）下列不属于社区急性事件特征的是（　　）

A. 病情病种单一

B. 服务对象广泛

C. 病情危急

D. 危害较大

E. 医疗资源和救护人员较少,责任重大

（谢世发）

附　　录

附录1　个人基本信息表

姓名：　　　　　　　　　　　　　　　　　　　　　　　　编号□□□□□□□□

性别	1男2女9未说明的性别0未知的性别　　　　　□	出生日期	□□□□□□□□
身份证号		工作单位	
本人电话		联系人姓名		联系人电话	

性别	1男2女9未说明的性别0未知的性别 □	出生日期 □□□□□□□□
身份证号		工作单位
本人电话	联系人姓名	联系人电话
常住类型	1户籍2非户籍　　□	民族	01汉族99少数民族　　□
血型	1A型2B型3O型4AB型5不详/RH:1阴性2阳性3不详 □/□
文化程度	1研究生2大学本科3大学专科和专科学校4中等专业学校5技工学校6高中7初中 8小学9文盲或半文盲10不详　　□
职业	0国家机关、党群组织、企业、事业单位负责人1专业技术人员2办事人员和有关人员 3商业、服务业人员4农、林、牧、渔、水利业生产人员5生产、运输设备操作人员及有关 人员6军人7不便分类的其他从业人员8无职业　　□
婚姻状况	1未婚2已婚3丧偶4离婚5未说明的婚姻状况　　□
医疗费用 支付方式	1城镇职工基本医疗保险2城镇居民基本医疗保险3新型农村合作医疗4贫困救助 5商业医疗保险6全公费7全自费8其他　　□/□/□
药物过敏史	1无2青霉素3磺胺4链霉素5其他　　□/□/□/□
暴露史	1无2化学品3毒物4射线　　□/□/□

既往史	疾病	1无2高血压3糖尿病4冠心病5慢性阻塞性肺疾病6恶性肿瘤7脑卒中8严重精神障碍9结核病10肝炎11其他法定传染病12职业病13其他 □确诊时间年月/ □确诊时间年月/ □确诊时间年月 □确诊时间年月/ □确诊时间年月/ □确诊时间年月
	手术	1无2有:名称①时间/名称 ②时间　　□
	外伤	1无2有:名称①时间/名称 ②时间　　□
	输血	1无2有:原因①时间/原因 ②时间　　□

家族史	父亲	□/□/□/□/□/□	母亲	□/□/□/□/□/□
	兄弟姐妹	□/□/□/□/□/□	子女	□/□/□/□/□/□
	1 无 2 高血压 3 糖尿病 4 冠心病 5 慢性阻塞性肺疾病 6 恶性肿瘤 7 脑卒中 8 严重精神障碍 9 结核病 10 肝炎 11 先天畸形 12 其他			
遗传病史	1 无 2 有:疾病名称＿＿＿＿			□
残疾情况	1 无残疾 2 视力残疾 3 听力残疾 4 言语残疾 5 肢体残疾 6 智力残疾 7 精神残疾 8 其他残疾			□/□/□/□/□/□
生活环境	厨房排风设施	1 无 2 油烟机 3 换气扇 4 烟囱		□
	燃料类型	1 液化气 2 煤 3 天然气 4 沼气 5 柴火 6 其他		□
	饮水	1 自来水 2 经净化过滤的水 3 井水 4 河湖水 5 塘水 6 其他		□
	厕所	1 卫生厕所 2 一格或二格粪池式 3 马桶 4 露天粪坑 5 简易棚厕		□
	禽畜栏	1 无 2 单设 3 室内 4 室外		□

填表说明

1. 本表用于居民首次建立健康档案时填写。如果居民的个人信息有所变动,可在原条目处修改,并注明修改时间或重新填写。若失访,在空白处写明失访原因;若死亡,写明死亡日期和死亡原因。若迁出,记录迁往地点基本情况、档案交接记录。0~6岁儿童无须填写该表。

2. 性别:按照国标分为男、女、未知的性别及未说明的性别。

3. 出生日期:根据居民身份证的出生日期,按照年(4位)、月(2位)、日(2位)顺序填写,如 19490101。

4. 工作单位:应填写目前所在工作单位的全称。离退休者填写最后工作单位的全称;下岗待业或无工作经历者须具体注明。

5. 联系人姓名:填写与建档对象关系紧密的亲友姓名。

6. 民族:少数民族应填写全称,如彝族、回族等。

7. 血型:在前一个"□"内填写与 ABO 血型对应编号的数字;在后一个"□"内填写与"RH"血型对应编号的数字。

8. 文化程度:指截至建档时间,本人接受国内外教育所取得的最高学历或现有水平所相当的学历。

9. 药物过敏史:表中药物过敏主要列出青霉素、磺胺或者链霉素过敏,如有其他药物过敏,请在其他栏中写明名称。

10. 既往史

(1)疾病填写现在和过去曾经患过的某种疾病,包括建档时还未治愈的慢性病或某些反复发作的疾病,并写明确诊时间,如有恶性肿瘤,请写明具体的部位或疾病名称,如有职业病,请填写具体名称。对于经医疗单位明确诊断的疾病都应以一级及以上医院的正式诊断为依据,有病史卡的以卡上的疾病名称为准,没有病史卡的应有证据证明是经过医院明确诊断的。可以多选。

(2)手术填写曾经接受过的手术治疗。如有,应填写具体手术名称和手术时间。

(3)外伤填写曾经发生的后果比较严重的外伤经历。如有,应填写具体外伤名称和发生时间。

(4)输血填写曾经接受过的输血情况。如有,应填写具体输血原因和发生时间。

11. 家族史:指直系亲属(父亲、母亲、兄弟姐妹、子女)中是否患过所列出的具有遗传性或遗传倾向的疾病或症状。有则选择具体疾病名称对应编号的数字,可以多选。没有列出的请在"其他"中写明。

12. 生活环境:农村地区在建立居民健康档案时须根据实际情况选择填写此项。

附录2 健康体检表

姓名：_____   编号□□□-□□□□□

体检日期	年 月 日	责任医生	

内容	检查项目		
症状	1 无症状 2 头痛 3 头晕 4 心悸 5 胸闷 6 胸痛 7 慢性咳嗽 8 咳痰 9 呼吸困难 10 多饮 11 多尿 12 体重下降 13 乏力 14 关节肿痛 15 视力模糊 16 手脚麻木 17 尿急 18 尿痛 19 便秘 20 腹泻 21 恶心呕吐 22 眼花 23 耳鸣 24 乳房胀痛 25 其他_____ □/□/□/□/□/□/□/□/□/□		

一般状况	体温	℃	脉率	次/min
	呼吸频率	次/min	血压	左侧 / mmHg 右侧 / mmHg
	身高	cm	体重	kg
	腰围	cm	体重指数（BMI）	kg/m²
	老年人健康状态自我评估*	1 满意 2 基本满意 3 说不清楚 4 不太满意 5 不满意		□
	老年人生活自理能力自我评估*	1 可自理(0~3 分) 2 轻度依赖(4~8 分) 3 中度依赖(9~18 分) 4 不能自理(≥19 分)		□
	老年人认知功能*	粗筛阴性 粗筛阳性,简易智力状态检查,总分_____		□
	老年人情感状态*	粗筛阴性 粗筛阳性,老年人抑郁评分检查,总分_____		□

生活方式	体育锻炼	锻炼频率	1 每天 2 每周一次以上 3 偶尔 4 不锻炼	□
		每次锻炼时间	min 坚持锻炼时间	年
		锻炼方式		
	饮食习惯		1 荤素均衡 2 荤食为主 3 素食为主 4 嗜盐 5 嗜油 6 嗜糖	□/□/□
	吸烟情况	吸烟状况	1 从不吸烟 2 已戒烟 3 吸烟	□
		日吸烟量	平均_____支	
		开始吸烟年龄	___岁 戒烟年龄	_____岁
	饮酒情况	饮酒频率	1 从不 2 偶尔 3 经常 4 每天	□
		日饮酒量	平均_____两	
		是否戒酒	1 未戒酒 2 已戒酒,戒酒年龄:_____岁	□
		开始饮酒年龄	岁 近一年内是否曾醉酒 1 是 2 否	
		饮酒种类	1 白酒 2 啤酒 3 红酒 4 黄酒 5 其他___	□/□/□/□
	职业病危害因素接触史		1 无 2 有(工种_____从业时间_____年)	□
			毒物种类 粉尘_____防护措施 1 无 2 有_____	□
			放射物质_____防护措施 1 无 2 有_____	□
			物理因素_____防护措施 1 无 2 有_____	□
			化学物质_____防护措施 1 无 2 有_____	□
			其他_____防护措施 1 无 2 有_____	□
脏器功能	口腔		口唇:1 红润 2 苍白 3 发绀 4 皲裂 5 疱疹	□
			齿列:1 正常 2 缺齿 3 龋齿 4 义齿(假牙)	□/□/□
			咽部:1 无充血 2 充血 3 淋巴滤泡增生	□
	视力		左眼_____右眼_____(矫正视力:左眼_____右眼_____)	
	听力		1 听见 2 听不清或无法听见	□
	运动功能		1 可顺利完成 2 无法独立完成任何一个动作	□

查体	眼底 *	1 正常 2 异常＿＿＿＿＿	☐
	皮肤	1 正常 2 潮红 3 苍白 4 发绀 5 黄染 6 色素沉着 7 其他＿＿＿	☐
	巩膜	1 正常 2 黄染 3 充血 4 其他＿＿＿＿	☐
	淋巴结	1 未触及 2 锁骨上 3 腋窝 4 其他＿＿＿＿	☐
	肺	桶状胸:1 否 2 是	☐
		呼吸音:1 正常 2 异常＿＿＿＿	☐
		啰音:1 无 2 干啰音 3 湿啰音 4 其他＿＿＿	☐
	心脏	心率:＿＿＿＿次/分钟　心律:1 齐 2 不齐 3 绝对不齐	☐
		杂音:1 无 2 有＿＿＿＿	☐
	腹部	压痛:1 无 2 有＿＿＿	☐
		包块:1 无 2 有＿＿＿	☐
		肝大:1 无 2 有＿＿＿	☐
		脾大:1 无 2 有＿＿＿	☐
		移动性浊音:1 无 2 有＿＿＿	☐
	下肢水肿	1 无 2 单侧 3 双侧不对称 4 双侧对称	☐
	足背动脉搏动 *	1 未触及 2 触及双侧对称 3 触及左侧弱或消失 4 触及右侧弱或消失	☐
	肛门指诊 *	1 未及异常 2 触痛 3 包块 4 前列腺异常 5 其他＿＿＿	☐
	乳腺 *	1 未见异常 2 乳房切除 3 异常泌乳 4 乳腺包块 5 其他＿＿＿	☐/☐/☐/☐
	妇科 * 外阴	1 未见异常 2 异常＿＿＿＿	☐
	阴道	1 未见异常 2 异常＿＿＿＿	☐
	宫颈	1 未见异常 2 异常＿＿＿＿	☐
	宫体	1 未见异常 2 异常＿＿＿＿	☐
	附件	1 未见异常 2 异常＿＿＿＿	☐
	其他 *		
辅助检查	血常规 *	血红蛋白＿＿＿g/L 白细胞＿＿＿×10^9/L 血小板＿＿＿×10^9/L　其他＿＿＿	
	尿常规 *	尿蛋白＿＿＿ 尿糖＿＿＿ 尿酮体＿＿＿ 尿潜血＿＿＿　其他＿＿＿	
	空腹血糖 *	＿＿＿mmol/L 或＿＿＿mg/dL	
	心电图 *	1 正常 2 异常＿＿＿	☐

辅助检查	尿微量白蛋白*	_____ mg/dL
	大便潜血*	1 阴性 2 阳性 □
	糖化血红蛋白*	_____ %
	乙型肝炎表面抗原*	1 阴性 2 阳性 □
	肝功能*	血清谷丙转氨酶_____ U/L　　血清谷草转氨酶_____ U/L 白蛋白_____ g/L　　总胆红素_____ μmol/L 结合胆红素_____ μmol/L
	肾功能*	血清肌酐_____ μmol/L　　血尿素_____ mmol/L 血钾浓度_____ mmol/L　　血钠浓度_____ mmol/L
	血脂*	总胆固醇_____ mmol/L　　甘油三酯_____ mmol/L 血清低密度脂蛋白_____ mmol/L 血清高密度脂蛋白_____ mmol/L
	胸部X射线片*	1 正常 2 异常_____ □
	B超*	腹部B超 1 正常 2 异常_____ □ 其他 1 正常 2 异常_____ □
	宫颈涂片*	1 正常 2 异常_____ □
	其他*	
现存主要健康问题	脑血管疾病	1 未发现 2 缺血性卒中 3 脑出血 4 蛛网膜下腔出血 5 短暂性脑缺血发作 6 其他_____　　　　　　　　　　　　　□/□/□/□/□
	肾脏疾病	1 未发现 2 糖尿病肾病 3 肾功能衰竭 4 急性肾炎 5 慢性肾炎 6 其他____ _____　　　　　　　　　　　　　　　□/□/□/□/□
	心脏疾病	1 未发现 2 心肌梗死 3 心绞痛 4 冠状动脉血运重建 5 充血性心力衰竭 6 心前区疼痛 7 其他_____　　　　　　　□/□/□/□/□
	血管疾病	1 未发现 2 夹层动脉瘤 3 动脉闭塞性疾病 4 其他_____ □/□/□
	眼部疾病	1 未发现 2 视网膜出血或渗出 3 视盘水肿 4 白内障 5 其他_____ 　　　　　　　　　　　　　　　　　　　　　□/□/□/□/□
	神经系统疾病	1 未发现 2 有_____ □
	其他系统疾病	1 未发现 2 有_____ □

住院治疗情况	住院史	入/出院日期	原因	医疗机构名称	病案号
		/			
		/			
	家庭病床史	建/撤床日期	原因	医疗机构名称	病案号
		/			
		/			

主要用药情况	药物名称	用法	用量	用药时间	服药依从性 1 规律 2 间断 3 不服药
	1				
	2				
	3				
	4				
	5				
	6				

非免疫规划预防接种史	名称	接种日期	接种机构
	1		
	2		
	3		

健康评价	1 体检无异常　　　　　　　　　　　　　　　　　□ 2 有异常 异常 1＿＿＿＿＿＿ 异常 2＿＿＿＿＿＿ 异常 3＿＿＿＿＿＿ 异常 4＿＿＿＿＿＿

健康指导	1 纳入慢性病患者健康管理 2 建议复查 3 建议转诊　　　　□/□/□	危险因素控制:　　　　　□/□/□/□/□/□/□ 1 戒烟 2 健康饮酒 3 饮食 4 锻炼 5 减体重(目标＿＿＿＿＿＿kg) 6 建议接种疫苗＿＿＿＿＿＿ 7 其他＿＿＿＿＿＿

填表说明

1. 本表用于老年人、高血压、2 型糖尿病和严重精神障碍患者等的年度健康检查。一般居民的健康检查可参考使用,肺结核患者、孕产妇和 0~6 岁儿童无须填写该表。

2. 表中带有 * 号的项目,在为一般居民建立健康档案时不作为免费检查项目,不同重点人群的免费检查项目按照各专项服务规范的具体说明和要求执行。对于不同的人群,完整的健康体检表指按照相应服务规范要求做完相关检查并记录的表格。

3.一般状况

(1)体重指数(BMI)＝体重(kg)/身高的平方(m²)。

(2)老年人生活自理能力评估:65岁及以上老年人需填写此项,详见老年人健康管理服务规范附件。

(3)老年人认知功能粗筛方法:告诉被检查者"我将要说三件物品的名称(如铅笔、卡车、书),请您立刻重复"。过1分钟后请其再次重复。如被检查者无法立即重复或1分钟后无法完整回忆三件物品名称为粗筛阳性,需进一步行"简易智力状态检查量表"检查。

(4)老年人情感状态粗筛方法:询问被检查者"你经常感到伤心或抑郁吗"或"你的情绪怎么样"。如回答"是"或"我想不是十分好",为粗筛阳性,需进一步行"老年抑郁量表"检查。

4.生活方式

(1)体育锻炼:指主动锻炼,即有意识地为强体健身而进行的活动。不包括因工作或其他需要而必须进行的活动,如为上班骑自行车、做强体力工作等。锻炼方式填写最常采用的具体锻炼方式。

(2)吸烟情况:"从不吸烟者"不必填写"日吸烟量""开始吸烟年龄""戒烟年龄"等,已戒烟者填写戒烟前相关情况。

(3)饮酒情况:"从不饮酒者"不必填写其他有关饮酒情况项目,已戒酒者填写戒酒前相关情况,"日饮酒量"折合成白酒量。(啤酒/10＝白酒量,红酒/4＝白酒量,黄酒/5＝白酒量)。

(4)职业暴露情况:指因患者职业原因造成的化学品、毒物或射线接触情况。如有,须填写具体化学品、毒物、射线名或填不详。

(5)职业病危险因素接触史:指因患者职业原因造成的粉尘、放射物质、物理因素、化学物质的接触情况。如有,须填写具体粉尘、放射物质、物理因素、化学物质的名称或填不详。

5.脏器功能

(1)视力:填写采用对数视力表测量后的具体数值(五分记录),对佩戴眼镜者,可戴其平时所用眼镜测量矫正视力。

(2)听力:在被检查者耳旁轻声耳语"你叫什么名字"(注意检查时检查者的脸应在被检查者视线之外),判断被检查者听力状况。

(3)运动功能:请被检查者完成以下动作:"两手摸后脑勺""捡起这支笔""从椅子上站起,走几步,转身,坐下"判断被检查者运动功能。

6.查体

如有异常请在横线上具体说明,如可触及的淋巴结部位、个数;心脏杂音描述;肝脾肋下触诊大小等。建议有条件的地区开展眼底检查,特别是针对高血压或糖尿病患者。

(1)眼底:如果有异常,具体描述异常结果。

(2)足背动脉搏动:糖尿病患者必须进行此项检查。

(3)乳腺:检查外观有无异常,有无异常泌乳及包块。

(4)妇科:记录外阴发育情况及婚产式(未婚、已婚未产或经产式),如有异常情况请具体描述。

(5)记录阴道是否通畅,黏膜情况,分泌物量、色、性状以及有无异味等。

(6)记录官颈大小、质地、有无糜烂、撕裂、息肉、腺囊肿;有无接触性出血、举痛等。

(7)记录宫体位置、大小、质地、活动度;有无压痛等。

(8)记录附件有无块物、增厚或压痛;若扣及肿块,记录其位置、大小、质地;表面光滑与否、活动度、有无压痛以及与子宫及盆壁关系。左右两侧分别记录。

7.辅助检查

该项目根据各地实际情况及不同人群情况,有选择地开展。老年人,高血压、2型糖尿病和严重精神障碍患者的免费辅助检查项目按照各项规范要求执行。

（1）尿常规中的"尿蛋白、尿糖、尿酮体、尿潜血"可以填写定性检查结果，阴性填"-"，阳性根据检查结果填写"+""++""+++"或"++++"，也可以填写定量检查结果，定量结果须写明计量单位。

（2）大便潜血、肝功能、肾功能、胸部 X 射线片、B 超检查结果若有异常，请具体描述异常结果。其中 B 超写明检查的部位。65 岁及以上老年人腹部 B 超为免费检查项目。

（3）其他：表中列出的检查项目以外的辅助检查结果填写在"其他"一栏。

8. 现存主要健康问题：指曾经出现或一直存在，并影响目前身体健康状况的疾病。可以多选。若有高血压、糖尿病等现患疾病或者新增的疾病需同时填写在个人基本信息表既往史一栏。

9. 住院治疗情况：指最近 1 年内的住院治疗情况。应逐项填写。日期填写年月，年份应写 4 位。如因慢性病急性发作或加重而住院/家庭病床，请特别说明。医疗机构名称应写全称。

10. 主要用药情况：对长期服药的慢性病患者了解其最近 1 年内的主要用药情况，西药填写化学名及商品名，中药填写药品名称或中药汤剂，用法、用量按医生医嘱填写，用法指给药途径，如：口服、皮下注射等。用量指用药频次和剂量，如：每日 3 次，每次 5 mg 等。用药时间指在此时间段内一共服用此药的时间，单位为年、月或天。服药依从性是指对此药的依从情况，"规律"为按医嘱服药，"间断"为未按医嘱服药，频次或数量不足，"不服药"即为医生开了处方，但患者未使用此药。

11. 非免疫规划预防接种史：填写最近 1 年内接种的疫苗的名称、接种日期和接种机构。

12. 健康评价：无异常是指无新发疾病或原有疾病控制良好无加重或进展，否则为有异常，填写具体异常情况，包括高血压、糖尿病、生活能力，情感筛查等身体和心理的异常情况。

13. 健康指导：纳入慢性病患者健康管理是指高血压、糖尿病、严重精神障碍患者等重点人群定期随访和健康体检。减体重的目标是指根据居民或患者的具体情况，制订下次体检之前需要减重的目标值。

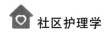

附录 3 健康教育活动记录表

活动时间:	活动地点:
活动形式:	
活动主题:	
组织者:	
接受健康教育人员类别:	接受健康教育人数:
健康教育资料发放种类及数量:	
活动内容:	
活动总结评价:	

存档材料请附后

□书面材料　　□图片材料　　□印刷材料　　□影音材料　　□签到表
□其他材料

　填表人(签字):　　　　　　　　负责人(签字):

　填表时间:　　　年　月　日

附录4 新生儿家庭访视记录表

姓名：_____   编号□□□-□□□□□

性别	1男2女9未说明的性别 0未知的性别　　　　□		出生日期	□□□□ □□ □□	
身份证号			家庭住址		
父亲	姓名	职业	联系电话		出生日期
母亲	姓名	职业	联系电话		出生日期
出生孕周_____周		母亲妊娠期患病情况 1糖尿病 2妊娠期高血压 3其他_____　　　　　□			
助产机构名称_____		出生情况 1顺产2胎头吸引3产钳4剖宫5双多胎6臀位 7其他_____　　　　　　　　　□/□			
新生儿窒息 1无 2有 （Apgar评分:1分钟　　5分钟　不详）　□			是否有畸形　1无2有_____　　　□		
新生儿听力筛查　1通过2未通过3未筛查4不详　　　　　　　　□					
新生儿疾病筛查:1甲状腺功能低下2苯丙酮尿症3其他遗传代谢病_____　　　□					
新生儿出生体重____ kg		目前体重____ kg		出生身长____ cm	
喂养方式1纯母乳2混合3人工　□		*吃奶量_____mL/次		*吃奶次数____次/d	
*呕吐 1无 2有　　　　　□		*大便 1糊状 2稀　　　□		*大便次数____次/d	
体温_____℃		脉率_____次/min		呼吸频率_____次/min	
面色1红润2黄染3其他_____			黄疸部位1面部2躯干3四肢4手足　　□		
前囟 _____cm×_____cm　1正常2膨隆3凹陷4其他_____					□
眼外观　1未见异常　2异常_____　□			四肢活动度1未见异常2异常_____　□		
耳外观　1未见异常2异常_____　□			颈部包块　1无2有_____　□		
鼻　　1未见异常2异常_____　□			皮肤　1未见异常2湿疹3糜烂4其他____　□		
口腔　1未见异常2异常_____			肛门　1未见异常2异常_____　□		
心肺听诊1未见异常2异常_____　□			外生殖器　1未见异常2异常_____　□		
腹部触诊1未见异常2异常_____　□			脊柱　1未见异常2异常_____		
脐带　1未脱2脱落3脐部有渗出4其他_____　　　□					
转诊建议　　1无2有 原因：_____ 机构及科室：_____　　　　　　　　　　　　□					
指导1喂养指导2发育指导3防病指导4预防伤害指导5口腔保健指导　　□/□/□/□/□					
本次访视日期　　　年　月　　日			下次随访地点		
下次随访日期　　　年　月　　日			随访医生签名		

填表说明

1. 姓名:填写新生儿的姓名。如没有取名则填写母亲姓名+之男或之女。

2. 出生日期:按照年(4位)、月(2位)、日(2位)顺序填写,如19490101。

3. 身份证号:填写新生儿身份证号,若无,可暂时空缺,待户口登记后再补填。

4. 父亲、母亲情况:分别填写新生儿父母的姓名、职业、联系电话、出生日期。

5. 出生孕周:指新生儿出生时母亲怀孕周数。

6. 新生儿听力筛查:询问是否做过新生儿听力筛查,将询问结果相应在"通过""未通过""未筛查"上划"√"。若不清楚在"不详"上划"√"。

7. 新生儿疾病筛查:询问是否做过新生儿甲低、新生儿苯丙酮尿症及其他遗传代谢病的筛查,筛查过的在相应疾病上面划"√";若是其他遗传代谢病,将筛查的疾病名称填入。

8. 喂养方式

(1)母乳喂养:指婴儿只吃母乳,不加其他食品,但允许在有医学指征的情况下,加喂药物、维生素和矿物质。

(2)混合喂养:指婴儿在喂母乳同时,喂其他乳类及乳制品。

(3)人工喂养:指无母乳,完全喂其他乳类和代乳品。将询问结果在相应方式上划"√"。

9. "＊"为低出生体重、双胎或早产儿需询问项目。

10. 查体

(1)眼外观:婴儿有目光接触,眼球能随移动的物体移动,结膜无充血、溢泪、溢脓时,判断为未见异常,否则为异常。

(2)耳外观:当外耳无畸形、外耳道无异常分泌物,无外耳湿疹,判断为未见异常,否则为异常。

(3)鼻:当外观正常且双鼻孔通气良好时,判断为未见异常,否则为异常。

(4)口腔:当无唇腭裂、高腭弓、诞生牙、口腔炎症(口炎或鹅口疮)及其他口腔异常时,判断为未见异常,否则为异常。

(5)心肺:当未闻及心脏杂音,心率和肺部呼吸音无异常时,判断为未见异常,否则为异常。

(6)腹部:肝脾触诊无异常时,判断为未见异常,否则为异常。

(7)四肢活动度:上下肢活动良好且对称,判断为未见异常,否则为异常。

(8)颈部包块:触摸颈部是否有包块,根据触摸结果,在"有"或"无"上划"√"。

(9)皮肤:当无色素异常,无黄疸、发绀、苍白、皮疹、包块、硬肿、红肿等,腋下、颈部、腹股沟部、臀部等皮肤皱褶处无潮红或糜烂时,判断为未见异常,否则为其他相应异常。

(10)肛门:当肛门完整无畸形时,判断为未见异常,否则为异常。

(11)外生殖器:当男孩无阴囊水肿、鞘膜积液、隐睾,女孩无阴唇粘连,外阴颜色正常时,判断为未见异常,否则为异常。

11. 指导:做了哪些指导请在对应的选项上划"√",可以多选,未列出的其他指导请具体填写。

12. 下次随访日期:根据儿童情况确定下次随访的日期,并告知家长。

附录5 第1次产前随访服务记录表

姓名：_____

填表日期	年 月 日		填表孕周	周
孕妇年龄				
丈夫姓名		丈夫年龄	丈夫电话	
孕次		产次	阴道分娩____次 剖宫产_____次	
末次月经	年 月 日或不详	预产期	年 月 日	
既往史	1无2心脏病3肾脏疾病4肝脏疾病5高血压6贫血7糖尿病8其他 □/□/□/□/□/□/□			
家族史	1遗传性疾病史2精神疾病史3其他　　　　　　　　□/□/□			
个人史	1吸烟2饮酒3服用药物4接触有毒有害物质5接触放射线6其他　□/□/□/□/□/			
妇科手术史	1无2有　　　　　　　　　　　　　　　　　　　□			
孕产史	1流产_____ 2死胎_____ 3死产_____ 4新生儿死亡_____ 5出生缺陷儿_____			
身高	cm		体重	kg
体重指数		血压	/ mmHg	
听诊	心脏:1未见异常2异常_____ □		肺部:1未见异常2异常_____ □	
妇科检查	外阴:1未见异常2异常_____ □		阴道:1未见异常2异常_____ □	
	宫颈:1未见异常2异常_____ □		子宫:1未见异常2异常_____ □	
	附件:1未见异常2异常_____ □			

辅助检查	血常规	血红蛋白值_____ g/L 白细胞计数值_____ /L 血小板计数值_____ /L 其他_____		
	尿常规	尿蛋白_____尿糖_____尿酮体_____尿潜血_____其他_____		
	血型	ABO		
		Rh *		
	血糖 *	mmol/L		
	肝功能	血清谷丙转氨酶____U/L 血清谷草转氨酶____U/L 白蛋白_____g/L 总胆红素____μmol/L 结合胆红素____μmol/L		
	肾功能	血清肌酐_____μmol/L 血尿素氮_____mmol/L		
	阴道分泌物 *	1 未见异常 2 滴虫 3 假丝酵母菌 4 其他_____ □/□/□		
		阴道清洁度:1 Ⅰ度 2 Ⅱ度 3 Ⅲ度 4 Ⅳ度 □		
	乙型肝炎五项	乙型肝炎表面抗原____ 乙型肝炎表面抗体____ 乙型肝炎 e 抗原____ 乙型肝炎 e 抗体____ 乙型肝炎核心抗体_____		
	梅毒血清学试验 *	1 阴性 2 阳性 □		
	HIV 抗体检测 *	1 阴性 2 阳性 □		
	B 超 *			
总体评估	1 未见异常 2 异常_____ □			
保健指导	1 个人卫生 2 心理 3 营养 4 避免致畸因素和疾病对胚胎的不良影响 5 产前筛查宣传告知 6 其他_____ □/□/□/□/□			
转诊 1 无 2 有 □ 原因:_____机构及科室:_____				
下次随访日期	年 月 日	随访医生签名		

填表说明

1. 本表由医生在第一次接诊孕妇(尽量在孕 12 周前)时填写。若未建立居民健康档案,须同时建立。随访时填写各项目对应情况的数字。

2. 填表孕周:为填写此表时孕妇的怀孕周数。

3. 孕次:怀孕的次数,包括本次妊娠。

4. 产次:指此次怀孕前,孕期超过 28 周的分娩次数。

5. 末次月经:此怀孕前最后一次月经的第一天。

6. 预产期:可按照末次月经推算,为末次月经日期的月份加 9 或减 3,为预产期月份数;天数加 7,为预产期日。

7. 既往史:孕妇曾经患过的疾病,可以多选。

8. 家族史:填写孕妇父亲、母亲、丈夫、兄弟姐妹或其他子女中是否曾患遗传性疾病或精神疾病,若有,请具体说明。

9. 个人史:可以多选。

10. 孕产史:根据具体情况填写,若有,填写次数,若无,填写"0"。

11. 体重指数 = 体重(kg)/身高的平方(m²)。

12. 体格检查、妇科检查及辅助检查:进行相应检查,并填写检查结果。

13. 总体评估:根据孕妇总体情况进行评估,若发现异常,具体描述异常情况。

14. 保健指导:填写相应的保健指导内容,可以多选。

15. 转诊:若有需转诊的情况,具体填写。

16. 下次随访日期:根据孕妇情况确定下次随访日期,并告知孕妇。

17. 随访医生签名:随访完毕,核查无误后随访医生签署其姓名。

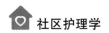

附录6 第2~5次产前随访服务记录表

姓名：_____　　　　　　　　　　　　　编号□□□-□□□□□

项目		第2次	第3次	第4次*	第5次*
随访日期					
孕周(周)					
主诉					
体重(kg)					
产科检查	宫底高度(cm)				
	腹围(cm)				
	胎位				
	胎心率(次/min)				
血压(mmHg)		/	/	/	/
血红蛋白(g/L)					
尿蛋白					
其他辅助检查*					
分类		1 未见异常　□ 2 异常_____	1 未见异常　□ 2 异常_____	1 未见异常　□ 2 异常_____	1 未见异常　□ 2 异常_____
指导		1.个人卫生 2.膳食 3.心理 4.运动 5 其他____	1.个人卫生 2.膳食 3.心理 4.运动 5.自我监护 6.母乳喂养 7 其他____	1.个人卫生 2.膳食 3.心理 4.运动 5.自我监测 6.分娩准备 7.母乳喂养 8 其他____	1.个人卫生 2.膳食 3.心理 4.运动 5.自我监测 6.分娩准备 7.母乳喂养 8 其他____
转诊		1无2有　□ 原因：_____ 机构及科室： _____	1无2有　□ 原因：_____ 机构及科室： _____	1无2有　□ 原因：_____ 机构及科室： _____	1无2有　□ 原因：_____ 机构及科室： _____
下次随访日期					
随访医生签名					

填表说明

1. 孕周:为此次随访时的妊娠周数。

2. 主诉:填写孕妇自述的主要症状和不适。

3. 体重:填写此次测量的体重。

4. 产科检查:按照要求进行产科检查,填写具体数值。

5. 血红蛋白、尿蛋白:填写血红蛋白、尿蛋白检测结果。

6. 其他检查:若有其他辅助检查,填写此处。

7. 分类:根据此次随访的情况,对孕妇进行分类,若发现异常,写明具体情况。

8. 指导:可以多选,未列出的其他指导请具体填写。

9. 转诊:若有需转诊的情况,具体填写。

10. 下次随访日期:根据孕妇情况确定下次随访日期,并告知孕妇。

11. 随访医生签名:随访完毕,核查无误后医生签名。

12. 第 4 次和第 5 次产前随访服务,应该在确定好的分娩医疗卫生机构或有助产资质的医疗卫生机构进行相应的检查,由乡镇卫生院和社区卫生服务中心提供健康管理服务和记录。

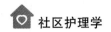

附录7 产后访视记录表

姓名： 编号□□□-□□□□□

随访日期	年 月 日
体温	℃
一般健康情况	
一般心理状况	
血压	/ mmHg
乳 房	1 未见异常 2 异常_____ □
恶 露	1 未见异常 2 异常_____ □
子 宫	1 未见异常 2 异常_____ □
伤 口	1 未见异常 2 异常_____ □
其 他	
分 类	1 未见异常 2 异常_____ □
指 导	1 个人卫生 2 心理 3 营养 4 母乳喂养 5 新生儿护理与喂养 6 其他_____ □/□/□/□/□
转 诊	1 无 2 有 □ 原因：_____机构及科室：_____
下次随访日期	
随访医生签名	

填表说明

1. 本表为产妇出院后3~7 d内由医务人员到产妇家中进行产后检查时填写，产妇情况填写此表，新生儿情况填写"新生儿家庭访视表"。

2. 一般健康状况:对产妇一般情况进行检查,具体描述并填写。

3. 血压:测量产妇血压,填写具体数值。

4. 乳房、恶露、子宫、伤口:对产妇进行检查,若有异常,具体描述。

5. 分类:根据此次随访情况,对产妇进行分类,若为其他异常,具体写明情况。

6. 指导:可以多选,未列出的其他指导请具体填写。

7. 转诊:若有需转诊的情况,具体填写。

8. 随访医生签名:随访完毕,核查无误后随访医生签名。

附录8 高血压患者随访服务记录表

姓名 _____　　　　　　　　　　　　　编号 □□□-□□□□□

随访日期		年　月　日	年　月　日	年　月　日	年　月　日
随访方式		1门诊2家庭3电话 □	1门诊2家庭3电话 □	1门诊2家庭3电话 □	1门诊2家庭3电话 □
症状	1 无症状 2 头痛头晕 3 恶心呕吐 4 眼花耳鸣 5 呼吸困难 6 心悸胸闷 7 鼻衄不止 8 四肢发麻 9 下肢水肿	□/□/□/□/□/□/□ 其他：	□/□/□/□/□/□/□ 其他：	□/□/□/□/□/□/□ 其他：	□/□/□/□/□/□/□ 其他：
体征	血压(mmHg)	/	/	/	/
	体重(kg)	/	/	/	/
	体重指数(BMI)(kg/m^2)	/	/	/	/
	心率(次/min)				
	其他				
生活方式指导	日吸烟量（支）	/	/	/	/
	日饮酒量（两）	/	/	/	/
	运动	次/周　分钟/次 次/周　分钟/次	次/周　分钟/次 次/周　分钟/次	次/周　分钟/次 次/周　分钟/次	次/周　分钟/次 次/周　分钟/次
	摄盐情况(咸淡)	轻/中/重/轻/中/重	轻/中/重/轻/中/重	轻/中/重/轻/中/重	轻/中/重/轻/中/重
	心理调整	1良好2一般3差□	1良好2一般3差□	1良好2一般3差□	1良好2一般3差□
	遵医行为	1良好2一般3差□	1良好2一般3差□	1良好2一般3差□	1良好2一般3差□
辅助检查*					
服药依从性		1规律2间断3不服药□	1规律2间断3不服药□	1规律2间断3不服药□	1规律2间断3不服药□
药物不良反应		1无2有_____□	1无2有_____□	1无2有_____□	1无2有_____□
此次随访分类		1控制满意2控制不满意3不良反应4并发症 □	1控制满意2控制不满意3不良反应4并发症 □	1控制满意2控制不满意3不良反应4并发症 □	1控制满意2控制不满意3不良反应4并发症 □
用药情况	药物名称1				
	用法用量	每日　次　每次	每日　次　每次	每日　次　每次	每日　次　每次
	药物名称2				
	用法用量	每日　次　每次	每日　次　每次	每日　次　每次	每日　次　每次
	药物名称3				
	用法用量	每日　次　每次	每日　次　每次	每日　次　每次	每日　次　每次
	其他药物				
	用法用量	每日　次　每次	每日　次　每次	每日　次　每次	每日　次　每次
转诊	原因				
	机构及科别				
下次随访日期					
随访医生签名					

填表说明

1. 本表为高血压患者在接受随访服务时由医生填写。每年的健康体检后填写健康体检表。若失访，在随访日期处写明失访原因；若死亡，写明死亡日期和死亡原因。

2. 体征：体重指数（BMI）＝体重（kg）/身高的平方（m^2），体重和体重指数斜线前填写目前情况，斜线后填写下次随访时应调整到的目标。如果是超重或是肥胖的高血压患者，要求每次随访时测量体重并指导患者控制体重；正常体重人群可每年测量一次体重及体重指数。如有其他阳性体征，请填写在"其他"一栏。

3. 生活方式指导：在询问患者生活方式时，同时对患者进行生活方式指导，与患者共同制订下次随访目标。

日吸烟量：斜线前填写目前吸烟量，不吸烟填写"0"，吸烟者写出每天的吸烟量"××支"，斜线后填写吸烟者下次随访目标吸烟量"××支"。

日饮酒量：斜线前填写目前饮酒量，不饮酒填写"0"，饮酒者写出每天的饮酒量相当于白酒"××两"，斜线后填写饮酒者下次随访目标饮酒量相当于白酒"××两"（啤酒/10＝白酒量，红酒/4＝白酒量，黄酒/5＝白酒量）。

运动：填写每周几次，每次多少分钟。即"××次/周，××分钟/次"。横线上填写目前情况，横线下填写下次随访时应达到的目标。

摄盐情况：斜线前填写目前摄盐的咸淡情况。根据患者饮食的摄盐情况，按咸淡程度在列出的"轻、中、重"之一上划"√"分类，斜线后填写患者下次随访目标摄盐情况。

心理调整：根据医生印象选择对应的选项。

遵医行为：指患者是否遵照医生的指导去改善生活方式。

4. 辅助检查：记录患者上次随访到这次随访之间在各医疗机构进行的辅助检查结果。

5. 服药依从性："规律"为按医嘱服药，"间断"为未按医嘱服药，频次或数量不足，"不服药"即为医生开了处方，但患者未使用此药。

6. 药物不良反应：如果患者服用的降压药物有明显的药物不良反应，具体描述哪种药物，何种不良反应。

7. 此次随访分类：根据此次随访时的分类结果，由随访医生在4种分类结果中选择一项在"□"中填上相应的数字。"控制满意"是指血压控制满意，无其他异常；"控制不满意"是指血压控制不满意，无其他异常；"不良反应"是指存在药物不良反应；"并发症"是指出现新的并发症或并发症出现异常。如果患者同时并存几种情况，填写最严重的一种情况，同时结合上次随访情况确定患者下次随访时间，并告知患者。

8. 用药情况：根据患者整体情况，为患者开具处方，并填写在表格中，写明用法、用量。同时记录其他医疗卫生机构为其开具的处方药。

9. 转诊：如果转诊要写明转诊的医疗机构及科室类别，如××市人民医院心内科，并在原因一栏写明转诊原因。

10. 下次随访日期：根据患者此次随访分类，确定下次随访日期，并告知患者。

11. 随访医生签名：随访完毕，核查无误后随访医生签署其姓名。

附录9 2型糖尿病患者随访服务记录表

姓名 _____   编号□□□-□□□□□

随访日期				
随访方式	1门诊2家庭3电话□	1门诊2家庭3电话□	1门诊2家庭3电话□	1门诊2家庭3电话□
症状 1 无症状 2 多饮 3 多食 4 多尿 5 视力模糊 6 感染 7 手脚麻木 8 下肢浮肿 9 体重明显下降	□/□/□/□/□/□ 其他	□/□/□/□/□/□ 其他	□/□/□/□/□/□ 其他	□/□/□/□/□/□ 其他
体征 血压(mmHg)				
体重(kg)	/	/	/	/
体重指数(kg/m²)	/	/	/	/
足背动脉搏动	1 触及正常□ 2 减弱(双侧 左侧 右侧) 3 消失(双侧 左侧 右侧)	1 触及正常□ 2 减弱(双侧 左侧 右侧) 3 消失(双侧 左侧 右侧)	1 触及正常□ 2 减弱(双侧 左侧 右侧) 3 消失(双侧 左侧 右侧)	1 触及正常□ 2 减弱(双侧 左侧 右侧) 3 消失(双侧 左侧 右侧)
其他				
生活方式指导 日吸烟量	/	/	/	/
日饮酒量	/	/	/	/
运动	次/周 分钟/次 次/周 分钟/次	次/周 分钟/次 次/周 分钟/次	次/周 分钟/次 次/周 分钟/次	次/周 分钟/次 次/周 分钟/次
主食(克/天)	/	/	/	/
心理调整	1良好2一般3差□	1良好2一般3差□	1良好2一般3差□	1良好2一般3差□
遵医行为	1良好2一般3差□	1良好2一般3差□	1良好2一般3差□	1良好2一般3差□
辅助检查 空腹血糖值	_____mmol/L	_____mmol/L	_____mmol/L	_____mmol/L
其他检查*	糖化血红蛋白____% 检查日期:__月__日	糖化血红蛋白____% 检查日期:__月__日	糖化血红蛋白____% 检查日期:__月__日	糖化血红蛋白____% 检查日期:__月__日
服药依从性	1规律2间断3不服药□	1规律2间断3不服药□	1规律2间断3不服药□	1规律2间断3不服药□
药物不良反应	1无2有□	1无2有□	1无2有□	1无2有□
低血糖反应	1无2偶尔3频繁□	1无2偶尔3频繁□	1无2偶尔3频繁□	1无2偶尔3频繁□
此次随访分类	1控制满意2控制不满意 3不良反应4并发症□	1控制满意2控制不满意 3不良反应4并发症□	1控制满意2控制不满意 3不良反应4并发症□	1控制满意2控制不满意 3不良反应4并发症□

用药情况	药物名称1												
	用法用量	每日 次	每次		每日 次	每次		每日 次	每次		每日 次	每次	
	药物名称2												
	用法用量	每日 次	每次		每日 次	每次		每日 次	每次		每日 次	每次	
	药物名称3												
	用法用量	每日 次	每次		每日 次	每次		每日 次	每次		每日 次	每次	
	胰岛素	种类： 用法和用量：			种类： 用法和用量：			种类： 用法和用量：			种类： 用法和用量：		
转诊	原因												
	机构及科别												
下次随访日期													
随访医生签名													

填表说明

1. 本表为 2 型糖尿病患者在接受随访服务时由医生填写。每年的健康体检后填写健康体检表。若失访，在随访日期处写明失访原因；若死亡，写明死亡日期和死亡原因。

2. 体征：体重指数（BMI）＝体重（kg）/身高的平方（m^2），体重和体重指数斜线前填写目前情况，斜线后填写下次随访时应调整到的目标。如果是超重或是肥胖的患者，要求每次随访时测量体重并指导患者控制体重；正常体重人群可每年测量一次体重及体重指数。如有其他阳性体征，请填写在"其他"一栏。

3. 生活方式指导：在询问患者生活方式时，同时对患者进行生活方式指导，与患者共同制订下次随访目标。

（1）日吸烟量：斜线前填写目前吸烟量，不吸烟填"0"，吸烟者写出每天的吸烟量"××支"，斜线后填写吸烟者下次随访目标吸烟量"××支"。

（2）日饮酒量：斜线前填写目前饮酒量，不饮酒填"0"，饮酒者写出每天的饮酒量相当于白酒"××两"，斜线后填写饮酒者下次随访目标饮酒量相当于白酒"××两"（啤酒/10＝白酒量，红酒/4＝白酒量，黄酒/5＝白酒量）。

（3）运动：填写每周几次，每次多少分钟。即"××次/周，××分钟/次"。横线上填写目前情况，横线下填写下次随访时应达到的目标。

（4）主食：根据患者的实际情况估算主食（米饭、面食、饼干等淀粉类食物）的摄入量。为每天各餐的合计量。

（5）心理调整：根据医生印象选择对应的选项。

（6）遵医行为：指患者是否遵照医生的指导去改善生活方式。

4. 辅助检查：为患者进行空腹血糖检查，记录检查结果。若患者在上次随访到此次随访之间到医疗机构进行过糖化血红蛋白（控制目标为7%，随着年龄的增长标准可适当放宽）或其他辅助检查，应如实记录。

5. 服药依从性："规律"为按医嘱服药，"间断"为未按医嘱服药，频次或数量不足，"不服药"即为医生开了处方，但患者未使用此药。

6. 药物不良反应：如果患者服用的降糖药物有明显的药物不良反应，具体描述哪种药物，何种不良反应。

7. 低血糖反应：根据上次随访到此次随访之间患者出现的低血糖反应情况记录。

8. 此次随访分类：根据此次随访时的分类结果，由责任医生在 4 种分类结果中选择一项在"□"中填上相应的数字。"控制满意"是指血糖控制满意，无其他异常；"控制不满意"是指血糖控制不满意，无其他异常;"不良反应"是指存在药物不良反应;"并发症"是指出现新的并发症或并发症出现异常。如果患者同时并存几种情况,填写最严重的一种情况,同时结合上次随访情况确定患者下次随访时间,并告知患者。

9.用药情况:根据患者整体情况,为患者开具处方,并填写在表格中,写明用法、用量。同时记录其他医疗卫生机构为其开具的处方药。

10.转诊:如果转诊要写明转诊的医疗机构及科室类别,如××市人民医院内分泌科,并在原因一栏写明转诊原因。

11.下次随访日期:根据患者此次随访分类,确定下次随访日期,并告知患者。

12.随访医生签名:随访完毕,核查无误后随访医生签署其姓名。

附录10 突发公共卫生事件相关信息报告卡

□初步报告　　□进程报告(次)　　□结案报告

填报单位(盖章):＿＿＿＿＿＿＿　　填报日期:＿＿＿＿年＿＿月＿＿日

报告人:＿＿＿＿＿＿＿　　联系电话:＿＿＿＿＿＿＿＿

事件名称:＿＿＿＿＿＿＿＿

信息类别:1 传染病 2 食物中毒 3 职业中毒 4 其他中毒事件 5 环境卫生 6 免疫接种 7 群体性不明原
　　　　因疾病 8 医疗机构内感染 9 放射性卫生 10 其他公共卫生

　　　　突发事件等级:1 特别重大 2 重大 3 较大 4 一般 5 未分级 6 非突发事件

初步诊断:＿＿＿＿＿＿＿＿＿　　初步诊断时间:＿＿＿＿年＿月＿日

订正诊断:＿＿＿＿＿＿＿＿＿　　订正诊断时间:＿＿＿＿年＿月＿日

确认分级时间:＿＿＿＿年＿月＿日　　订正分级时间:＿＿＿＿年＿月＿日

报告地区:＿＿＿＿＿省＿＿＿＿＿市＿＿＿＿＿县(区)

发生地区:＿＿＿＿＿省＿＿＿＿＿市＿＿＿＿＿县(区)＿＿＿＿乡(镇)

详细地点:＿＿＿＿＿＿＿＿＿＿＿＿＿＿＿＿＿＿＿

事件发生场所:1 学校 2 医疗卫生机构 3 家庭 4 宾馆、饭店、写字楼 5 餐饮服务单位 6 交通运输工具
　　　　7 菜场、商场或超市 8 车站、码头或机场 9 党政机关办公场所 10 企事业单位办公场所
　　　　11 大型厂矿企业生产场所 12 中小型厂矿企业生产场所 13 城市住宅小区 14 城市其
　　　　他公共场所 15 农村村庄 16 农村农田野外 17 其他重要公共场所 18 如是医疗卫生机
　　　　构,则(1)类别:①公办医疗机构;②疾病预防控制机构;③采供血机构;④检验检疫机
　　　　构;⑤其他及私立机构;(2)感染部门:①病房;②手术室;③门诊;④化验室;⑤药房;
　　　　⑥办公室;⑦治疗室;⑧特殊检查室;⑨其他场所 19 如是学校,则类别:①托幼机构;
　　　　②小学;③中学;④大、中专院校;⑤综合类学校;⑥其他

事件信息来源:1 属地医疗机构 2 外地医疗机构 3 报纸 4 电视 5 特服号电话95120 6 互联网 7 市民
　　　　电话报告 8 上门直接报告 9 本系统自动预警产生 10 广播 11 填报单位人员目
　　　　睹 12 其他

事件信息来源详细:＿＿＿＿＿＿＿＿＿＿＿＿＿＿＿＿

事件波及的地域范围:＿＿＿＿＿＿＿＿

新报告病例数:＿＿＿＿＿　新报告死亡数:＿＿＿＿＿　排除病例数:＿＿＿＿

累计报告病例数:＿＿＿＿　累计报告死亡数:＿＿＿＿＿

事件发生时间:＿＿＿年＿＿＿月＿＿＿日＿＿＿时＿＿＿分

接到报告时间:＿＿＿年＿＿＿月＿＿＿日＿＿＿时＿＿＿分

首例患者发病时间:＿＿＿年＿＿＿月＿＿＿日＿＿＿时＿＿＿分

末例患者发病时间:＿＿＿年＿＿＿月＿＿＿日＿＿＿时＿＿＿分

主要症状:1 呼吸道症状 2 胃肠道症状 3 神经系统症状 4 皮肤黏膜症状 5 精神症状 6 其他
(对症状的详细描述可在附表中详填)

主要体征:(对体征的详细描述可在附表中详填)

主要措施与效果:(见附表中的选项)

附表:传染病、食物中毒、职业中毒、农药中毒、其他化学中毒、环境卫生事件、群体性不明原因疾病、免疫接种事件、医疗机构内感染、放射卫生事件、其他公共卫生事件相关信息表。

注:请在相应选项处划"○"。

《突发公共卫生事件相关信息报告卡》填卡说明

填报单位(盖章):填写本报告卡的单位全称。

填报日期:填写本报告卡的日期。

报告人:填写事件报告人的姓名,如事件由某单位上报,则填写单位。

联系电话:事件报告人的联系电话。

事件名称:本起事件的名称,一般不宜超过30字,名称一般应包含事件的基本特征,如发生地,事件类型及级别等。

信息类别:在做出明确的事件类型前画"○"。

突发事件等级:填写事件的级别,未经过分级的填写"未分级",非突发事件仅适用于结案报告时填写。

确认分级时间:本次报告级别的确认时间。

初步诊断及时间:事件的初步诊断及作出诊断的时间。

订正诊断及时间:事件的订正诊断及作出诊断的时间。

报告地区:至少填写到县区,一般指报告单位所在的县区。

发生地区:须详细填写到乡镇(街道),如发生地区已超出一个乡镇范围,则填写事件的源发地或最早发生的乡镇(街道),也可直接填写事件发生场所所在的地区。

详细地点:事件发生场所所处的详细地点,越精确越好。

事件发生场所:在做出明确的事件类型前画"○"。

如是医疗机构,其类别:选择相应类别,并选择事件发生的部门。

如是学校,其类别:选择学校类别,如发生学校既有中学,又有小学,则为综合类学校,余类似。

事件信息来源:填写报告单位接收到事件信息的途径。

事件信息来源详细:填写报告单位接收到事件信息的详细来源,机构须填写机构详细名称,报纸注明报纸名称,刊号、日期、版面;电视注明哪个电视台,几月几日几时哪个节目;互联网注明哪个URL地址;市民报告须注明来电号码等个人详细联系方式;广播须注明哪个电台、几时几分哪个节目。

事件波及的地域范围:指传染源可能污染的范围。

新报告病例数:上次报告后到本次报告前新增的病例数。

新报告死亡数:上次报告后到本次报告前新增的死亡数。

排除病例数:上次报告后到本次报告前排除的病例数。

累计报告病例数:从事件发生始到本次报告前的总病例数。

累计报告死亡数:从事件发生始到本次报告前的总死亡数。

事件发生时间:指此起事件可能的发生时间或第一例病例发病的时间。

接到报告时间:指网络报告人接到此起事件的时间。

首例患者发病时间:此起事件中第一例患者的发病时间。

末例患者发病时间:此起事件中到本次报告前最后一例病例的发病时间。

主要症状体征:填写症状的分类。

主要措施与效果:选择采取的措施与效果。

附表:填写相关类别的扩展信息。

参考文献

[1] 李春玉,姜丽萍.社区护理学[M].4版.北京:人民卫生出版社,2019.

[2] 王利群,刘琼玲.社区护理学[M].北京:人民卫生出版社,2019.

[3] 左凤林,张金梅.社区护理学[M].4版.北京:人民卫生出版社,2019.

[4] 孙建萍,张先庚.老年护理学[M].4版.北京:人民卫生出版社,2019.

[5] 陈晓玲,田莉梅.老年护理学[M].上海:同济大学出版社,2016.

[6] 中国高血压防治指南(2018年修订版)[J].中国心血管杂志,2019,24(1):24-56.

[7] 国家基层糖尿病防治管理指南(2018)[J].中华内科杂志,2018,57(12):885-893.

[8] 徐国辉.社区护理学[M].4版.北京:人民卫生出版社,2019.

[9] 李玉红.社区护理学[M].北京:中国医药科技出版社,2016.

[10] 郭姣.健康管理学[M].北京:人民卫生出版社,2017.

[11] 安力彬,陆虹.妇产科护理学[M].6版.北京:人民卫生出版社,2017.

[12] 黄慧霞,黄敏,初珏华.妇产科护理学[M].上海:同济大学出版社,2016.

[13] 中华人民共和国国家卫生健康委员会.国家基本公共卫生服务规范(第三版)[EB/OL].[2017-04-14].http://www.nhc.gov.cn/ewebeditor/uploadfile/2017/04/20170417104506514.pdf

[14] 白厚军,吴兴富.儿科护理学[M].北京:人民卫生出版社,2018.

[15] 仰曙芬.儿科护理学[M].4版.北京:人民卫生出版社,2018.

[16] 刘延锦.康复护理学[M].郑州:郑州大学出版社,2017.

[17] 高中领.现代康复医学理论与实践[M].长春:吉林科学技术出版社,2019.

[18] 张波,桂莉.急危重症护理学[M].4版.北京:人民卫生出版社,2017.

[19] 范成香.康复护理学[M].郑州:郑州大学出版社,2019.

[20] 李春玉.社区护理学[M].4版.北京:人民卫生出版社,2008.

[21] 宁国强,齐玉梅.社区护理技术[M].武汉:华中科技大学出版社,2014.

[22] 李小寒,尚少梅.基础护理学[M].6版.北京:人民卫生出版社,2018.